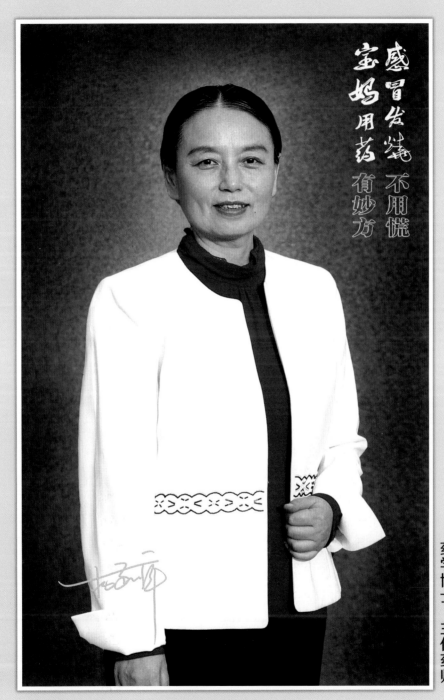

感冒发烧不用慌

宝妈用药有妙方

杨莉萍 著

药学博士 主任药师

天津出版传媒集团

天津科学技术出版社

图书在版编目（ＣＩＰ）数据

感冒发烧不用慌，宝妈用药有妙方 / 杨莉萍著. —
天津：天津科学技术出版社，2023.6
ISBN 978-7-5742-1012-7

Ⅰ.①感… Ⅱ.①杨… Ⅲ.①小儿疾病—用药法—基
本知识 Ⅳ.①R720.5

中国国家版本馆CIP数据核字（2023）第052928号

感冒发烧不用慌，宝妈用药有妙方
GANMAO FASHAO BUYONGHUANG，
BAOMA YONGYAO YOUMIAOFANG

责任编辑：李 彬
责任印制：兰 毅

出版：　　天津出版传媒集团
　　　　　天津科学技术出版社
地址：天津市西康路35号
邮编：300051
电话：（022）23332377
网址：www.tjkjcbs.com.cn
发行：新华书店经销
印刷：三河市中晟雅豪印务有限公司

开本 787×1092 1/16 印张 17 字数 256 000
2023年6月第1版第1次印刷
定价：48.00元

感冒发烧不慌

宝妈用药有妙方

岁在癸卯初春胡春福书

国家中医药管理局中医院文化建设首席专家　胡春福题名

名医推荐

　　中医治疗小儿感冒发烧，疗效确切、安全，杨莉萍博士坚守中医思维，取得中成药的临证经验，值得大家学习借鉴！

张大宁

张大宁　国医大师
国际欧亚科学院院士
中国中医科学院学部委员

　　每当我遇到某些疑难重症或者终身残疾的人，其起因竟然是因为幼年患感冒用药不当而致，总会痛惜万分，久久不能释怀。

　　近收杨莉萍博士大作《感冒发烧不用慌　宝妈用药有妙方》，读后实有茅塞顿开之感。家有宝宝的宝妈宝爸们，您怎样才能顺天时应地利，照顾好宝宝的饮食起居穿衣运动，使宝宝不得病、少感冒？怎样才能远离宝宝感冒后的治疗护理误区和陷阱，请看这本《感冒发烧不用慌　宝妈用药有妙方》；那些被冗长拗口的抗感冒西药迷惑的中医大夫们，您怎样才能了解诸多治疗感冒西药的成分、通用名、作用和副作用，请看这本《感冒发烧不用慌　宝妈用药有妙方》；那些想了解治疗感冒的中成药的西医专家们，您怎样才能迅速掌握运用中医辨证论治的原则、合理选择中成药去治疗感冒，请看这本《感冒发烧不用慌　宝妈用药有妙方》。

　　读了这本《感冒发烧不用慌　宝妈用药有妙方》，面对预防和治疗儿童们的感冒，真的就可以达到成竹在胸，临证不慌的效果。感恩杨博士和杨博士的大作！

郝万山

郝万山　著名中医学家
博士研究生导师
北京中医药大学教授

推荐序

西医是治疗人的病
中医是治疗病的人

——刘炽京 世界中联脉象研究专业委员会会长

应莉萍博士之邀，为《感冒发烧不用慌，宝妈用药有妙方》一书作序。

我与莉萍博士相识在澳大利亚墨尔本，她在读博士期间给我们做了一次关于药物毒性及副作用的讲座，对西药、中药的毒副作用做了详细分析，她的讲座令我大开眼界。莉萍博士拜师于太素脉法的传人陈云鹤，之后我们多次在世界中联脉象研究专业委员会的各界年会上见面，以及多次听她所做的脉象与用药的演讲，印象深刻。一位西药学博士，能凭脉将中药运用得如此娴熟，不得不令人赞叹。

为了作序，我花了几天时间通读了这本即将出版的通俗读本《感冒发烧不用慌，宝妈用药有妙方》。莉萍博士学贯中西，一位西药学博士，不仅精通西药的药理、药效及其毒副作用，还由于对中华文化的爱好，对中医药的兴趣，拜多位中医名家为师，学习了中医药的理论和药理之后，从不同的角度对中西药的优缺点进行了解读。书中所列举的十大雷区，更令人读后对发烧一证的西药、中药有了清楚认知。本书从用药雷区到中药西药的利弊，以及合理辨证地使用中药，到宝宝的育养都做了详细的介绍，非常值得一读。

中医西医的根本区别在于"西医是治疗人的病的医学，中医是治疗病的人的医学"，这是我多年来在各种演讲中经常提到的。中医与西医并不一定要结合，而在于很好的配合，从而达到治愈有病的人的目的。

小儿疾病的难治之处在于，无法问诊，大一点儿的叙述不清，小些的儿童甚至拒绝医生触碰，无法诊脉。临床望诊十分重要，了解小儿疾病的致病因素很重要，小儿疾病不外乎外感或内伤，区分好外感的寒热性质是把握用药的关键，外感发热常由于地理环境、气候的影响，感受风热或风寒，或夹湿夹火，或食积外感，内因多由于饮食不节导致，因此观察宝宝平时的一举一动颇为重要，不能一方通治。

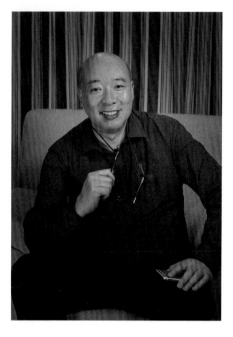

一家的几个孩子，由于体质不同，感受寒热的情况也会不同，一家中某个孩子由于胃口极佳，饮食不节，出现食积也可能外感夹湿等，因此小儿突然不思饮食，食欲下降，大便不通畅，睡卧不安时，就要引起父母的注意，常常是发病的前奏，这时候也许是食积，也许是湿积或寒积等。因此，在几个孩子同时发烧时也应分清虚实寒热，处方用药做相应调整。中医提倡治未病，此时如果及时节制小儿饮食，给一些助消化药或水果往往很快消除进一步患病的隐患，达到治未病的目的。

中医在治疗小儿发热方面有很丰富的经验，脉象是中医灵魂，对于能够诊脉的患儿应尽量用脉诊做指导，则能够更加精准地使用中药或中成药，世界中联脉象研究专业委员会各家脉法之一的S振荡中医发明人韦刃老师曾用0.5克柴胡为一位发烧一周不退的病人一次退烧，就是根据左寸轻的脉象做出的判断，一次用药即退烧。中医药退烧的方法很多，如书中提到的小儿推拿就是其中之一，关键是要辨别清楚发病的原因，才能有效退烧治愈疾病。小儿无法清楚地叙述病情和症状，甚至拒绝医生触摸其手腕手指，也不会伸出舌头让医生查看，父母的叙述往往成为判断病因的主要来源，因此有经验的医生会察言观色，迅速做出判断。

本书也同时教导父母如何判断宝宝患病，对宝宝的喂养也提出了科学的建议，平时良好的喂养是宝宝不容易生大病的关键，因此本书特别适合育儿期父母阅读，除了严重疾病及时就医以外，合理选择使用中药，避免中西药物的副作用，造成药源性伤害，也是值得大家阅读的。

太平绅士
于澳大利亚墨尔本深谷草堂
2023 年 4 月 9 日

推荐序

不用病家开口
便知病在何处

—— 陈云鹤 非物质文化遗产太素脉法传承人

杨莉萍博士，2012 年拜师于我，学习岐黄之术、研习道门医学、练习道家功法——早站桩、晚静坐。其随我左右，迄今已逾十年，掌握了道医之魂——太素脉法，终成太素脉法传人。

十年以来，莉萍博士为了修习太素脉法和道医功法，系统学习了道医理论、实践技能和道家功法，掌握了九宫脉诊、九宫针法 / 刮痧 / 拔罐、道医方药等《太素经脉医学》的精髓。自从师以来，她坚持每天站桩静坐及道家功法的修炼，坚持不懈的研习和修炼成就了她从筑基到炼精化气的飞跃，实现了坎水逆流，故能娴熟运用太素脉法"定位、定形、定性、定量、定时空"的精准诊断系统，达到"不用病家开口，便知病在何处"的脉法高纬境界。

成为太素经脉医学弟子以来，莉萍博士通过学习道医中医，进而学习中国传统文化、天文历法等知识，其中医自信不断增强，并形成了独特的诊治风格——用中成药治疗各种疑难杂症。常救危亡于行走之间，解疾厄于举手之时。她已成功治愈急性心肌梗死、心肌炎、肺纤维化、肺癌、胰腺癌、胃食道反流、EB 病毒感染等多种疑难重症病人，赢得患者、家人和朋友的充分肯定和赞誉。

莉萍博士长年练养不辍，悟性甚高，脉法运用精奇，把太素脉法"不用病家开口，便知病在何处"的特点用到极致——哑科（儿科）。在这本书中，最小的宝宝从 2 个月开始就请她诊治，后再三请诊，至今宝宝已 2 岁有余。书中展示的真实案例，都是她娴熟运用中医理论、太素通中理论和太素脉法救治的不同年龄段孩子的记录和心得。其书旨在纠正年轻父母对医药学的错误认知或误解，并希望通过此书，把众多宝妈宝爸从用药误区或雷区中搜出来。

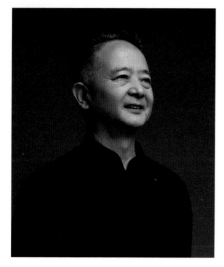

莉萍博士天资聪颖，深得《黄帝内经》《神农本草经》《难经》《伤寒杂病论》和道门秘籍等医学典籍之精髓。跟师以来，不仅刻苦专研、勤求古训，还积极推动太素脉法的国际性交流，将太素脉法带出国门、走向国际，将"太素经脉医学"的精神和实践推向世界。在她的安排下，我们一起先后前往澳洲、新西兰、匈牙利、德国和泰国等国家推广太素脉法，普及中医知识。

近十年以来，莉萍博士从各种病人的诊治经历中体会到，很大一部分病人是感冒或流感没有治好，甚至错治误治，延绵而后发展为各种疑难杂症的。经她把感冒相关问题用中药解决以后，这些疑难杂症大多不治而愈。这正是《黄帝内经·灵枢》所言，疗效如"风之吹云"。

莉萍博士在书中总结了退热药的"陷阱"、感冒药的"雷区"，提出精准使用中成药解表发汗、清热退烧的中医思路，其中包括如何辨证、如何选用中成药等相关知识。同时，书中对西医抗感冒药和中医治疗感冒的中成药进行了汇总与分类，这应该是迄今为止对治疗感冒中西药最全的总结。

这本书是一本小儿感冒发烧急诊的实用手册，莉萍博士对书中的内容进行了专业的考证，对书写语言进行了精心的打磨，资料完备齐全，知识实用有据，我衷心推荐年轻父母们在家中备上一本，如此则可真正做到陪伴孩子时，小病不慌，乐享时光。

于剑阁鹤鸣观

癸卯年闰二月廿七

自　序

救危亡于行走之间
解疾厄于举手之时

从本质上讲，不管是中医西医，还是中药西药，其功用就是治病，其目标都是治病救人。然而，中西医有着不同的理论基础，培养出不同的治疗思路，进而衍生出不同的治疗药物，最终产生出不同的治疗效果。

西医的医学理论最初是建立在人体系统解剖学和生理学的基础上，逐渐加上生物学、分子生物学的知识，现在又加入了遗传学、人类基因组学的最新发现，使得人们的认知从最初看得见的人体器官、肌肉、骨骼，逐渐推进到各个器官的细胞——借助显微镜才能看见，然后是维持细胞生存的基础物质——糖、脂肪和蛋白质——只有通过仪器检测才能确定。到现在，人们已经在开始探究人类生命体形成的源代码——基因！

显然，西医医学的发展轨迹是从宏观——有形、可视的世界，逐渐走向微观——无形、可测的世界。所以，现代医学为了探究生命体内宏观和微观的器官或物质，逐渐发展出来各种器械和仪器，作为检查和检验的工具，从最早的听诊器、后来的显微镜，到现代的 X 光、CT 扫描仪、MRI 核磁共振仪，以及各种生化检测仪、PCR 仪、DNA 测序仪。

然而，中医并不因为看不见病毒而对病毒束手无策。相反，中医不纠结致病的是病毒还是细菌，或是其他什么病原体，但看重人体发病时表现出来的症状，即人体对致病因素的反应，包括人体对时令气候的反应。通过辨证论治，不仅能治疗大流感，且疗效远超中国以外的任何国家。

近十年以来，经我诊治的各种病人中，很大一部分其实都是流感或感冒没有治好，甚至错治误治，然后延绵发展为各种疑难杂症，然后四处求医，八方看病，终不得愈。不少人找到我的时候，已经在北京各大医院转过好儿圈了。当我把他们的感冒相关问题用中药解决以后，那些所谓的疑难杂症大多迎刃而解。这期间，病人不断地告诉我，他吃了多少药，多久都不好，有的甚至更严重了。

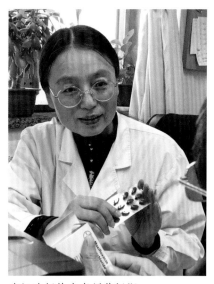
在门诊解答患者用药问题

特别有两个小患者，一个是小女孩，在幼儿时期因感冒发烧后腹泻，久治不愈而导致严重的肠炎，不得已早早地就把直肠连带肛门切除，从此再也无法过正常人的生活，那种折磨给孩子身心带来的痛苦，可能是任何常人无法想象的。看到她的家人求助我时的那种无助、无奈与无望的眼神，我才知道什么叫绝望，因为任何安慰和帮助都无济于事。患者家人走后，我一直在想，如果当初孩子感冒发烧的时候能遇到一名真正的中医师，用中医的办法辨证施治，会不会就不是现在的结果了？

另一个是小男孩，3岁的时候因感冒而持续发烧，半年后诊断为类风湿关节炎，5岁开始用激素，到10岁的时候强的松用到了9片，一直到18岁都无法停激素。结果孩子的身高几乎停止发育，停留在孩童状态（不到1.2米），体型却由于激素的作用像气球一样被吹得圆滚滚的。其父母带着孩子看遍了北京、上海的各大医院，结果医院都让维持激素疗法。我见到这个病人的时候，他已经在用中医中药进行治疗，并已停激素有半年了，身体状况和各项指标日趋好转，只是体态和身高还没有改变，可能也很难改变了。

这两个小病人的经历有一个共同点，就是在发病初期都因为感冒发烧没有及时治愈，绵延发展为不同的疾病。如果当初能够及时解决感冒发烧的问题，想必就不会有这么无奈的后果。其他病人虽然没有走到这么无奈的地步，但多有类似感冒发烧用现代医学思路和药物治疗无果或后果更严重的经历。当我听到不同的病人讲着相似的治疗和用药问题时，一种悲凉油然而生。

这些年我一直在思考，中西医对待感冒和流感在诊断、治疗和用药上究竟有什么不同；为什么同为感冒或流感，中西医的治疗效果与后果会如此不同。为了厘清中西医在诊治感冒、流感或瘟疫的时候，面对同一种疾病的不同治疗思路、不同治疗原则、不同治疗用药，以及不同的疗效，我将我医治过的感冒患者进行了全面的梳理，找出了当年的微信对话和用药记录。结果发现，出问题最多的是带孩子的宝妈们。她们有很多想当然的感冒用药法，让我不得不感叹互联网的强大，宝妈们的很多认知都来源于互联网。但由于互联网的信息都是碎片化的，不能形成有效的知识体系，作为谈资或许还可以一搏眼球，但作为给孩子用药的指导可能就贻害无穷了。

然而，要说清楚感冒用药的问题，实在是一个大工程，它不仅涉及医学知识的问题，还涉及日常生活习惯的问题，以及对待自然和社会的世界观问题。这些都还不涉及中西方文化的差异，以及中西医理论和用药的不同。生长于互联网时代的年轻父母们，虽然学习能力超强，获取信息极其容易，但要把信息拼接成医学知识和诊疗技术还是不太现实。所以，在她们的微信咨询中，很多时候我是在纠正其对医药学的认知和误解，将她们从一个个误区或雷区中捞出来，再手把手地教会她们如何用中成药治疗当下孩子的疾病。

所以，在这本书中我总结了退热药的"陷阱"、感冒药的"雷区"，用实际案例诠释了精准使用中成药解表发汗、清热退烧治愈感冒的中医思路，包括如何辨证、如何选用中成药等相关知识。同时，书中对西医抗感冒药和中医治疗感冒的中成药进行了汇总与分类，包括了治疗感冒、流感甚至瘟疫的中西药物，并将抗感冒西药按照分类、通用名和组成列于表中（第七章）；将治疗感冒的中成药按照感冒类型、成方名、组成和功能主治列于表中（第八章）。这应该是迄今为止，总结治疗感冒中西药最全的两套表格，专业人士可以当治疗感冒的药物手册来用。

但是，我的初衷还是为了帮助年轻的父母，让他们多了解一些中西医治疗感冒的不同思路，以及治疗感冒时的不同用药方案，以便在遇到孩子感冒时，大概知道如何选择，不至于手足无措或慌不择路而有病乱投医。同时，也让人们对用药有所忌惮，因为人人都知道"是药三分毒"，但有太多的人又难逃用药的误区，特别是可以从药店买到的非处方药，包括退烧药和感冒药。

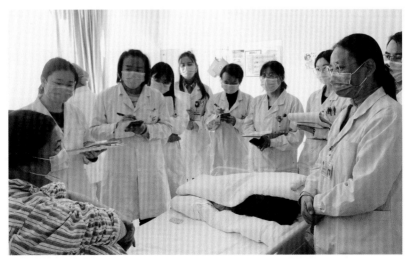

同时带教中西药临床药师进行药学查房

另外，在孩子感冒发烧的时候，也希望本书能让更多的人在无法去医院看病的情况下多一种选择——可选用中成药自治。在书中，我非常详细地讲解了中医针对不同类型的感冒和流感的治疗思路和用药方案，并用成功案例进行了诠释。通过案例分析，读者可以很容易明白哪些中成药可以用，哪些中成药用得不对。

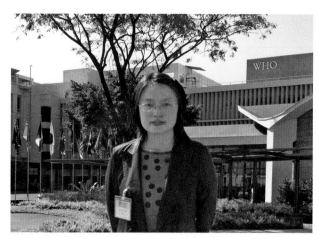

2011年作为中国代表在世界卫生组织亚洲总部参会

总之，中医不仅有成熟的理论体系，而且有成套的实践方法。在中医看来，只有"顺天时、应地利、求人和"，才可能治好病！所以，真正的中医并不局限于理论与实践，而是追求一种天人合一的境界。要达到这一境界，就必须对岁月气候的盛衰变化了如指掌。仅就这一点，中医的博大精深就可见一斑，是单纯抗病毒治疗思路无法企及的。所以，我用两章的篇幅，详细地讲解了小儿的饮食起居应该如何顺天时、应地利、求人和，包括宝宝不同发育期的饮食特点，以及如何因时、因地、因人穿衣等具体问题。同时，还详细讲解了宝妈们应如何通过察言观色，提早发现宝宝是否生病、可能是哪里的问题等。

希望该书对遭受感冒、流感或瘟疫的人们有所帮助！

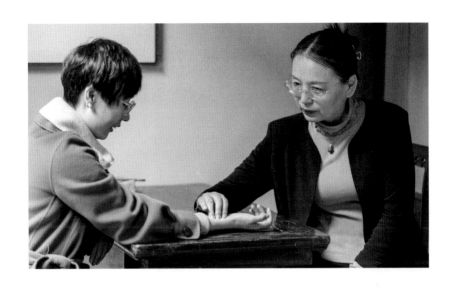

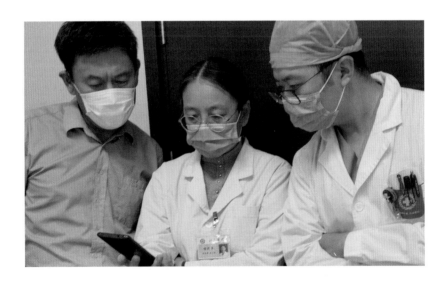

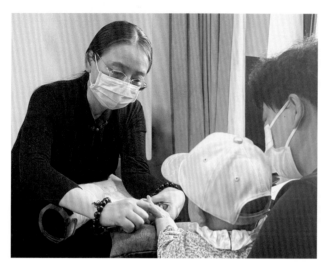

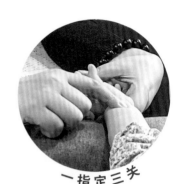

一指定三关

患儿　两岁半
斑秃、湿疹
一年余
多方求医无果

2022 年 4 月 经患者家属延请 为小朋友诊脉

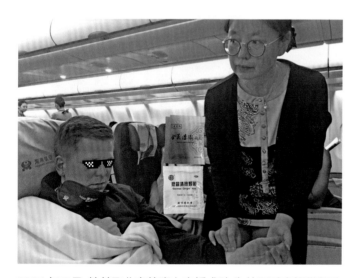

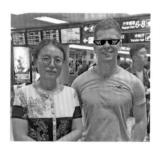

一分钟脉诊
二袋中成药
三小时退烧

2017 年 7 月 柏林飞北京航班上广播求助 为外国乘客提供帮助

患者　33 岁
无名原因心衰
伴腹痛腹胀呕吐
肺部多发炎症
胸腔积液

→

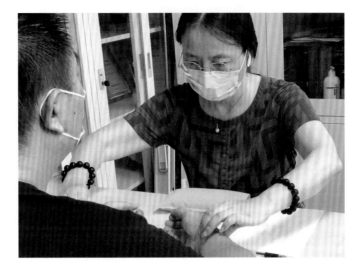

2020 年 7 月 应安贞医院药事部林阳主任邀请 脉诊

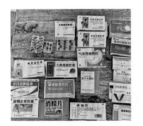

让阿婆困惑的药品

为乡村阿婆
把脉 & 指导用药

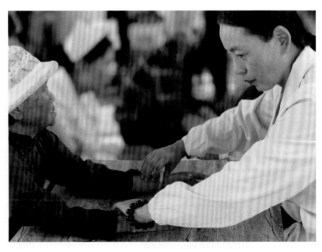

2019 年 7 月 中华医学会 呼吸病学分会
烟草病学学组 云南玉溪义诊

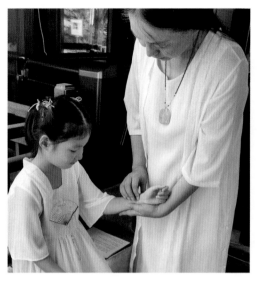
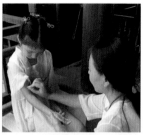
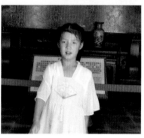

2019 年 8 月 旅行途中的小朋友晕车
运用太素脉法、太虚针法

一分钟后小朋友健步如飞

Classical Chinese Medicine Research 经典中医研究·针灸推拿　　P81-87　　**TMR**

Classical Chinese Medicine Research　　*doi: 10.12032/CCMR20200303*

纯中医抢救急性心肌梗死 1 例案例分析

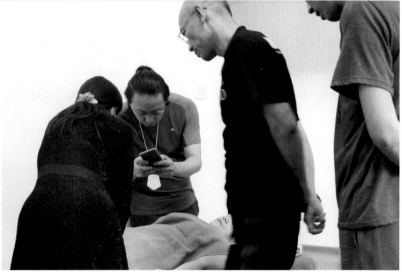

2019 年 9 月 运用太素脉法、刮痧、针灸、汤药
成功抢救 急性心肌梗死 休克病人

前　言

小孩患病

口不能言、脉不能诊；

形声未正、气血未足；

一有动静、发热抽搐！

所以，中医圈存在一条不成文的"治"则：

宁治十男子、莫治一妇人；

宁治十妇人、莫治一小儿。

原因有五。

第一，问不出：问而知之医之工，而小儿大多口不能言，言不足信，故问诊无门；

第二，摸不着：切而知之医之巧，而小儿脉微难见，又多惊啼，不得其审，故脉诊无路；

第三，看不准：望而知之医之神，而小儿骨气未成，形声未正，悲啼喜笑，变态无常，故望诊无窗；

第四，变化快：稚阳未充而肌肤疏薄，稚阴未长而脏腑柔嫩，气血未足、经脉未盛而卫外未能，故易虚易实、易寒易热而易病易传变；

第五，无经书：自六岁以下，黄帝不载其说，至东汉才有第一部儿科专著《颅囟经》，史称哑科。

宝宝最常见的症状：发烧！

父母最常用的药物：退烧药！

孩子调皮捣蛋会让宝妈们生气着急，并不影响她们的判断。一旦孩子发烧生病，大多父母就不淡定了，焦虑不安，方寸大乱，甚至恐惧，或进入一种不知所措的状态。行动力强的可能会抱着孩子冲向医院，希望孩子的烧马上退去，最好医生马上给孩子用退烧药，那种迫切之心溢于言表。

很多孩子家长以为退烧药一用，烧就能退，病就能好，只要能退烧什么药都敢用。主要退烧药确实很灵，很多孩子用完很快就退烧，只是还有很多孩子退烧不久又烧起来了，而且烧得更高，再用退烧药再退，退了一会儿又烧起来，反反复复，有的孩子可以烧一周甚至更长时间。这是因为引起孩子发烧的原因实在太多，如果不诊断清楚，不分青红皂白地只吃退烧药，很多发烧是治不好的。发烧是人体的自我保护机制之一，退烧药只能缓解发烧症状，根本谈不上治病。

因为，退烧药是通过降低下丘脑的体温调定点来降温的。下丘脑是人体体温的生理调节机关，用点药就退烧，药一撤就反复。正是基于这一点，世界卫生组织主张将药物退烧只作为儿童高烧的治疗方法。请注意，这里说的是"高烧"才用退烧药，不是有点发热就要有退烧药！切记！切记！

2021年第七次全国人口普查结果显示，我国大陆当时有0～14岁儿童超过2.53亿，占全国总人口的17.95%。从每年患病人数看，患病儿童占总患病人数的20%左右，其中大部分患儿都有发热的症状。发热，是多种疾病的一种共同症状，虽然病因不同，但表现出的症状发热是一样的，都是体温升高。麻烦的是，针对不同病因的治疗思路可能完全不同，故针对不同病因引起的发热症状的治疗用药也就会不同。

所以，儿童发烧用药真不是用退烧药那么简单，没有医药学知识的家长们，很容易走入用退烧药的陷阱中，比如认为发热就用退烧药，有的频繁使用或重复使用退烧药，而且很多家长认为输液退烧更快更好。一旦走入退烧的用药雷区，孩子的病治起来就很难了。

这本书将从儿童发烧的用药误区开始，着重扒一扒用退烧药最常见的十大雷区。针对每一个雷，我通过成功案例捋一捋走出雷区的办法与思考。然后，看一看小儿退烧药与抗感冒西药都有哪些，哪些能用、哪些禁用、哪些不能合用，有点专业但非常有用。重点是，说一说治疗感冒的中成药有哪几类、对应哪些感冒发热类型，以及中成药中所蕴含的文化及传承，有点故事且非常实用；当然，也要谈一谈西医对发烧的诊断、中医对发热的辨证，有点烧脑但不无帮助。另外，还要介绍一下推拿治疗小儿发热的流派与穴位。顺便，教一教年轻父母如何通过察言观色，看看自家宝宝反常动作与疾病的关系。

希望通过这部书，能够帮助年轻父母对发热原因、表现和用药的相关知识有一个基本的了解，以便在宝宝发热的时候，不至于慌了心神、乱了阵脚。

这里既有故事，又有知识；既是科普，也是常识；既可做闲书，也可做科普书；既能当手册，亦能当指引。

目 录

第三章　是药三分毒，治病不一定非要吃药！

第四章　察言观色——宝妈察病小技巧

第五章　四季安康的喂养秘诀——饮食有节

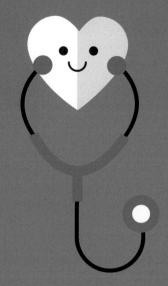

第一章

小儿发热用药的十大雷区：
看真实案例
如何避雷

孩子一生病，全家奔医院。很多年轻父母因为缺乏医学常识，对孩子的常见病要么不知道怎么办，要么处理过头，时间长了，反而容易造成孩子身体虚弱，体质下降。结果孩子受罪不说，大人也被折腾得心力交瘁，身心疲惫，有的还悔声不迭：我要是医生就好了。

　　这种出于无奈的愿望几乎是不可实现的，因为医学太专业，一般人很难自学。就说最简单的治疗吧，发烧用什么药退烧，咳嗽用什么药止咳，头痛用什么药止痛，腹泻用什么药止泻……就这些知识，学会了，记住了，到时候该不会用还不会用，或者一用就错。

　　更不用说深入一些的治疗，发烧就要用退烧药吗？咳嗽吃止咳药就行吗？头痛医头脚痛医脚对吗？这种兵来将挡、水来土掩的对症治疗能治好什么病？估计学到这里很多人就止步了，太过复杂，学不下去！

　　但了解一点用药知识、避免踩到用错药的坑还是可以实现的。我把治疗小儿发热常见的坑，一个个挖开，把里面埋的雷摆上桌面，让年轻的父母看清楚是什么样的，以后见到类似的形状、情况、症状要知道避雷，免得掉坑里。

雷区一：发热就用退烧药

宝妈带娃，不怕苦不怕累，就怕宝宝烧不退。

宝宝一发烧，大多宝妈宝爸本能想到的第一件事就是退烧，退烧当然非退烧药莫属。但很多宝妈宝爸对退烧药的认知不足，甚至就没有什么认知。往往这样的家长胆儿都大，加上心急如焚，恨不得马上用药，只要能退烧什么药都敢用。不错，退烧药确实能退烧，但家长们不知道的是，退烧药只能退烧，不能治病。

发烧只是某种疾病表现出来的症状，很多病都会引起发烧，光退烧不祛除病因，发烧是治不好的，这就是为什么说退烧药不治病。有经验的宝妈可能知道，退烧药确实能把烧退下去，如果不去治孩子的病，4～5个小时后孩子的体温还会高起来，有时候甚至烧得更厉害了！

发烧是身体对病毒或细菌入侵产生的一种应激反应，有利于歼灭入侵的病毒和细菌，从而有利于小儿的正常成长。所以，不能因孩子一发热就用退烧药，正确的做法是：当宝宝体温低于38℃，精神状态好，没有表现出不舒服，不必急着用退烧药，特别是没有明确诊断之前，盲目退烧会掩盖病情，干扰对病情的诊断。

当宝宝体温超过38.5℃，精神萎靡，烦躁不安，表情痛苦，这种情况下退烧药就可以"上场"了；当宝宝体温超过39℃，必须立即使用退烧药，否则容易诱发高热惊厥。有高热惊厥史的宝宝，在体温38℃时就可以预先用退烧药。

切记：退烧药只退烧不治病！用退烧药只能使体温下降，而对发烧的病因没有任何作用。体温下降能让宝宝感到舒服一些，没必要非降到正常体温。

最好的办法还是要找到发烧的原因，比如宝宝是受寒了还是受风了，是穿太多焐出汗后着凉了，还是吃多了不消化有食积了，加上吹风受凉等。高明的医者一定会先搞清楚宝宝的病因，然后针对不同病因用不同的药物进行治疗。

以下是一岁宝宝的案例，高烧38.9℃，用了退烧药，烧退又起来，最后针对病因——

食积后受凉，停了退烧药后，用了两种中成药治愈。从宝宝第一次用中成药到退烧不到20小时，而且没有反复。可见，宝宝不用退烧药，用中成药对因治疗一样退烧，不仅治标，而且治本。只是，要达到标本兼治的效果，需要专业人士进行中医诊断，并选择适合的中成药，难度系数很大，一般父母不要擅自用中成药。

案例一：一岁男宝，高烧不退

> 问诊时间：2015 年 5 月 31 日
> 自行用药：对乙酰氨基酚
> 建议用药：小儿清感灵片、导赤丸

◆ 诊疗概述

2015 年六一期间，我的学生微信求助，一岁宝宝持续高烧一天，38.9℃，用了一次退烧药——对乙酰氨基酚（俗称扑热息痛）后，确实汗出烧退，但第二天早上又开始高热，学生不知所措后求助于我。细问得知，患儿有鼻流清涕、手足心热、小便黄等症状，两天没大便。当即让拍了张舌相的照片：舌红无苔。根据这些代述症状和体征，我建议了两种中成药：小儿清感灵片、导赤丸。先用小儿清感灵片，溶于水服下，晚上再加服导赤丸，并告诉学生，如果宝宝出汗以后退烧了，小儿清感灵就停掉，要"中病即止"——达到疗效就停药，不要再用。结果，小儿清感灵刚用一次，不到 3 小时宝宝就排便了，也出汗了，烧也退了一些（37.5℃以下），然而晚上又有点高（38℃），按所嘱加上了导赤丸。第二天患儿一早排便后，小宝体温就接近正常了（36.9℃），当天晚上完全恢复正常。

◆ 诊疗思考

真正治病是要去除致病的因素。去除病因首先要找到病因，但病因不是病症，看不见摸不着。如果没有扎实的医学知识和丰富的临床经验，一般医者是很难具备透过现象（病症）看本质（病因）的能力的，按照教科书和指南治病，更无法企及这样的高度。

◆ 治疗心路

治病用药先诊断，找到病因。这个宝宝的病因是什么，症状摆在那里：高热、流清鼻涕、手心脚心热、小便黄、两天没大便、舌红无苔，造成这些症状的原因会是什么？显然，流清鼻涕表明孩子受了凉，五月底的天气还是偏凉，小儿体质偏热，室内外温差大，孩子受风受凉是可能的；另外，小儿肠胃功能尚未发育完全，容易消化不良，天长日久易产生积食积热。两天没大便说明孩子体内有废物没排出，吃的不消化，出现食积了；而高热、手心脚心热、小便黄、舌红无苔，这些都表明孩子体内有热。显然，孩子因消化不良，体内产生郁热，加上受凉则火上浇油，出现发烧而至高热。

可以想象，宝宝受凉后皮下血管收缩，体表散热减少，体内的积热不能透过体表散出，像焖烧锅一样内大热外小热。这时必须把焖烧锅的盖子打开，让热往外散。退烧药只能退烧，解决不了这么复杂的"闷热"问题，必须有对复杂生物体多维度解救的办法才行。现代医学的理论基础源自工业革命以来的机械论，是科学的线性思维，即发烧就用退烧药，头痛就给止痛药，血压高用降压药，感染用抗感染药。线性思维是一种二维思维方式，一般不会考虑其他维度的影响，比如人体为什么发烧、头痛，以及不同体质的人对发烧、头痛和感染的反应有什么不同，这些都需要多维度的思维，遗憾的是现代医学还没有达到这个高度。

所幸的是，中医对产生疾病的环境因素和病人的生理病理因素都有考虑，而非单单看到发烧的温度高低。中医认为，疾病的发生、发展与转归受多方面因素的影响，如气候时令、地理环境、体质强弱、年龄大小、饮食起居等。所以，中医的治疗是要考虑天气、地理、病人三个因素以及三者之间的关系，辨证清楚以后再制定相适宜的治疗方法，即三因制宜——因人、因时、因地论治。这是中医整体观念的体现，也是中医的高明之处。我之所以建议两种中成药，就是基于中医多维度的立体思维和整体思维。

因宝宝流清鼻涕，说明有表寒——需解表散寒，又小便黄、大便秘，说明有内热——需清里透热，选择用小儿清感灵片，正可用其羌活、荆芥穗防风解表祛风，利用黄芩、牛黄、地黄清热凉血，白芷散寒解表，苍术燥湿，葛根解肌，杏仁祛痰，最终达到透表清热、发汗解肌的疗效。

果然，宝宝用了一次药就出汗退热了，用四次药后体温就基本正常了。小儿寒郁则肤热，加上脾胃发育不成熟，食积导致内热，所以加上导赤丸以清内热、降心火、利小便、通大便。

通便可导热下行，解表则给热邪以出路，这样内外双解，起到釜底抽薪的作用，保证宝宝脏腑通畅，想再发烧都难。故治病求本，去除病因是关键，一味地退烧不是治病，也治不了病。

微信纪实

2015-5-31

 孩子还烧吗？

 烧！昨晚总是烧到 38.9℃，我给她吃了一次退烧药，后来早上 4 点多不烧了，8 点又烧了，这会儿 38.6℃ 了，是不是要出疹子啊？

 把从开始发病到现在的病情、体温变化、用药情况写给我，再照张舌苔照片给我。

 好，我现在去照，她不配合。

 大便每天都有吗？小便黄不黄？

 昨天没大便，小便有点黄。

 没关系，哭的时候再照，有没有吐，或者要吐吐不出来？

 发烧前没什么症状，精神也挺好，没吐，就突然发烧了，昨天下午 4 点多开始发烧，一直物理降温，凌晨 1 点多吃了一次复方对乙酰氨基酚，就没再吃药。没有要吐的样子。

 穿得多不多，或怕不怕冷？手脚冷还是热？

 不多，就穿一个护肚子的兜兜，手心脚心热，有点流鼻涕，但是清鼻涕。

 有没有汗？吃药后出的不算，要不要水喝？

 没汗，就是吃完退烧药那会儿有汗。

 家里都有什么药？有中成药吗？

 没什么孩子的药。

 没关系，大人的也可以。

 大人的有清热解毒、清开灵、双黄连、感冒冲剂、板蓝根、连花清瘟、点金丸。

 就这些？

 对了，还有藿香正气。

 算了，你去买药吧：小儿清感灵片，两小时用一次，还有导赤丸。

 哦，好的。

 晚上 9 点用导赤丸。

 片剂啊？

 其他剂型也可以，只要名字一样。

 好的好的，谢谢杨老师。

 两种药哦，出汗退热后，第一种药就停用。

 明白，两种药。药买了，药店还推荐了七珍丹。

 先买上。

 买了，她还是不吐舌头。

 药吃了吗？

 不吃，没喂进去那个感冒灵。

 研碎了喂水。

 导赤丸现在不能吃吗？是研碎了喂水，她不喝。

 对，现在不要。灌呢？能灌多少灌多少。

 我刚才是灌的，灌进去的不多，不过多少喝了点。

 那就好，下次兑浓一些。

 好的，谢谢。

 第二道药吃了吗？

没吃呢，现在 37.5℃，也大便了，还用吃第二顿吗？

 需要！

 好好，这就给吃。

2015-6-1

 孩子情况如何？昨天的药是怎么吃的？

 开始按照您的方法吃的，后来怎么也不吃了，不过吃完之后大部分时间 37℃，晚上就又 38℃了。

 是两小时一次吗？

 吃完就发汗退烧了，但一会儿又 37℃多，晚上 6 点多以后说什么都不吃了，晚上 8 点半又烧到 38℃，然后一直反复，吃药阶段再发烧也就 37℃多。

 导赤丸喂了吗？

 喂了，早上排便了。

 现在温度多少？

 现在 36.9℃，算是不烧了吧？

 不好说，昨天小儿清热总共喂了几次？

 四次。

 那今天再看看，要是再烧继续给她灌药。昨天这个时间多少度？

 昨天这会儿是 38.3℃。

 那好，药是起作用的，现在可以再喂一次，今天每四小时一次。

 好好好，谢谢杨老师。

 先别急着谢，要看今天的反应。

 我今天上班，我跟家里人说了，那导赤丸还吃吗？

 晚上再看。

 导赤丸的味道她倒是比较容易接受。

 你要及时报告情况。

 好的好的。

 那药不能多吃。

 哦哦，行，幸亏有您。

 冲药时可以加糖。

 这么小孩子可以加糖？我还怕她太小，不敢给加糖呢，也怕加糖之后她咳嗽。

 适量的还保护胃。

 杨老师，到目前为止孩子没再发烧，药还吃吗？

 很好，如果没有烧的迹象，就先等一等，多喝水，少喝牛奶。

 目前为止没再发烧。嗯，少给了顿奶，目前没有发烧，一直出了很多汗。

 汗出来了就快好了，但一直出汗也不好，再观察观察，如果还是这样出汗，再说用药的事。

 啊，好吧，到目前为止孩子没再发烧，谢谢杨老师。

 太好了！还出汗吗？

 不了不了，正常了，手心脚心也不热了，还用吃导赤丸吗？

 可以先不喂，如果明天没有大便，晚上就再用一次。

 好的。

雷区二：输液退烧更快更好

每个家长都要面对孩子发烧的问题，每当孩子发烧时，全家无眠，人仰马翻。

不知从何时起，家长普遍认为吃药效果没有输液好。当抱着发烧的宝宝来到医院时，最希望的是赶紧用上药，最好药到病除，越快越好。经常有家长说："吃药效果来得太慢了，孩子明天就要上学了，耽误不起。"以为输液就可以马上退烧，所以，发烧到医院怎么能不输液呢。有这样想法的中国家长不在少数，很多家长认为打点滴退烧起效快、效果好。往往在他们将想法付诸实践的时候，现场会非常具有张力，但凡大一些的医院留观室，前些年都可以见到"吊瓶林立"的景观。

输液治疗是西医医院的常见治疗手段之一，最初只是针对抢救病人。至今，在国外输液治疗不亚于一个小手术，非常慎重。国外大多数医院没有输液室，而国内绝大多数医院都有门诊输液室。特别是 20 世纪 90 年代后，静脉输液在我国医院快速发展，门诊输液几乎成了患者的治疗首选，形成了"输液好、输液快"的错误认识，很快替代了肌内输液，迅速被人们接受，门诊输液几乎成了中国老百姓的就医习惯。静脉输液的特点是量大、起效快，但起效快≠疗效好≠安全。

根据国家发展和改革委员会公布的医疗用具数量统计结果：2007 年全国输液产量共计 71 亿瓶（袋），与 2006 年相比增长超过 10%；2009 年，全国输液生产量 104 亿瓶（袋），相当于 13 亿人口每人使用了 8 瓶，远远高于世界医疗人均输液 2.5 ~ 3.3 瓶的水平。2009 年之后，输液的生产量依然持续增加，2014 年高达 136.92 亿瓶（袋）。我国已成为名副其实的"输液大国"。[①]

静脉输液现在已是公认的危险给药方式。注射液中的不溶性微粒直接进入血液循环，极易出现肺肉芽肿、肺水肿、静脉炎症和过敏反应等。世界卫生组织（WHO）估计，全

---

① 《守护针尖上的安全·中国输液安全与防护研究蓝皮书》. 糖尿病天地 (临床)，2016，(10)11:501-510.

世界每年实施的120亿人次输液中，约一半是不安全的。过度输液更是严重危害健康和安全。《2011年国家药品不良反应监测年度报告》显示，2011年全国共收到85.29万份药品不良反应／事件报告数量，一半以上（55.8%，低于2012年的56.7%）是输液造成的，严重的占到了73.4%，每年约有20万人死于输液不良反应。很显然，输液的风险极高。

一面是每年几十万例药品不良反应由输液引起，一面是人均一年要挂8个以上吊瓶的现实；一面是国外输液治疗不亚于一个小手术，非常慎重，一面是国内各医院输液室人满为患……"输液成瘾"仿佛成为一个难以打破的"医疗怪圈"。

据中国安全注射联盟统计，我国每年因不安全注射导致死亡的人数在39万以上。近十几年来，输液致死事件频频见诸媒体，如"辽宁鞍山4岁女童输液抽搐2小时后死亡""6岁男童输液后死亡""柳州第四人民医院1月内发生两起病人输液身亡事件"等，这些引起业界的深度反思，管理部门相继出台相关政策，从抗菌药物的使用限制管理着手，迄今开展了近十年的"用药安全保卫战"。

2013年，国家卫生健康委员会公开发布合理用药原则，其核心信息就是，用药要遵循"能不用就不用，能少用就不多用；能口服不肌注，能肌注不输液"的基本原则。

2014年，国家卫生健康委员会下发《关于做好2014年抗菌药物临床应用管理工作的通知》，同年3月，中国医科大学航空总医院在京城率先取消普通门诊输液。

2016年，江苏省率先在全省二级以上医院（除儿童医院），全面停止门诊患者静脉输注抗菌药物。随后的调研显示，叫停门诊输液后，医院的药品不良反应率下降多在50%以上。

总之，治疗孩子发热的关键，是要明确诊断，根据病情选择正确的药物。如果是感冒发烧，让孩子充分休息、多喝温水、清淡饮食比用药更重要。因为感冒通常是病毒感染，不需要用抗生素，使用抗生素治疗不仅不能缩短病程，甚至还可能导致菌群失调。只有在感冒引起肺炎之后，抗生素才能起到作用。即便需要给抗生素，给药方式也应该遵循"能口服不肌注、能肌注不静滴"的原则。

案例二：四岁女宝：扁桃体发炎

问诊时间：2015 年 5 月 24 日

医院开药：输头孢、口服消炎药（药名不详）、阿奇霉素、阿莫西林、泰诺林

建议用药：小儿肺热咳喘口服液、蒲地蓝消炎口服液、小柴胡、保赤丸

◆ 诊疗概述

在不到两周的时间，去了三次医院，输了三种抗生素，孩子的发烧还是反反复复。

2015 年 5 月 24 日，杭州一位宝妈经推荐，加了我微信，咨询我孩子反复发烧怎么办。

她的 4 周岁女儿高烧不退，被医院诊断为扁桃体发炎。事起于两周前，5 月 11 日宝宝被宝妈传染，开始扁桃体发红，发烧到 38℃ 以上。去医院检查，超敏 C 反应蛋白值高达 10（正常范围 0 ~ 5），诊断为扁桃体发炎，医院立刻采取输液治疗，非常见效，第二天就退烧了，连续输了三天头孢。

14 日复查超敏 C 反应蛋白降至正常，后改为口服消炎药（药名不详）。

15 日开始有咳嗽迹象。

16 日仍然上幼儿园，因为参加亲子游活动，又被传染了。

17 日再去医院检查，超敏 C 反应蛋白值高达 20，在医院输了两天阿奇霉素，逐渐好转，开始有食欲，吃饭也还好。

23 日晚去超市，吹了空调，受了寒，就开始发高烧，一直在 39 度以上，不退。

24 日又去市一院检查，超敏 C 反应蛋白 12，又高了，医生还是说必须输液，输了阿莫西林，用了退烧药，但体温只降到 37.8℃，然后又高起来。

在不到两周的时间内去了三次医院，输了三种抗生素，孩子的发烧还是反反复复，而且一次比一次烧得高。宝妈给我打电话的时候，体温已经升到 40.5℃，用了退烧药泰诺林后降到 37.8℃，但一会儿又烧起来。可见输液和退烧药并没有解决发烧的问题，反而加重了发烧的程度。

我了解情况后，得知孩子自发热以来食欲不好，大便两天一次；家里备有中成药——小儿肺热咳喘口服液、蒲地蓝消炎口服液。所以建议，停用退烧药和所有西药，先用中成药小儿肺热咳喘口服液两支。当时已是子夜 12 点，等用上药已是凌晨 1 点。按两小时一次的用法共用了三次，第二天中午体温降到 37.1℃，下午体温就正常了，但晚上又烧到 37.8℃。中午加了蒲地蓝，晚上加了小柴胡（用了一天）和保赤丸，第三天一早宝宝拉了很多臭臭，然后扁桃体不疼了，全天没有再烧，胃口好过前一天，停用小柴胡；之后几天

体温一直保持正常，蒲地蓝服五天后停用。由于舌苔仍白腻，继续保赤丸（每周用2～3次）。烧退后仍有咳嗽，故加上儿童清肺口服液，用药一天后咳嗽完全缓解。之后大便每天都有，胃口也恢复正常了。总共用了五种中成药。

微信纪实

2015-5-24

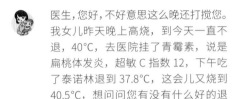 医生，您好，不好意思这么晚还打搅您。我女儿昨天晚上高烧，到今天一直不退，40℃，去医院挂了青霉素，说是扁桃体发炎，超敏C指数12，下午吃了泰诺林退到37.8℃，这会儿又烧到40.5℃，想问问您有没有什么好的退烧办法。

 你能电话告诉我一些具体情况吗？

 好！

2015-5-25

医生 如果不去医院挂药水的话，消炎药还要不要给她吃？

医生 不用，炎症退烧后就能解决。小柴胡买了吗？照张舌苔和扁桃体的照片给我，现在医院里？你刚才说有蒲地蓝口服液？

患者 小柴胡买了，在家没有去医院。家里有蒲地蓝消炎口服液的。昨天看舌苔很白，再拍一个？

医生 拍一个，现在体温多少？

患者 左耳37.1℃，右耳36.7℃，出了一些汗，扁桃体拍不清楚，我让我爸去买小手电了，舌苔很白。

医生 是的，平时吃饭好吗？这几天吃饭如何？

患者 最近一个月都不太好，因为一直生病。上周五刚刚有食欲好转，结果周六就发烧了，又没胃口了。

 平时大便每天都有吗？这几天又如何？

 她从小一直很瘦，吃饭不好，最近大便都是两天一次。平时有时候每天，有时候两天一次。扁桃体看不见，我在公司，我爸妈照半天看不清楚，感觉不是很红。我中午回去看看。刚刚仔细看了下，扁桃体上有白点，可能已经化脓了。

 好，现在可以用蒲地蓝消炎口服液，按说明书用法用量就可以，多喝水。

那药水就不去挂了，下午去拔了留置针。

 不用了，同时加上小儿化食丸（北京同仁堂）。

好的，如果又高烧起来，就按照您说的中成药的方式继续治疗吧。南方都没有同仁堂的药，我去网上买一下。

 只要是同样的药名就可以。如果再烧，需要重新诊断，不能盲目用同样的药。

 好的，有葵花牌小儿消食口服液，可以吗？

 小儿化食丸/片/颗粒/胶囊，都可以。

好的，我去找找这个药。

最好这个，实在没有，小儿消食口服液也行。

 好的。之前按照医院医生说，如果扁桃体发炎，超敏C消不下来，那烧退不下来。

11

让事实说话，医生应该尊重疗效。

唉！所以现在家人压力也大，因为不懂，只能听医生的。

千万别让孩子再输液打针了。

嗯嗯，我和我妈是特别反对挂药水的，我老公和奶奶是支持。为这事天天家里吵架，我妈信中医，她自己也研究推拿按摩。

沉香化滞丸也可以。

杨老师，今天一天都没发烧，去药店都买不到您说的两种药，估计南方没有。那就这几天吃蒲地蓝和消食口服液了，还需要吃其他药吗？

可以，先这样用 3～5 天，根据情况再作调整，如果胃口恢复，说明病情好转，但至少一周不能吃肉喝牛奶，否则很快复发。另外，方便时请整理一下孩子的年龄、姓名、发病时间、症状、持续了几天、近几天的体温变化、去医院的时间、医院用药、怎么用的（口服还是输液）、用了多长时间……我主要想知道用中药治疗前的情况。

好的，我整理一下。

2015-5-25

杨老师，我女儿晚上体温又上去了，现在 37.8℃，是不是按照昨晚的方式，喝小柴胡？

有没有恶心、口渴？

没有，精神很好，也没很口渴，不会主动要水。

可以，小柴胡一袋，三小时后再用一袋。今天有大便吗？

今天没大便。那是晚上每三小时一袋小柴胡吗？直到发汗退烧？

是的，如果一点之后睡得很好，也可以等到睡醒再喂第三次。家里还有什么帮助消化或清热通便的药吗？

王氏保赤丸，可以吗？其他好像没有了。

把成分拍一个看看。小柴胡吃了吗？

吃了，刚吃了。

那就等一小时吃这个保赤丸。

那还吃小柴胡吗？

吃，按计划吃。

好的，小柴胡和保赤丸，三小时小柴胡，一小时保赤丸。

保赤丸今天就吃一次，其他药材也继续按计划吃。

好的，其他就是白天吃。

对。

好的，谢谢您！

2015-5-26

今天大便了吗？其他情况如何？

今天大便了，拉了很多，一天都没烧，扁桃体也不那么疼了，胃口比昨天好。

很好，明天三餐饭前小柴胡，饭后蒲地蓝，就可以了，两天一次保赤丸，晚饭后服用。

小柴胡吃明天一天就可以了吗？

是的，小柴胡一天，其余的可以再用一周。

好的，谢谢您！

2015-5-28

 今天情况如何？

 这两天都没有发烧，舌苔还很白，有点咳嗽，有痰。食欲还行，比前两天好很多。是不是要加一些治疗咳嗽的药呀？

 痰是什么颜色的？

 白色的，唾沫一样的，偶尔咳嗽，不频繁。

 先不管，大便有没有？

 今天大便正常。

 很好，你能不能把第一、第二天用药的情况记录下来，我怕自己记不准。

 是生病的第一、二天，还是退烧后的第一、二天呀？

 就是开始用中成药的第一、二天。

 第一天，小儿肺热咳喘口服液，从1点开始每两小时吃一两支，吃了三次；第二天，晚上10点不到吃了一袋半小柴胡，三小时后又吃了一袋小柴胡；第三天，早上醒来吃了一袋小柴胡，白天吃蒲地蓝和健儿消食口服液；第四天：饭前小柴胡，饭后蒲地蓝，一次保赤丸；第五天：蒲地蓝，儿童清肺口服液。

 太好了，谢谢！

2015-5-29

 今天情况如何？

 白天没有咳嗽，都挺好的，也大便了，舌苔基本正常，有胃口了。这几天都

没去幼儿园，调理一下，每天晚上还给她捏脊。

 挺好的，蒲地蓝再用一天可以停了。

 好的，明天吃完药也没了。那可以喝牛奶吃鱼肉吗？

 可以少吃一点，以后也要少吃，孩子这次发病可能是由于积食。

 嗯嗯，发现她不能吃得太油腻，最近吃清淡的，以素为主，反而胃口好。

 就是，孩子脾胃还没有发育成熟，大鱼大肉消化不了。

 她的肠胃特别弱，从小吃得就少，小时候一喝奶就哭，肚子疼，还肠套叠过一次，所以很瘦。总想着给吃点好的能长点肉，反而容易生病。

 其实吃肉喝牛奶对她是负担，你不信可以试试，只吃五谷杂粮加应季蔬菜，她就能胖起来。

 好的，我按照您说的试试看，太希望她能胖起来了。

2015-6-10

 杨老师，我女儿一直大便比较干，最近都是两天一次。最近比较注意，少吃肉了，可还是很容易上火，比如舌苔白，嘴巴起泡，屁股红，不知道饮食怎么调理。

 每周用1～3次导赤丸，每天早上用点小儿健胃消食片，或江中健胃消食片。

 导赤丸是什么药啊？就这个名字？我去找找，没见过。

 笔误，应该是保赤丸，上次用过的。

 哦哦，好的好的。

雷区三：频繁、重复使用退烧药

宝宝发烧，宝妈宝爸当然着急，想方设法尽快退烧。但大多数年轻父母对退烧药的副作用不了解，以为退烧药都可以用，用起药来胆儿还特别肥。有些父母以为退烧药剂量大退烧就快，往往容易多给点药，一不小心就可能用过量，甚至超过成人的用量；还有的家长交替使用几种退烧药，甚至合用几种退烧药，特别容易踩频繁用药、重复用药这个雷，引起许多不良后果，有的非常严重。

退烧药最大的好处就是能退烧，退烧药最大的坏处是只能退烧，不治病。许多家长知其一并不知其二，总以为烧退了宝宝就应该好了，但往往事与愿违，很多宝宝的烧退了又起来。用药后烧是退下去了，过一会儿又起来，反反复复，把宝妈们弄急了，就同时使用多种退热药，或者短时间内重复使用退热药，恨不得退热药把体温压住不让起来。殊不知，退烧药是不能多用的，过量会引起严重的副作用，要么伤肝，引起肝细胞坏死、肝衰竭，甚至死亡，如对乙酰氨基酚（俗称扑热息痛）；要么伤胃，引起胃出血，如布洛芬。还有，降温过快并不能表明病情的好转，若用药不当，还可能引起小儿大汗淋漓，出现虚脱。

特别要注意，普通发热不需要用退烧药，只有在高热（38.5℃以上）时才用，用也只能用一种退烧药。根据世界卫生组织的推荐，对于婴幼儿和儿童，安全性最高的退烧药只有"对乙酰氨基酚"和"布洛芬"两种。当一天只需要服 2 ~ 3 次退烧药就能缓解时，最好只用一种药。因为每增加一种药品，就会使药物不良反应的风险增加一倍。

退烧药切忌重复使用！退烧药一般都对肝肾等器官有一定的损伤，这就是它的副作用。

退烧药剂量越大，对脏器的伤害也就越严重，因此我们在使用退烧药的时候要特别注意服用的剂量，绝不能重复用药，也不能频繁使用。2008 年我就遇到一个用退烧药引起肝衰竭的宝宝，当时才八个月大，就因为用退烧药住进了医院的重症监护室（ICU）。

案例三：八个月小宝，退烧药致肝昏迷

问诊时间：2008 年夏天

自行用药：泰诺林口服液、百服宁口服液

抢救用药：谷胱甘肽注射液

2008 年夏天，我还在澳大利亚皇家墨尔本理工大学（RMIT）读博士的时候，一朋友的朋友打来越洋电话，火急火燎地咨询，想看看澳大利亚有没有抢救用的新药。原来，他八个月大的儿子正在北京儿童医院抢救，夫妇俩心急如焚地等在 ICU 门外，不知所措地来回踱步。后来得知我是北京医院的，现在在澳大利亚，虽不认识，因为是寄希望于国外的先进医疗技术，想问问有没有新的抢救用药，所以从国内给我打了这次咨询电话。

原来，他家小宝一周前因为高烧不退，用了几次退烧药。第一次用的是泰诺林口服液（按照说明书的剂量），用了以后烧很快退了下去，但不到半天又烧起来，于是他们又给喂了一次泰诺林，烧还是退了不一会儿又起来。第三次在泰诺林的基础上又加上百服宁口服液，希望双管齐下能把体温降下来。然而事与愿违，小宝体温下去后还是上来了，而且烧得更高了！

更麻烦的是，孩子开始呼吸急促，皮肤和眼睛都变黄了，身上还出了好多红疹子。小两口见状有些六神无主，但还没有乱了方寸，于是抱着孩子赶到北京儿童医院。医院大夫见状直接送孩子进了 ICU——抢救。在 ICU 门外百爪挠心的父亲给我打了这个越洋电话。

我仔细询问了孩子用退烧药的情况（如上所述）后，告诉孩子父亲，这可能是退烧药对乙酰氨基酚过量引起的肝毒性。因为泰诺林和百服宁都含有对乙酰氨基酚，而且只含有这个成分。小宝在发烧后，一天之内用了三次泰诺林和一次百服宁——用药频繁，宝妈一再说是在说明书的最大用量上限（一天 3 克）之内，即对乙酰氨基酚的总量加起来没有超过 3 克。虽然如此，我仍然认为是退烧药引起的肝毒性。据加拿大药物禁戒委员会报道，在该药相关的肝损害报告案例中，有 1/5 的病例用量都在推荐剂量的范围内。病因清楚了，解药也就有了。

当时我的建议是大剂量谷胱甘肽，谷胱甘肽是一种抗氧化剂，必须用大剂量才能消除对乙酰氨基酚（退烧药）的肝毒性。谷胱甘肽在国内医院都是常备药，无须从国外找新药。

所幸的是，经北京儿童医院 ICU 及时正确的抢救，使用了大剂量的谷胱甘肽进行抗氧化治疗，孩子最终转危为安，痊愈出院。

在退烧药对乙酰氨基酚混悬滴剂（15mL ∶ 1500mg）说明书中，根据年龄给出了不同用量，如 1 ~ 3 岁体重在 10 ~ 15 千克的宝宝，每次用量在 1 ~ 1.5mL（<150mg）。而

且在用法用量项下特别指出：若持续发热或疼痛，可间隔 4 ~ 6 小时重复用药 1 次，24 小时不超过 4 次（800mg）。每天最大累计用量 3 克的上限，对 3 岁以下孩童而言是很具挑战性的，孩子越小，挑战性越大。因为孩子越小，其脏器的发育越不完全，宝宝肝脏解毒功能也越弱，即使在说明书上安全剂量范围内，也可能超出婴儿肝脏的代谢能力——这个宝宝出现黄疸和呼吸困难恰恰说明这个问题了。这是典型的频繁、重复使用退烧药的后果。

雷区四：退烧药与抗生素一起用

在老百姓心目中，抗生素起效快、疗效好、疗程短，几乎成了"万能药"，在医院也被广泛用于各种发热疾病。感冒、发烧用头孢或红霉素，嗓子红肿、各种炎症打几天消炎针，似乎已成惯例。抗生素作为万能的"消炎药"已深入人心，也成就了中国成为"抗生素使用大国"。中国抗生素人均年销售量达到了138克，而美国只有13克，是美国的10倍。

很多人在感冒发烧时，都会要求或接受抗生素治疗。有些家长还存在"抗生素依赖"，认为使用抗生素"最保险"，到医院就要求医生给孩子使用抗生素，很多医院也会给发烧的病人使用抗生素。

在2012年之前，我国住院病人抗生素的使用率高达70%，占医院整个用药费用的30%以上。到医院看病，抗生素不仅是一个医生考虑的问题，而且还是有些患者到医院的理由：演变为一种"流行病"，病人喜欢用"消炎药"，医生愿意给抗生素。

据世界卫生组织（WHO）统计数据：在中国，有1/2的儿童一旦出现咳嗽、流鼻涕等症状，父母首先想到的就是使用抗生素；全国范围的情况是，有50%的人生病时会使用抗生素。事实上，可能只有25%的患者真正需要抗生素。而在西方发达国家，抗菌药物的平均使用率为30%，美国是20%，英国是22%。在美国，对孩子常见的发热，医生的处方是：多喝水、多休息，最多物理降温。在中国，有90%以上的感冒发热患者会用抗菌药物（包括抗生素）。

抗生素真的是万能良药吗？

其实，用抗生素的风险非常高，使用不当会引发严重的副作用。使用抗生素治疗感冒发热，不仅不能缩短病程，甚至还可能致聋，或导致耐药、菌群失调、过敏性休克等严重后果。

国家食品药品监督管理总局（CFDA）2012年度发布的药品不良反应监测年度报告显示，

抗感染药（包含抗生素）副作用的病例数高居榜首，占 48.8%，其中头孢菌素（抗生素的一种）过敏反应占比较大。有统计显示，医院门诊输液的药物 70% 含有抗生素类，而输液过敏反应的 50% ~ 70% 来自抗生素。

过度使用抗生素会增加耐药细菌的产生，现已催生出一种更可怕的物种——超级细菌。超级细菌对全部抗生素都耐药，患者一旦遇到超级细菌，就无药可治了。2016 年《全球抗生素耐药回归：报告及建议》中的数据显示，全世界每年有 70 万人死于抗生素耐药。

大家都熟知《千手观音》舞蹈吧，其 21 位表演者都是聋哑演员，其中有 18 位是因抗生素（氨基糖苷类药，如庆大霉素）致聋的。

所以，抗生素不是"金钟罩"，孩子家长们请不要主动要求输液（多为抗生素），以避免滥用。

实际上，普通感冒和流行性感冒多属病毒感染，根本不需要用抗生素，因为抗生素只对细菌和某些微生物有效，对病毒无效。除非是细菌引起的感冒或病毒感冒继发细菌感染，才需要用抗生素。随意使用抗生素很容易使细菌产生耐药性。一旦出现耐药菌感染，用了抗生素也没用，因为"耐药菌对抗生素耐受"，也就是"抗生素对耐药菌无效"。

自 2008 年以来，国家发布了一系列有关控制不合理使用抗生素的文件，特别是 2012 年 8 月 13 号开始执行的《2012 年抗菌药物临床应用专项整治活动方案》与《抗菌药物临床应用管理办法》等文件，史称最严"限抗令"。这些文件的出台旨在控制抗生素的临床滥用。

另外，长期以来，很多人搞不清消炎药和抗生素之间的区别，认为抗生素就是消炎药，往往导致很多时候误把二者混为一谈。

何为消炎药？消炎药指的是一类有抗炎作用的解热镇痛药，这类药除具有解热、镇痛功效外，多数还有抗炎、抗风湿作用，有的还兼有抗痛风作用。

这类药物按化学结构不同分为：水杨酸类、苯胺类、吡唑酮类、丙酸类、乙酸类、灭酸类和昔康类。

常见的有：布洛芬、对乙酰氨基酚（泰诺林）、阿司匹林、尼美舒利、塞来昔布、美洛昔康、吲哚美辛（消炎痛），以及常用的复方药，如日夜百服宁、酚麻美敏片等。复方制剂具有较强的解热镇痛作用，对体温过高、持久发热或小儿高热，具有较好的降低体温、缓解并发症的作用。

但是，对儿童安全的解热镇痛药只有两种——对乙酰氨基酚和布洛芬。其他的解热镇痛药（阿司匹林、尼美舒利、吲哚美辛）都不适合儿童使用，至于为什么，我会在后面的章节中详尽阐述。

案例四：三岁男宝反复发烧咳嗽，怀疑肺炎

问诊时间：2014 年 9 月 1 日

自行用药：葵花小儿退热口服液、美林、头孢、感冒清颗粒、阿奇霉素

建议用药：感冒清热颗粒、通宣理肺口服液、双黄连口服液

◆ 诊疗概述

因发烧用了三天"退烧药 + 抗生素（阿奇霉素）"，发烧好了，咳嗽严重了，医院怀疑肺炎。我当时建议：停用抗生素和退烧药，改用三种中成药（感冒清热颗粒 + 通宣理肺颗粒 + 双黄连口服液），1 天后痊愈。

◆ 宝妈自述

2014 年 9 月 1 日大宝开始上幼儿园婴儿班，都是不满三岁的孩子，抵抗力低，有了病相互传染。前辈没有说错，自此小病接连不断，尤其 10 月以后。

10 月 16 日大宝开始发烧，自己在家给喂了三天葵花小儿退热口服液和美林，体温正常了，但流鼻涕严重，开始咳嗽。

10 月 20 日按体重加用阿奇霉素，三天后仍未见好转，半夜两点咳嗽更严重，早上起来不想吃东西，食量也小了。

10 月 21 日去医院门诊，医生问完情况先让验血，建议拍片输液（考虑到拍片有一定辐射，拒绝）。看完结果后说是支气管炎，也有可能是肺炎，然后开了 4 盒头孢、4 盒感冒清颗粒、2 盒阿奇霉素，让雾化治疗 4 次，等等。一看这么多抗生素，心就慌了，转头直奔北京医院杨老师办公室。

因为坐地铁，去的路上大宝比较兴奋，精神一直不错，体温略高。到了北京医院，杨老师把过脉、看过舌苔后，一句话让我心里的石头落了地：没有大问题，不是肺炎，不算严重。给了我两个中成药：感冒清热颗粒和通宣理肺口服液，当场就喝了一次，因口感好，大宝一直说是糖水。然后直接回家，晚上食欲也正常，睡前又喝了一次感冒清热颗粒和通宣理肺口服液，出了汗。半夜两点体温开始升高，38℃左右，还是咳嗽，哭闹，用了降温贴，凌晨三点多才继续睡。

10 月 22 日，早上起床继续服用感冒清热颗粒和通宣理肺，精神不好，由于咳嗽和哭闹，

眼睛肿，体温在 37℃ 左右徘徊，食欲不好，只喝了少量粥和水。下午一点到凌晨五点持续高烧、咳嗽，从 38.3℃ 到最高的 40.3℃。精神萎靡，哭闹着了睡了一会儿，醒来又哭。叫嚷着不舒服，嗓子疼，吃什么都咳嗽到吐。很是焦急地问杨老师，给出的药方更简单：双黄连口服液一支，哄睡，擦汗，退烧即可；再服用通宣理肺口服液止咳。晚上八点开始退烧，体温逐渐正常，喝了 210mL 奶粉。十点入睡前继续服用双黄连口服液和通宣理肺一支。半夜两点咳嗽后喝点水继续入睡，汗多。微烧，37℃ 左右。凌晨四点以后体温正常，汗也少，睡得很踏实。

10 月 23 日，早上七点多起床，还是有咳嗽和流鼻涕。早餐吃了点面条，半小时后喂了通宣理肺。十点多开始体温又升至 38℃，精神不好。后征询杨老师意见，继续双黄连口服液和通宣理肺。中午喝了几口米汤，午觉出汗了。下午四点左右体温恢复正常，并且自己主动要求吃东西、玩玩具，整个状态开始好转。

10 月 24 日，起床后精神也不错，但还是咳嗽。按杨老师要求，继续一天分三次服用通宣理肺口服液，饮食清淡，坚持用药到 10 月 25 日，咳嗽症状缓解，频率减少。

微信纪实

2014-10-21

 杨老师，感冒期间除了不吃油腻辛辣，还有什么要注意吗？水果能吃吗？柚子、香蕉、苹果之类的？

 水果都不要吃了，完全好后才可以。

 好的。刚才去拉今天第一次臭臭，形状正常。

 很好，身上还热吗？

 身上不热，喘气声音还是很粗。

 这得慢慢来，晚上不用感冒清热颗粒啦！看明天早上的情况决定用药。

 好，收到。杨老师，帮我看看哪些不能用。这种美林·艾畅我家以前经常用，还有这种药也是第二瓶了，蒲地蓝第六盒了。

 这些药先都不用吃了，美林以后少用。

 总的来说，以后小孩用药是中药优先哈？

2014-10-22

 杨老师，昨天小宝没有发热，但凌晨四点多又开始烧了。夜里咳嗽减少了，试了下体温，三十八九度的样子，直到今天早上五点多才退烧，他自己说肚子有点儿难受，我又给他喝了一袋清热颗粒和一支口服液。我想问您，如果他还是这样反复发烧，一直就用这两种药吗？能不能用那种化痰的口服液，会不会有问题？

 继续这两种药，今天早中晚各用 3 次，不用加其他化痰药了，已经有了，慢慢来，太快了不是好事。注意，用药后让他躺着休息，盖被子捂汗，出汗后不要再着风。估计昨天晚上发烧是下午出汗后衣服湿，又着凉所致。

 好。

换！在被子里换，体温没有下来？

手摸着是下来了。

那就好，换宽松衣服。

干脆我就让他光着上身睡了，擦汗方便。醒了吃什么药合适？

不可以！穿上衣服！醒后看体温。

好，醒了就量。中间醒了几次，我给穿了衣服又继续睡了。精神是不太好。（1小时后）陌陌一直在睡，汗特别多，换过两次上衣了。下午尿很黄，我马上量下他睡觉的体温告诉您？

是啊，两次受凉对他的打击很大的，出这么多汗，身体消耗也挺大，他要精神就有大麻烦了。

现在还不愿意起床，刚量了下，37.2℃，不吃东西，说还想睡觉，不舒服。我要给他喂消炎的药吗？现在没什么汗了。下午一直睡得不踏实，总让我抱着他。

有4个小时了吗？

有了。下午双黄连是2点40左右喂的。

可以再给一次双黄连。

好，马上喂。还好他吃药配合（半小时后）天啊！这会儿他要求下床喝粥了。我简直要喜极而泣了！

看来缓过来了！注意别再着凉。让他多喝些粥，补充水分，吃药后不要捂太厚的被子，让他微似有汗，不可令其如水流漓！有豆腐乳最好，就粥，补充盐分。

好。喝了一碗粥，但我给加了蜂蜜现在他说饱了。吃点海苔？上面有盐分。

可以。

晚上如果发热反复，我要怎么准备？吃什么药？

应该可以安睡一晚上了，放心吧！

听这话，有给你送锦旗的冲动啊！那明天白天要吃什么么？如果没特别的，让他在家休息，交代我爸妈喂药。

如果不发烧，就用通宣理肺口服液；如果还发烧，再喂一次双黄连。光有冲动没有行动终归遗憾！

给大宝泡脚了，现在睡觉。杨姐，好好休息。但愿今天我也能跟大宝一样安睡一夜。

好吧，早点睡吧。

2014-10-23

杨姐，今天大宝状况比昨天好多了，没有发热，昨夜睡得不错，没有咳嗽。起床后咳嗽喷嚏了几声，今天计划喝三支通宣理肺口服液。

可以，一次一支分三次，饭前半小时或饭后1.5小时，多喝粥，加豆腐乳。

好，晚上我回家再跟您反馈情况。（晚上8点）杨老师，六点半大宝发烧40.3℃，因为我没到家，他爸一着急给用了这种药。我回来7点钟量的体温，39.7℃，又给吃了一次双黄连，现在37.7℃，精神好一些了。今天白天一直不错，也没怎么咳嗽，胃口也不错。家人说是五点半开始烧的，然后就有些哭闹、咳嗽，刚才还说胸口和嗓子有点疼。
（8点52分）这会儿要求喝粥了，不知道这样反复是什么原因？严重吗？今天也没有外出。

2014-10-24

早晨没发烧，但咳嗽增加，给喂了双黄连一支，通宣理肺一袋，喝了些水。

昨天吃饭有肉吗？特别是鸡肉。

 没有。喝了一天粥，都加了蜂蜜。

 那就好，今天继续这个方案，随时告知情况。要补充盐分，可不用蜂蜜。

 好，杨老师，今天咳嗽次数不多，有清鼻涕。中午吃了一碗蔬菜粥，喝了一支通宣理肺口服液。

小宝今天嗓子哑了，鼻涕特别多，还是清热颗粒半袋加定喘口服液半瓶，这样合适吗？

 加通宣理肺，发烧吗？

 小宝不发烧，就是嗓子嘶哑，呼噜呼噜的，鼻涕多。

 单通宣理肺就可以了。

 好，感冒颗粒那些都不用了，是吗？

 是的。

 我给小宝一天三次，每次喂一支通宣理肺吗？

 半支。对，三次。

 收到！杨老师，今天大宝没发烧，下午睡了近4个小时。晚上吃了面片汤。只是偶尔咳嗽，流些鼻涕。明天我要怎么给药？现在可以自己玩了，白天一直让我抱着的。

 继续通宣理肺，停双黄连，用法不变。

 好，明天再跟您反馈。

2014-10-25

 小宝还是鼻涕多，昨天夜里一直哭闹。早上起来看着也没什么异常，服了半支通宣理肺。

 嗯，继续观察。

2014-10-26

 杨老师，昨天夜里两人都干咳了几次，还是有鼻涕转黄的情况。精神都很好，准备出去晒太阳。

 继续通宣理肺。

 好。

2014-10-29

 杨姐，这两天宝宝们食欲增加，咳嗽很少，鼻涕还是不断。大宝用的通宣理肺早晚各一支，小宝两支分三次喝完。

 通宣理肺可以不用了，注意保暖，买2盒辛芩颗粒，按说明书用，小宝减半。

 好的。

2014-10-31

 杨姐，大宝这周正常去了幼儿园，两人几乎没有咳嗽，偶尔还有鼻涕，我能停药了吗？能不能打预防针？

 再用两天就可以停。

2014-11-2

 从昨天开始都停药了，没有鼻涕和咳嗽的迹象，看来完全康复了。不过，今天晚上小宝哭的时候流了鼻涕。

 正常。

 刚才我们部门的同事来电话问我，说她女儿也感冒流鼻涕、咳嗽，烧到39℃。我推荐双黄连口服液，间隔4小时喝了两次，现在37.2℃。能按大宝当时的药喝吗？说喝了双黄连口服液不怎么出汗。

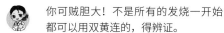 你可贼胆大！不是所有的发烧一开始都可以用双黄连的，得辨证。

 怎么办？

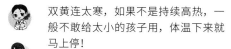 双黄连太寒，如果不是持续高热，一般不敢给太小的孩子用，体温下来就马上停！

两岁多点儿，分开喝了两支，还是37.5℃。

当然不出汗啦，里面没有发汗药，改用感冒清热颗粒吧，否则把病毒闭在体内，以后还会有麻烦的，主要是汗没有发出来。

好。收到！她是吹风感冒的，骑着电动车带孩子出去了。

这个天多数是这种情况，按大宝开始的用药，感冒清热加通宣理肺。大宝当初用双黄连是因为他已经发过几次汗了。

2014-11-4

杨姐，昨晚睡着后大宝开始咳嗽，早上咳嗽连续了，没有鼻涕，怎么办？

有痰没痰？

嗓子还是呼噜呼噜的，感觉有痰，刚喂了感冒清热颗粒和通宣理肺。估计昨天午睡在幼儿园尿床，没及时换所致，那今天能上幼儿园吗？

最好休两天。发烧吗？

不发烧，已经送过去了。我看吃药后，他不咳嗽了，就还是坚持送了。

你比较猛，一般孩子不发烧，不给用感冒清热。

那……那今天下午就只喝通宣理肺吗？

 对，不发烧就只喝这个。

 杨姐，今天大宝回来喝了支通宣理肺，症状还是咳嗽、流鼻涕。晚上我们用生姜水泡脚，现在他睡了。我不需要调整药品吧？刚量了体温，36.2℃。

 鼻涕黄不黄？

 特别透明。

 辛芩颗粒用了几天？怎么用的？

 后面好了，就没用。不是要去医院买吗？偷懒没去。

 就没有用？

 没用，还是得用吗？看来真不能有侥幸心理。

 他现在咳嗽厉害吗？

 睡着了，就是呼吸重。咳嗽一阵阵的，咳起来感觉要吐似的，不知道是否算严重。

 继续通宣理肺。下次再偷懒，你和孩子受罪会更多。

好。

2014-11-5

 大宝咳嗽次数不多，鼻涕转黄了。

2014-11-6

 昨天夜里大宝没咳嗽，早上起来没鼻涕，咳嗽了几声，喂了一支通宣理肺口服液。

今天再服一天通宣理肺。

 好的。

雷区五：退烧药和抗感冒西药一起用——重复用药

目前，孩子最常用的退烧药就是布洛芬和对乙酰氨基酚。宝妈们必须知道的是，大多数抗感冒西药都含有对乙酰氨基酚，而且含量还不少。关键是，抗感冒类的西药成分比较复杂，常常是复方制剂，名称各异，不看说明书很少有人知道哪些抗感冒药含有退热成分——对乙酰氨基酚。

在不了解药物组成的情况下，将含有相同成分的药物同时服用，主观是无意识的，客观却造成了重复用药和用药过量的问题。如小儿氨酚黄那敏就含有对乙酰氨基酚，与退烧药同吃，很容易造成退烧药过量。

对乙酰氨基酚过量服用会损伤肝功能，严重的还会引起肝衰竭。美国每年因该药服用过量，都有4万~5万人住院，死亡400~500人，加拿大和欧洲国家的情况也类似。

我整理了一下，有约70种抗感冒西药含有对乙酰氨基酚。退烧药与其中任何一种感冒药合用，或者任何两种感冒药一起用，都会使对乙酰氨基酚的用量加倍。如同时服百服宁和快克，或同时服泰诺和白加黑，都相当于用了两倍剂量的对乙酰氨基酚。

对乙酰氨基酚过量是很危险的！小孩子每天累计用量超过1~3克就可能急性中毒，引起严重的肝损伤，甚至可能是致死性的肝衰竭。所以，退烧药与抗感冒西药一起用，或两种抗感冒西药同时用是很危险的，是在拿孩子的生命冒险！

案例五：三岁男宝，支气管炎

问诊时间：2016年9月中旬

医院开药：布洛芬混悬液、小儿氨酚黄那敏颗粒、愈酚甲麻那敏颗粒、注射用阿奇霉素、环酯红霉素干混悬剂、回春散

建议用药：藿香正气敷肚脐、感冒清热冲剂、复方鱼腥草颗粒、通宣理肺口服液

◆ 诊疗记录：

　　2016 年 9 月中旬，一宝妈微信我，说她 3 岁的儿子三天前开始发烧，到医院诊断为支气管炎。医生开了一种退烧药（布洛芬混悬液）、一种抗感冒药（小儿氨酚黄那敏颗粒）、一种祛痰止咳药（愈酚甲麻那敏颗粒）、两种抗生素（注射用阿奇霉素、环酯红霉素干混悬剂）序贯治疗和一种中成药（回春散）。这些药用了两天，孩子高烧依旧 39℃，没有一点要降下来的意思。宝妈微信我的时候，孩子已出现口疮，烧到 39.4℃。我当时的建议是：停用所有药物，改用藿香正气敷肚脐，口服感冒清热颗粒、复方鱼腥草颗粒和通宣理肺口服液。第二天上午回复，孩子已经退烧，之后就没有再烧了，药也没有再用了。此后，每年春节宝妈都会发个问候。

　　小儿氨酚黄那敏颗粒由对乙酰氨基酚、马来酸氯苯那敏、人工牛黄三种成分组成，其中的对乙酰氨基酚是退烧药。布洛芬混悬液中的布洛芬也是一种退烧药。不到三岁的宝宝同时用了两种退烧药，连续用两天，烧退了又起，反反复复，烧得更高。可见，退烧药、抗感冒西药一起用，也只能退一时之热，并不能治愈发热。

　　从医院化验结果可以清楚地看到，孩子当时的中性粒细胞的绝对值和百分率是升高的，单核细胞的绝对值和百分率也是升高的，说明同时有病毒和细菌感染，用抗生素按说是有必要的，但用了两天抗生素并未减轻发烧的症状，只能说明阿奇霉素、红霉素对这次感染的细菌无效。

　　我用感冒清热颗粒和通宣理肺口服液的目的在于解表宣肺、疏风散寒。因为人体受寒以后，最常见的就是鼻病毒感染引起感冒，感冒后的上呼吸道症状（打喷嚏、流鼻涕）就是病毒感染引起的炎症反应。在炎症反应过程中，我们体内有大量免疫细胞在吞噬已经被病毒感染的细胞，同时产生很多废物，如果不及时排出体外，堆积在体内，会引发"次生灾害"——炎症加重或由表浅部位深入腹地，进一步引起肺炎、扁桃体炎或心肌炎等更严重的疾病。

　　如果在受寒初期通过解肌发汗把病毒感染造成的炎症废物通过汗液、体液及时排出体外，就可以避免这样的"次生灾害"。感冒清热颗粒和通宣理肺口服液的作用就在于此。

　　同时，用复方鱼腥草清热解毒，通过苦寒药来改变人体内环境，以不利于病毒或细菌的复制生长，无论什么致病菌没有了适宜的生存环境，自然无法复制繁衍，也就无法对人体造成伤害，没有伤害就没有炎症。而且这些苦寒药对炎症反应引起的发热起到冷却作用，进而消除炎症。没有炎症就没有发热，孩子的体温自然而然就降下来了。加上感冒清热颗粒和通宣理肺口服液可解肌发汗，以排出免疫反应的废物，最终起到治病求本的效果。

　　总之，孩子发热的起因各种各样，不去除引发疾病的病因，一味地降体温不仅疗效不确定，有的还会延误治疗。由于孩子的身体发育未完全，很容易变生其他疾病，如反复发热会引起扁桃体发炎，严重的还会引起支气管炎、肺炎等，这些都会加大治疗的难度。

患儿门诊检验报告单（异常数据）

姓名：马某　　　性别：男　　　　年龄：2岁11月5天　　　　科室：内科

分析项目	结果	单位	参考区间	异常情况
快速 C－反应蛋白（CRP）	14	mg/L	<8	偏高
平均红细胞体积（MCV）	76.7	fl	80.0～100.0	偏低
平均血红蛋白含量（MCH）	27.1	pg	27.4～34.0	偏低
血小板体积分布宽度（PDW）	9.3	%	15.5～18.1	偏低
中性粒细胞绝对值（NEUT#）	5.19	10^9/L	0.72～4.6	偏高
单核细胞绝对值（MONO#）	1.39	10^9/L	0.16～1.00	偏高
嗜酸细胞绝对值（EO#）	0.02	10^9/L	0.05～0.50	偏低
中性粒细胞百分率（NEUT%）	53.9	%	18～46	偏高
淋巴细胞百分率（LYMPH%）	31.4	%	37～78	偏低
单核细胞百分率（MONO%）	14.4	%	3.0～10.0	偏高
嗜酸细胞百分率（EO%）	0.2	%	0.5～5.0	偏低

门 诊 处 方

姓名：马某　　　性别：男　　　年龄：2岁11月5天　　　　　　　　科室：内科

临床诊断：
支气管炎

| 布洛芬混悬液（大）5mL/100mg ：100mL×1瓶 | 口服 每次4mL 必要时 |

布洛芬混悬液（大）5mL/100mg ：100mL×1瓶　　口服 每次4mL 必要时

小儿氨酚黄那敏颗粒 6g×6袋×2盒　　　　　　　口服 每次1袋 一天三次

环酯红霉素干混悬剂 0.15g×6袋×2盒　　　　　　口服 每次1袋 一天两次

回春散 0.3g×6袋×2盒　　　　　　　　　　　　口服 每次0.75袋 一天两次

愈酚甲麻那敏颗粒 （50mg，10mg，1mg）×12×1盒

　　　　　　　　　　　　　　　　　　　　　　口服 每次0.5袋 一天三次

医师签名（签章）：

微信纪实

2016.9.18（晚7点）

 杨老师您在吗？我家孩子从15号开始发热，16号晚去儿童医院看，以上是检查结果和医生开的药，吃了两天，但根本不退烧，怎么办呀？基本一直39℃多。还忘了，嘴上有口疮。

2016.9.19（晚10点）

 杨老师您好，孩子今天上午就退烧了，现在还是咳嗽，我还在继续给用药。真是太感谢您了！

 只用通宣理肺就可以了哈。

 好，昨天半夜又烧起来了，39.4℃。

2022.3.28（下午2点）

 2016年孩子生病发烧那次，你还记得用的是什么药吗？

 藿香正气敷肚脐，同仁堂的感冒清热冲剂，好像还有一种，但我不记得了，就记得这两种。

 当时孩子是有呕吐还是腹泻？

 就是发烧，好像没有呕吐和腹泻，高烧不退，吃了西药的退烧药也不管用。医院开的布洛芬，用了不止两天，当时应该有三四天，每天三四次吧。布洛芬我记得应该是6小时以上可以用一次。

 用药几天好转的？

 一天就好转了，晚上用的，第二天早上就退了。

你记性真好。

 主要是因为您开的药太有效了，所以印象比较深。

 我现在整理医案，当时微信里没有用药的记录，所以现在才问你。

 但有另外一种药我确实忘了。

 感冒软胶囊？

 好像是个颗粒的药，胶囊当时孩子才3岁，不太能吃，是不是和感冒清热冲剂冲在一起了，我确实不太记得了。

 复方鱼腥草颗粒？

 有可能，因为是个不太常见的名字。

 应该是了（这是我最常用的消炎药）。

雷区六：用中成药治疗感冒不辨证

绝大多数西医大夫对中医不了解，对中药不了解，完全不懂中医的辨证思维，但对中成药有处方权，如案例六。大多数孩子的家长对中医中药也不了解，但在药店可以任意购买中成药。除了新冠疫情期间感冒药限购外，大多数治疗感冒的中成药在药店平时都能买到。但家长往往不知道孩子的感冒是风寒还是风热，抑或有知道的，也分不清哪些中成药治疗风寒感冒，哪些中成药治疗风热感冒。

当孩子感冒发烧时，有些家长直奔药店，先买退烧药，再买感冒中成药，可能认为中药没有什么副作用。然后双管齐下，退烧药加感冒中成药一起用。然而多数情况是事与愿违，三板斧下去不见好，孩子发烧可能更严重了。不知道的都怪药不好，稍有点医学知识的就知道，药不是这么用的，病不是这么治的！要能这么随意就把病治好了，医院就可以关门大吉了，医生也不用大学学习五六年、临床培训五六年了。

涉及跨中西医的用药，事情可能就更复杂，不具备中西医两套医学的知识储备和实践经验，没有两刷子还真不敢把西药与中药混用。反倒是没有医学知识的很多家长，不管三七二十一，只要是感冒药，也不分中药西药，或不管什么成分，看着药名就敢给宝宝用药。

案例六：十岁女宝，传染性单核细胞增多症

问诊时间：2019 年 9 月 22 日

医院开药：清咽利喉颗粒、小儿柴桂退热颗粒、抗病毒咀嚼片

建议用药：感冒软胶囊、保济丸、复方鱼腥草合剂

◆ 诊疗概述

家长担心输液伤肝，拒绝输液，寻求中医诊治，三种中成药，一周内治愈EB病毒感染。

2019年9月下旬的一天，侄女军训后头痛、嗓子痛、全身发冷，到医院被诊断为传染性单核细胞增多症，建议住院输液治疗。与大多数愿意输液的家长想法不同，侄女爸妈反倒担心输液伤肝，拒绝输液。因为家里有在医院工作的亲戚，多年来一直用中药为家人消疾去病，看到中药不仅有效，还没有后遗症，也不慢，所以，求助于我。

2019年9月22日，小学四年级的侄女从9月16日开始一周的军训，每天军训完洗澡。不知是军训地的洗澡水不热，还是孩子不会用，反正洗了两天冷水澡。从18日下午4点开始头痛、喉咙痛，而且全身发冷。19日上午训练中突然耳朵有点痛，孩子自己用手摸，发现耳朵旁边有个小包，按着有点痛，到了晚上喉咙更痛了，也不想吃东西。20日军训结束回到家，晚上也不想吃饭，腮腺看起来肿老大。当晚7点半，家长看势头不对，疼痛持续加重，虽然没有发烧，但不知所措的父母还是带着侄女赶往最近的人民医院挂了急诊。

就诊、开化验单、交钱、抽血，一统程序走完后等检查报告，怀疑传染性单核细胞增多症。医院让家长到省人民医院抽血，做EB抗体的检查。21日检查报告显示：EB病毒脱氧核糖核酸（EBV-DNA）为9.65×100000Copies/mL，比正常值（$<5 \times 1000$）每毫升高出约200倍，毫无疑问，是EB病毒感染，确诊为传染性单核细胞增多症。当时，医院建议孩子住院输液治疗，大约要住10~15天。

自作主张的家长担心输液对肝功不好，拒绝输液治疗，医院的西医大夫只好给开了3种中成药：清咽利喉颗粒、小儿柴桂退热颗粒、抗病毒咀嚼片。他们是真的不知道传染性单核细胞增多症有多凶性！结果让他们始料不及，用了医院买的三种药后，症状不仅没有得到改善，两侧颈淋巴还肿起来了，肉眼都能看到，尤其右边；鼻子也堵塞了，还流脓鼻涕。22日体温就高起来了，而且稳步高升，最高达38.7℃，舌苔厚腻，还有口臭。

见情况不好，紧张的孩子妈妈微信求助于远在北京的我。听完了讲述、询问了更多相关情况后，我心中有了治疗思路：散寒解表、除湿和中，清热解毒。治疗方案自然是一组中成药：感冒软胶囊4粒/次、保济丸1瓶/次、复方鱼腥草合剂3管/次，一天四次。前提是停用所有其他中成药。因为此组中成药是在中医理论指导下辨证后，对准病因针对病症立意开的方，正好这三种中成药满足了我的治疗思路，用药后上佳的疗效也证实了此治疗思路的正确性。

22日晚孩子的妈妈重新给孩子买了药，只用了两次，23日早上体温就降到36.3℃，喉咙也没那么痛了，继续服用，每 4 小时一次，一天温度最高 37℃，解了三次大便，有点咳嗽。23 ~ 28 日服药方案不变，全天体温在 36 ~ 36.8℃ 波动，症状逐渐好转，30 日后用药减半。10 月 5 日到医院验血，检查结果显示：变异淋巴细胞从开始的 7.0% 降到了 0.1%。医院医生说恢复很好。

病情概要： 十岁孩子因洗澡受凉而头痛身冷，是典型伤了寒，加上 EB 抗体阳性，确诊了 EB 病毒感染。

治疗思路： 针对伤寒，必须解表散寒；针对 EB 病毒感染，必须除湿；针对高烧，必须清热。

用药思路： 辛温方可散寒，发汗才能解表，故用辛温发汗的麻黄、疏肌解痉的葛根；利水方可透湿，健脾才能燥湿，故用利水透湿的薏仁、健脾燥湿的苍术；苦寒方可祛火，清热才能解毒，故用排脓消痈的鱼腥草、凉血利咽的板蓝根。

治疗结果： 一周内治愈。

治疗思考： 同样是三种中成药，医院开出的一组是西医大夫根据中成药说明书的适应证选择的中成药；我开出的一组是根据中医理论、经过辨证形成的方药，然后根据组方立意选择的中成药。前后两组中成药的治疗思路完全不同，知识构架属于两个完全不同的医学系统，西医大夫开中成药是基于西医的理论和知识体系，我开中成药则是基于中医的理论和知识体系，治疗效果自然大相径庭。

传染性单核细胞增多症

传染性单核细胞增多症，简称传单，以发热、扁桃体咽炎及淋巴结肿大三联征为特征，医院化验会发现异型淋巴细胞增多。传单是由一种叫 EB 病毒的家伙引起的单核吞噬细胞急剧增多的传染病。EB 病毒是一种嗜人类淋巴细胞的疱疹病毒，所以淋巴结肿大是 EB 病毒感染的最典型特征。

传单在小儿期常见，春季和秋季高发。6 岁以下儿童大多为无症状感染，大约 10% 的儿童有感染症状，案例六的患儿不幸在这 10% 内。EB 病毒在人群中暴露率高，感染非常普遍，发病高峰年龄在 4 ~ 6 岁。EB 病毒感染后常常可获得持久免疫力，极少再复发，但在特殊情况下，如免疫功能低下时，部分患儿的病毒可以再激活而引起症状。

感染初期会出现一些非特异性的上呼吸道症状，如咳嗽、流涕、头痛等，逐渐发展为不规则发热、咽峡炎，淋巴结及肝脾肿大，部分患者会出现眼睑水肿、皮疹、打鼾等症状。

多数幼儿表现为轻症，甚至为隐性感染；学龄期儿童和青少年感染后症状相对较重。该病具有一定的传染性，传染源主要是带病毒的患者，主要通过口鼻密切接触而感染，也可通过飞沫和输血传播。因此，洗手、戴口罩和使用公筷尤为重要。

传单发热一般持续约一周，严重的两周或更久。淋巴结肿大在第一周达峰值，然后在2～3周逐渐消退，多数愈后良好，是一种良性自限性疾病。但也有50%～60%的传单患者出现脾肿大，极少数还可能出现脾破裂，一旦出现会危及生命；有45%～70%的患者可能出现肝脏肿大；15%～25%的患儿可有眼睑水肿；15%～20%的患者可能出皮疹，如红斑、荨麻疹、斑丘疹或丘疹等。如果不及时治疗出现并发症，可能会出现全身多脏器损害，或发生噬血细胞综合征，甚至导致死亡。

由于传单表现形式复杂多样，也容易因为误诊而延误治疗，尤其是不典型的病例，比如发热、扁桃体有白色分泌物，易被误认为是扁桃体炎；颈部淋巴结肿大，易被误诊为单纯淋巴结炎；发热、咽炎、皮疹，易被误诊为猩红热……因此，当孩子有上述症状时，家长切不可大意，一定要到医院做进一步检查。

对传单的治疗，西医没有有效的药物和方案，以休息和对症治疗为主，即有什么症状用什么药，头痛止痛，出血止血，脾大切除等。最多用对乙酰氨基酚或非甾体抗炎药来治疗发热、咽部不适，其他就是提供液体和营养支持了。剩下的就看个人体质了，好的3～4周后可自行恢复，不好的就看有什么症状了，只能是来什么接什么。

抗病毒的药物阿昔洛韦、伐昔洛韦或更昔洛韦并不能减轻病情的严重程度，也不能缩短病程或降低并发症的发生率。

抗生素只在合并细菌感染的时候才应该使用，小孩忌用氨苄西林和阿莫西林，以免引起超敏反应，加重病情。

糖皮质激素只在发生咽扁桃体严重病变或水肿、神经系统病变、心肌炎、溶血性贫血、血小板减少性紫癜等并发症的重症情况下短期（3～7天）使用，以减轻症状。

防治脾破裂：避免任何可能挤压或撞击脾脏的动作。

1. 限制或避免运动：由于传单脾脏病理改变恢复很慢，患儿尤其青少年应在症状改善2～3个月甚至6个月后才能剧烈运动。

2. 进行腹部体检时动作要轻柔。

3. 注意处理便秘。

4. 患儿禁用阿司匹林退热，因其可能诱发脾破裂及血小板减少。

微信纪实

2019.9.22

 姐姐，孩子这次生病很严重，医生建议
住院，我把检查报告发给你看看。

医院检验报告单 - 血生化（异常数据）

姓名：徐某 　　　性别：女 　　　年龄：10 岁 　　　科室：急诊儿科

项目	结果	单位	参考区间	异常情况
白细胞计数（WBC）	10.25	10^9/L	3.50 ～ 9.50	偏高
中性粒细胞比值（NEUT%）	32.8	%	40.0 ～ 75.0	偏低
淋巴细胞比值（LYMPH%）	58.8	%	20.0 ～ 50.0	偏高
嗜酸性粒细胞比值（EO%）	0.3	%	0.4 ～ 8.0	偏低
淋巴细胞（LYMPH#）	6.03	10^9/L	1.10 ～ 3.20	偏高
单核细胞（MONO#）	0.78	10^9/L	0.10 ～ 0.60	偏高
血红蛋白（HGB）	113	g/L	120 ～ 140	偏低
红细胞压积（HCT）	34.7	%	35.0 ～ 45.0	偏低
变异淋巴细胞百分比	7.0		0 ～ 2.0	偏高

医院检验报告单 - 免疫组（异常数据）

项目	结果	单位	参考区间	异常结果
抗 EB 病毒衣壳抗体 IgG（anti-VCA-IgG）	44.90	U/mL	阴性 <20.00 阳性 >20.00	偏高
抗 EB 病毒衣壳抗体 IgM（anti-VCA-IgM）	204.00	U/mL	阴性 <20.00 可疑 20.00 ～ 40.00 阳性 >40.00	偏高

医院检验报告单 - 分子组（异常数据）

项目	缩写	结果	单位	检测下限
EB 病毒脱氧核糖核酸	EBV-DNA	9.65E5	Copies/mL	<5.00E3

你看药店有没有保济丸。（通过电话了解情况后，我最后建议买三种药——感冒软胶囊、保济丸、复方鱼腥草。）

买到了。

复方鱼腥草吃了没有？可以和这个药一起吃。

马上给她吃。可不可以喝生理盐水？保济丸吃多少剂量，每瓶装 3.7 克，刚刚给她吃了三分之一的剂量。

全量！今天还要吃一次药啊，大约三个小时以后就可以了。

好的。

2019.9.23（早八点半）

姐姐，今天早上孩子体温 36.3℃，是不是继续吃药？

继续。

好。

嗓子还疼吗？头还晕吗？你得把这些症状都告诉我。

喉咙没那么痛了，好多了，头也不觉得晕。

今天吃 4 次药，每 4 个小时一次。如果下午到晚上都不发烧，明天就不用感冒软胶囊了，但复方鱼腥草要用一周，和保济丸一起用。把检测报告重新拍清楚发给我，你发的这两个都不清楚……这回清楚了。

姐姐，这个是今天下午拿到的报告。今天吃了三种药，目前情况都比较好。今天解了三道大便，温度最高 37℃，舌苔有明显好转。

还有点发烧，咳嗽不？照片拍的都不清楚，重新拍，舌苔要重新拍，昨天有拍吗？

有点咳，昨天没拍，给你视频看的。早晨起来，体温就很好，到下午稍微热一些。

小心明天还会起来的，继续用药。将今天的化验单再拍一张清楚的，你拍的化验单上面都没有日期，要把日期带上。

灯光不是很好，看得清楚吗？这是今天的结果。

还不是很清楚，要不你明天再给我发吧，今天晚上可能也拍不清楚。你再把她发病的经过描述一下，从哪天开始不舒服的，哪天开始嗓子痛或者开始发烧的，把时间点告诉我。

上周三下午四点左右，嗓子开始痛，头晕；周四耳朵开始痛，开始发烧是周六中午；周五下午两点到家，全身疼痛、发冷，今天精神还好。

今天睡觉前再用一次药，那些药可以一起用。

好的，姐姐我现在在给她量体温。刚刚量完，36.8℃。

好的，用了药早点休息。

知道了，谢谢姐姐。

2019.9.24（上午 10 点）

今天情况怎么样？

很好，早上起来 36℃，刚刚又量了一下，36.4℃。姐姐，我想问一下，什么时候再去查血，看看正常没有。

一周以后。你把这两天用药的情况具体跟我说一下，如用了多少次，第一天用了几次，昨天用了几次，中间隔了多长时间。

 第一天就用了两次药。

 昨天用了几次？分别用了几片？

 昨天前三次三种都用了，第四次的时候只用了复方鱼腥草，因为后来不烧了。

 今天用药了吗？

 都照你说的用的，今天我让她只吃后两种药，感冒胶囊没吃。

 可以。

 药量需不需要减少？

 具体怎么用的跟我说，如感冒胶囊用的是四粒还是几粒？

 感冒胶囊都是用的4粒，昨天服用了3次。

 鱼腥草和保济丸呢？

 鱼腥草服用了3管，保济丸1管。

 今天还是这样用，也用四次。

 今天精神状态目前很好。好的，今天晚上我再给你汇报情况。姐姐现在情况逐渐好转，就没必要到医院去输液了吧。

 是的。

案例七：两岁女宝高烧不退

问诊时间：2019 年 1 月中旬

自行用药：对乙酰氨基酚、清热解毒口服液、川贝膏

建议用药：连花清瘟胶囊、蓝芩口服液、通宣理肺口服液

◆ 诊疗概述

2019 年 1 月中旬的一个傍晚，时隔 4 年，我的学生又来微信咨询。这次是两岁的二宝前一天开始发烧，病情有点吓人，学生自己给用了三种药：清热解毒口服液、川贝膏、退热药对乙酰氨基酚口服混悬液。但体温一直还在 37.3 ~ 38.6℃波动，用退烧药后，体温反弹得更高，微信问我的时候已经升到 40.2℃，伴随症状有脸赤红、手心热、脚心凉、没有汗，有点咳嗽，但精神状态还好。学生这下没主意了，只好来问用什么药。

一看这种情况，我直接让停了所有用药，改用连花清瘟颗粒 1 袋，当天晚上就用了两次，第二天上午体温还是 38.8℃，但比之前的 40℃下降了些。继续每 4 小时用 1 袋连花清瘟，孩子体温才开始下降，从早上的 38.8℃到中午的 38℃，再到下午 4 点的 37.6℃，下降虽然缓慢，但总算看到一线希望。但再往下就降不动了，从 37.64℃到 37.4℃，整整花费了一天的时间，而且还是在晚上加服蓝芩口服液后实现的。

这说明体内战斗很激烈——感染引起机体免疫系统的反应，表现为炎症反应；激烈的炎症反应引起发热，是一种正邪相争、相持不下的状态，人体的正气（免疫力）与外来的邪气（病原体）的战斗难分胜负。加蓝芩口服液的目的就是利用其清热解毒的作用清除那股邪气，起到抗炎消炎的作用。实践证明，我的治疗思路是经得住考验的。在继续服用连花清瘟和蓝芩口服液两天后，孩子终于退烧了，痊愈了。可见，针对病因用药，完全不需要用退烧药，是能退烧的，而且不会有反复。

治疗思路：针对高热无汗，需发汗、解表、清热、宣肺、通腑。

用药思路：连花清瘟外能疏肌解表，内能清郁退热，上能宣肺泄热，下能通腑凉血，有内外双解、上下同清的功效，正是本例患儿所需之药。正因连花清瘟有以上多种功效，其清热解毒之力不专，对如此壮热之症，需加大清热才可达解毒之功。另外，小儿发热急性期，多为上呼吸道炎症，清热之剂需针对咽喉部位，需有引药引路。高明的中医遣药组方时，多善用引药。引药能引导其他中药直达病位，提升方药功效，起事半功倍的效果。

中药的引药不输西药的靶向药。这里，清热剂中咽喉部位的引药非板蓝根莫属。故我选用以板蓝根为君药的中成药蓝芩口服液，以清咽利喉、消肿凉血。

治疗结果：不到 6 天痊愈

治疗思考：本例宝宝先后用了两组中成药，一组是宝妈自己根据中成药说明书适应证选择的，一组是我根据中医理论、经过辨证形成的方药，然后根据我的组方立意选择的中成药。两组中成药前后的用意完全不同，宝妈自己用的中成药是根据说明书进行选择，我用的中成药则是基于中医的理论和知识体系，治疗效果再次证明，中成药在中医理论指导下使用，效如桴鼓。

什么时候可以用连花清瘟？

我每次用连花清瘟，必遵循一个自定原则：感冒发热，只在持续高热时启用，如果发热在 38℃以下都不用。其他症状如恶寒、肌肉酸痛、鼻塞流涕、咳嗽、头痛，不是启用连花清瘟的指征，就是伴有咽干咽痛、舌偏红、苔黄或黄腻等症状，只要没有出现持续高热，都不用。所以对我来说，感冒后持续高热是启用连花清瘟的触发点。案例七的两岁女宝，因为出现了高烧不退，所以启用连花清瘟，而且用后疗效充分说明选药和用药时机的正确性。

单用连花清瘟就够了吗？

然而，单用连花清瘟不足以对付高热下的炎症，这种炎症相当于中医的实火。治疗这类炎症或实热，西医多采用激素消炎，而中医则多用清热解毒中药。清热解毒中药种类繁多，但能治疗上呼吸道的炎症或实热的却不多，最具靶向性的中药当属板蓝根。中医认为板蓝根是咽喉部的引药，它能将组方中的其他中药成分引向咽喉部。这也是我选择蓝芩口服液的原因之一。除板蓝根外，蓝芩口服液的成分还有黄芩、栀子、黄柏、胖大海，都是清热解毒的苦寒药。蓝芩口服液属纯寒性的组方，全方清热效果非常好，对于急性咽炎和急性扁桃体炎的热毒证有非常好的治疗作用。案例七的患儿虽然没有医院的诊断，但持续高热反应体内必有炎症，只是当时没有去医院检查，不等于没有类似急性咽炎或急性扁桃体炎的情况。其实，无论哪一种情况，只要是上呼吸道的炎症，蓝芩口服液都应该优先考虑。这也是我选择蓝芩口服液的主要原因。

用于治疗感冒的纯寒性的组方中成药还有：

板蓝根口服制剂（板蓝根）、银黄口服制剂（金银花和黄芩）、双黄连口服制剂（金银花、黄芩和连翘）、蒲地蓝消炎制剂（蒲公英、板蓝根、苦地丁和黄芩）、清开灵制剂（人工牛黄、珍珠母、栀子、水牛角、板蓝根、黄芩和金银花）、清热解毒制剂（生石膏、金银花、玄参、生地黄、连翘、栀子、甜地丁、黄芩、龙胆、板蓝根、知母和麦冬）等。

以上这些中成药中，只有蓝芩口服液的组方对咽喉部和上呼吸道的炎症最有效。

另外，本例宝妈还自行用了退烧药，而且是与两个中成药合用的。结果是，发热会因用了退烧药而消退，又会因退烧药药力过后而再次发热，反反复复地发烧—出汗—退热，孩子出了很多汗，津液多被耗散。如果不及时停用，有可能伤精伤阴，造成脱水、电解质紊乱和肾功能受损，这会给孩子后续治疗带来更大难度。

微信纪实

2019.1.12（晚6点）

 杨老师，咨询一下，小孩发烧40℃，脸赤红，手心热，脚心凉，有点咳嗽，精神状态还好，能吃点什么药？

 几岁？有汗没有？

 两岁，没出汗。

 连花清瘟，一次一袋，今天晚上至少用两次。

 好，谢谢您，现在买回来喝一袋，晚上睡觉前再喝一袋，是吗？

 是的，可以加糖。

 那还用吃别的药吗？

 之前吃了哪些？怎么吃的？发烧几天了？

 昨天烧的，吃了清热解毒，还有退烧药。有点咳嗽，吃了一小勺川贝膏，3毫升退热药(对乙酰氨基酚口服混悬液)。

今天上午也是这么吃的，但给您发信息那会儿烧到40.2℃了，这些药不太起作用，所以想问问您吃什么合适，昨天到今天上午是37.3～38.6℃。

 停对乙酰氨基酚，可以用清开灵。

 那就是连花清瘟加清开灵。

 不是，用一种即可。

 那就先喝连花清瘟，孩子爸爸出去买了。

 可两种都买，先用连花清瘟。

 晚上能给孩子吃点西瓜吗？

 可以吃点。

 嗯嗯，他说想吃西瓜了，这会儿精神好点。

 可以吃点，帮助降温。

2019.1.13 （中午 11 点）

 杨老师，目前孩子体温 38.8℃左右，继续吃连花清瘟就行吧？

 继续！今天还没有服吗？

 一天 3 次吗？刚刚喝了一袋，凌晨 3 点喝了一袋。

 4 个小时一次，有没有好转的迹象？

 有！温度下来点了，昨天一直是 39 ~ 40℃。

 好，一定是 4 个小时一次哈！

 好的好的，谢谢您！这会儿体温 38℃。

 见好！

 嗯嗯，真的见好，（下午 4 点）目前体温 37.8℃，温度下来了，我继续观察。（晚上 7 点）杨老师，要是体温持续 37.8 ~ 38.5℃左右还用吃连花清瘟吗？还是改成清开灵？

 继续连花清瘟，有咳嗽吗？

 咳嗽了，也流鼻涕了。

 可能需要通宣理肺口服液，黄痰白痰？

 没有痰。还用连花清瘟吗？

 继续，今天用几次了？

 4 个小时一次，已经 3 次了。养阴清肺行吗？连花清瘟不用了？

 可以，连花清瘟继续，但明天一定要加通宣理肺。

 那还用喝这个养阴清肺吗？

 可以试试。

 那晚上加上这个？用连花清瘟和养阴清肺？

 对。

 养阴清肺喝一整支行吗？

 可以，家里有蒲地蓝吗？

 没有。

 蓝芩口服液呢？

 有，蓝芩口服液有。

 用蓝芩吧，养阴清肺缓缓吧。

 那先喝蓝芩，蓝芩喝一支行吗？

 行。

 嗯，给他喝完一支了，明天还继续喝蓝芩？

 嗯，继续。

 明天还吃连花清瘟吗？

 早上再用一次。

 一会儿半夜一次，明天早上一次连花清瘟就停了？

 睡着了就不用了，除非他自己醒了。

 刚喂完蓝芩口服液，醒了，想着一会再用一袋连花清瘟，然后明早再吃一顿连花清瘟，是不是就停用连花清瘟了？

 明天早上再说吧，看体温情况而定。

2019.1.14 （早上 10 点）

杨老师，孩子现在体温是 37.6℃，还吃连花清瘟吗？

继续，加上蓝芩口服液。

2019.1.14 （下午 4 点）

杨老师，孩子体温现在是 37.4℃，继续吃这两种药？

舌苔什么样的？

他来回动不老实，您看得清楚吗？白色苔。

蓝芩口服液继续。

连花清瘟停？

我还有些犹豫。

哦哦，那先看看情况？要是不高烧就不吃？

还是用吧，怕他反复。今天用了几次了？

两次，中午睡到 11 点半才起床。

怪不得，两个都继续用。

2019.1.14 （晚 10 ～ 12 点）

好，杨老师，刚才孩子排大便有点稀，大便颜色深，体温 37 ～ 37.4℃。杨老师，不到 5 岁的女孩能喝连花清瘟吗？

说明书上没有说幼儿禁忌，从成分上也看不出哪一种中药幼儿是不能用的。大便是每天都有还是几天一次？

二宝晚上大便偏稀，晚上两次排便。我家大宝也发烧了，5 岁女孩，那我也给她吃连花清瘟了？

这应该不是坏事，把毒排出来了。可以，加上蓝芩。

大宝也给吃连花清瘟了，但大宝跟二宝表现不太一样，她发烧感觉是冷。这会儿睡着了，明天加上蓝芩口服液行吗？

如果不一样用药也要不同。

啊！

发冷的可能需要感冒滴丸之类的。

那是不是不应该给大宝吃连花清瘟，大宝咳嗽。

不过应该也不会有问题，明天尽快用上感冒滴丸，或者感冒软胶囊，加上通宣理肺。

软胶囊她估计吃不了，感冒冲剂行吗？

不是感冒清热颗粒哦。

啊！不是一个东西啊！那藿香正气水行吗？

就叫"感冒滴丸"，或者"感冒片"，或者"感冒软胶囊"，这三种是一样的成分。不行！

好！明天去药店买。

这哪儿跟哪儿啊？

我理解错了，以为都是往外散寒的作用呢！

别以为写有"感冒"两字的就可以随便用！感冒和感冒是不一样的！

嗯呢，您说得对，我理解错了。

不是你理解的问题，是取名字的问题。这些药特别容易混！

我以后得好好跟您学习学习，免得闹笑话。

 没有经验的中医大夫都不一定清楚。

 中医太深奥了。

 这回你就会了吧。

 了解点皮毛，还得多问，多琢磨一下。

 是的，学问大着呢，真不是闹着玩的。对，一定要问清楚再用。

 我记得当时学临床药师的时候您讲过连花清瘟老年人不能用，小孩是阳性体质，可以用。

 我有这样说吗？还是得根据情况而定。

 有次查房，他们给一个 70 多岁的老奶奶用连花清瘟，您当时讲过这个药（说他们用得不对）。

 那是因为她没有高烧。

 哦哦，明白了。高热时候才能用？

 是的。

 记住了。那连花清瘟也不可以作为预防病毒感冒用？

 不可以！

 好，明白了。这么晚了，打扰您休息了，真不好意思。

 不客气！你也早点睡吧。

2019.1.15（中午 12 点）

 杨老师，我家宝宝退烧了。现在就是咳嗽，通宣理肺口服液没买到，家里有复方鲜竹沥可以用吗？

 痰黄吗？麻杏止咳也可以，苏黄止咳也可以。

 看不出什么痰，他不会吐痰。

 那复方鲜竹沥不能用。

 买到通宣理肺了。喝通宣理肺和蓝芩口服液？

 只喝通宣理肺，一天至少 4 次哦。

 好咧！刚喝了一支。

可以。

2019.1.16（中午 1 点）

 杨老师，我家二宝发烧 38.4℃，大宝是 37.4℃，是不是还得继续吃连花清瘟？

 继续。可能要复方鱼腥草才行了。

 呃……我觉得可能是我从单位回去又传染给他俩了。我发烧咳嗽了，我们屋里全发烧咳嗽了！

 你就得用连花清瘟 2 袋加蓝芩口服液 2 支，每 3 个小时一次。

 啊！我这都肚子疼呢，要是吃这些药会不会更得疼了？

 好吧，还有什么症状？得都告诉我。

 我？咳嗽很厉害，发烧 37.1～38℃，其他还好。

 复方鱼腥草赶紧用上，蓝芩先不用了。

我还是孩子？

 你！

 好！下班我去买。

 连花清瘟也要用。

（晚上 6 点）

 杨老师，俩孩子是连花清瘟加蓝芩口服液 4 个小时一次？我是喝复方鱼腥草加连花清瘟 3 个小时一次？

 是的。

2019.1.18（中午 2 点）

 杨老师，跟您汇报一下情况，我家二宝退烧了，大宝体温 37.2℃，我也退烧了，就是还有点咳嗽。

 很好，大宝用着药吗？

 用着呢，都用着呢。杨老师，两个宝宝都退烧了，还用吃药吗？

 今天用最后一次吧，大宝明天再巩固一天。

 好的好的。

雷区七：烧一退就停药

　　药到病除是有效治疗的一种高度概括。实际治疗中，药到了多久病才能消除，这还真说不准，因为不同的疾病需要治疗的时间不同，治疗急性病的用药时间肯定比治疗慢性病的用药时间短；看似同一种病，如发热，会因为发热原因不同，需要的治疗时间也不一样，比如，治疗感冒发热的时间与治疗肿瘤发热的时间肯定不一样。所以，治疗每一种疾病的用药时间和停药时间都是很讲究的。

　　然而，很多孩子生病发烧，家长见用药以后烧退了，就以为病好了，随即就把药停了。烧退了应不应该马上停药，这是一个值得说道的问题。

　　如果孩子发烧是由于普通感冒，没有其他疾病和问题，用的药又是对的，烧退药停一般来说是可以的。因为小孩子的病相对比较单一，治疗起来也相对简单，不像大人可能很多会有一些慢性病，治疗起来比较复杂。如果孩子的病情比较复杂，用药后烧可能退，但不等于病就治好了。

　　案例八患儿的两次生病，就是对以上两个问题的很好说明。其第一次感冒鼻塞，用了两次午时茶症状就完全消失了，也没有反复，确实痊愈了。但第二次高热，在用了两次"小柴胡＋七星茶"以后，疹出烧退就自行停药了。这次由于病情较为复杂，两次用药并没有彻底治愈，所以停药后就出现了咳嗽咳痰。

　　所以，烧一退就停药，有时候会使疾病迁延不愈，严重的还可能引发一些不必要的并发症。

案例八：女宝两个月时感冒鼻塞、半岁时高热不退

　　第一次问诊：2021 年 6 月 24 日

　　建议用药：午时茶颗粒

第二次问诊：2021年11月8日

自行用药：午时茶颗粒

建议用药：小儿七星茶、小柴胡

两次概要：

第一次宝宝两个月，因鼻塞求助，建议用午时茶半袋，只用半袋即愈。第二次宝宝半岁，受凉发热一天，基于4个月前的经验，自行用午时茶进行治疗，虽然体温降下来点，但洗澡后又烧到38.4℃，不得已再次求助于我。问诊后我建议小柴胡颗粒与七星茶颗粒一起用，两剂之后，宝宝体温降至正常，宝妈就自行停药了。一天后告知我，出了许多小疹子。无语的我建议继续用药，三天后痊愈。

◆ **诊疗概述**

2021年6月24日，宝妈小乔带着刚2个月大的宝宝回山西避暑。不承想一路颠簸，小乔自己先上火感冒了，还把宝宝给传染了。这下好了，两个月零八天的宝宝鼻塞了，更让人着急上火的是孩子居然无法平躺睡觉，眼睛发红，还流泪。不用想，小乔知道这是自己感冒引起的。

经微信问诊，我得知患儿自出生之日脾胃即不调和（自出生以来宝宝大便一直酸臭有奶瓣），又有受凉的环境（在空调屋），故有了诊断——中焦运化不力，外加伤风，故建议用中成药午时茶颗粒半袋。用过鼻塞立消，3小时后患儿即可平躺睡觉。

时隔四个半月，小乔微信拍了拍我，然后告知宝宝体温38.4℃的状况，并清楚地描述：因为雪天受了寒，家里暖气又热，宝宝从前一天就开始发烫，当天用了一袋午时茶（基于上一次的经验），体温控制在37.5℃左右。中午洗了个澡，晚上就烧到了38.4℃。

按说已经发烧了，让孩子好好休息才是正道，可年轻的宝妈心大，居然敢给宝宝洗澡！这样的宝妈可能不在少数！其实，如果洗个热水澡，用热热的水让宝宝把汗发出了，都不用药就应该能好。但一般的宝妈是不知道这个道理的，普通洗澡而已，还可能在洗澡过程中再受点儿凉，洗完澡反使病情加重，就一点也不奇怪了！小乔的宝宝就是如此。

半岁大的孩子是不知道受凉不受凉的，也没有力气更没有意识反抗父母，只是来什么接什么，受点凉就受点凉，一应受着，不哭不闹。只是每个人的体内有一套免疫系统，在受到环境温度、湿度、致病体刺激时被激活，对各种刺激作出相应的免疫反应，让机体表现出各种症状，如发烧、咳嗽、红肿热痛等。本案例的宝宝就通过体温升高、默默地发烧告诉年轻的宝妈，宝宝受凉了！

受凉以后，宝宝的体温升高 1 ~ 2℃轻而易举，轻轻松松就上了 38.4℃。宝妈的第一反应当然是宝宝生病了，这下宝妈不轻松了！急着微信我，把判断宝宝为什么生病的工作交给了我。

看到微信我哭笑不得，上次用了半袋午时茶病好了，以为这次可以如法炮制，结果不灵了！我还不能说什么！因为中医用药太讲究，同样是感冒，每次起因会不一样，每个人不同时期的体质会不一样，每回用的药也就不一样。不学中医哪知道这些，凭之前用药的成功经验就敢沿用同样的药，佩服！佩服！

微信纪实

第一次问诊
2021.6.24（中午 12 点）

 杨老师您好，我是小乔。宝宝生病了，想咨询您用药，我带宝宝回山西避暑，可能是太折腾了，我上火热感冒，把宝宝传染了。宝宝2个月8天，症状：鼻塞，无法平躺睡觉，没有鼻涕流出，眼睛红，流泪，从出生一直在吃罗伊氏乳杆菌益生菌滴液和 AD 钙液。

 能看到孩子的舌苔吗？

（下午五点半）

 下午一直在开会，现在刚回来。

 知道您很忙，能回复已经万分感激。

 可能还得填一下这个表，能填多少填多少，没有的写无。

 有一些问题大人无法回答，孩子无法表达。

 已经看到了，不发烧吧，大便成形吗？

 不发烧，母乳喂养。一直都没有成形，跟之前一样拉的稠糊状，里边有奶瓣，酸臭。

 家里有吹空调吗？

 有，但不常吹，山西不太热，基本就中午热一会儿，但是我们吹电扇，为了空气流通。

 孩子在空调屋待过吗？或者风扇有没有吹到孩子？

 空调屋里待过，风扇没有吹到孩子。

 从出生到现在大便一直有奶瓣，酸臭？

 是的，前天开始奶瓣和酸臭加重。

 看看能否买到午时茶颗粒，冲半包。

 好的，我今天吃了两袋连花清瘟颗粒，有影响吗？我是母乳喂养，是否要停母乳？

 或小儿七星茶，有点寒。

 好的，小儿七星茶用量是多少？

一样，也是半包，先用小儿七星茶，看反应再说，但两种药都买，如果孩子还有什么不好，最好去医院。

（晚上 9 点）

 两种药都买了，6 点的时候喂了半袋午时茶颗粒，现在鼻子已经通了，睡觉可以平躺了。

这么快！

第二次问诊
2021.11.8（晚上 8 点）

 杨老师，抱歉打扰了，我家宝宝这会儿体温 38.4℃，昨天开始下雪，天气变冷，家里暖气又热。昨天晚上就发现有点儿烫，今天吃了一袋午时茶颗粒，白天用体温计量了一下，没有超过 37.5℃，中午洗了个澡，晚上这会就到了 38.4℃。

现在不该用午茶了，你再填一个表给我看一下。

填完了。

（晚上 9 点半）

 好的，我刚刚回家，马上看啊。他有没有外出受风受凉？看看能不能买到小儿感冒宁？

 是受凉了，我去药店找找。

 叮咚快药上看看吧，一个小时之内送上门。还要一种药：复方鱼腥草颗粒。

2021.11.9（晚上 6 点）

 杨老师，我这会儿在山西，没找到您说的那两种药，网上订了，但两天后才能到。今天他的状态又变了，我重新提交了一份表，您有空帮忙看一下。

 看到了，家里有什么药？

 小柴胡颗粒、布洛芬混悬液、七星茶颗粒、午时茶颗粒。

 小柴胡＋七星茶，一样半包，马上用，11 点再用一次。

 好的，泰诺林对乙酰氨基酚混悬剂这个就停了吧？

对。

2021.11.11（12 点半）

 杨老师，宝宝昨天退烧了，晚上也没再烧，今天出疹子了，这次应该就是幼儿急疹。您给配的药很管用，感谢！

 疹子出来就快好了！这两种药可以继续吃。

 好的。

 跟我说一下，你这两天是怎么用药的？

 第一天晚上开始有点发热，没有吃药；第二天上午 37.5～38℃，午时茶颗粒一袋；当天晚上体温 38.5℃，吃了 3mL 泰诺；第三天距离上次吃药间隔 6 个小时，吃了一次 3mL 泰诺；晚上体温 38.2℃，晚 6 点，小柴胡和七星茶各半包；晚 11 点，小柴胡和七星茶各半包；第四天白天退烧出汗，未吃药。

 今天是第几天了？

 第五天，今天开始有点咳嗽，感觉有痰。

 今天至少用三次药！我没有想到你第四天没有用药（我建议的中成药只用两次）。

 杨老师，还要吃几天啊？

 至少三天。

 好的。

雷区八：想当然：上次管用的药这次也应该有效

同样是感冒发烧，虽然发生在同一个孩子身上，但是有可能是不一样的感冒类型。比如，冬天得的感冒和暑天得的感冒就有很大不同，冬天大多可能得风寒感冒，暑天更有可能是暑湿感冒，除空调吹出来的感冒。在中医看来，这是两种不同类型的感冒，治疗用药完全不同。如果用治疗暑湿感冒的药如藿香正气水，去治疗风寒感冒，不仅没有效果，可能还会耽误病情，甚至加重病情。

所以，不同时期、不同季节得的感冒是不能一视同仁的。这还只是考虑了天气这一个因素，就有这么大的差别，如果把人的体质因素考虑进去，诊断和治疗就更复杂了，真不是一般的复杂。

所以说，虽然孩子这次感冒的症状和上次的差不多，但引发感冒的原因可能完全不一样。孩子上次吃了管用的药，用在这一次就不一定灵了。案例八、九、十就充分说明了这个问题。

案例九：八个月男宝，咳嗽不止后高烧

  第三次问诊：2022 年 1 月 3 日

  自行用药：小儿七星茶、布洛芬

  医院开药：氨溴特罗口服溶液、小儿咳喘灵口服液

  建议用药：连花清瘟胶囊、通宣理肺口服液

◆ 诊疗概述

这次还是小乔家的宝宝，八个月大的时候咳嗽，不经诊断继续沿用我第二次开的小儿七星茶，结果无效！蒙圈！

宝妈小乔真的很可爱，每次宝宝生病都把上一次管用的药拿来用。不幸的是，每次套用都以失败告终！我猜她每次在咨询我之前，都想尽量不麻烦人努力自己治，不给别人添乱。毕竟，我们连面都没见过。然而，疾病总爱作弄人，明明就是一个发烧，为什么上次有效的药这次就无效呢？小乔不知道的是，疾病太过狡猾，每次都会变着花样来招惹她的宝宝。

小乔的情况并非孤例，可能很多父母都有过类似的经历。

这说明什么呢？治病救人真的不是看起来那么简单，药到病除是需要深厚的医学功底的。没有十年八年的学习实践，根本不可能掌握基本的医学知识。即便是医学硕士、博士，没有实战经验，一样看不好病。西医治疗还有一系列指南可遵循，至于能否治愈，不好说。中医治疗则更大程度上靠师父的引领，靠对中医理论的把握，以及个人的领悟、经验和积累。现代真正的好中医可谓凤毛麟角，不过古代也一样。

微信纪实

第三次问诊
2022.1.3（下午 6 点半）

杨老师抱歉，又打扰了，宝宝 8 个半月了，咳嗽有 7 天了。儿研所跑了两趟了，有口服药和做雾化药，感觉也不起作用，越来越严重，只能抱着竖起来睡。我填一下表您抽空给看一下。

2021 年 12 月 26 日发现咳嗽，去了儿研所挂急诊，医生给开了氨溴特罗口服溶液、小儿咳喘灵口服液，急症医生嘱咐咳嗽加重了再去医院。
2022 年 1 月 1 日去医院，医生诊断的是急性喘息性支气管炎。

看到了，这次是新发的，还是上次没有治好造成的？

上次没有治好，验了血说是病毒性的咳嗽。

我后来让你继续用三天，你用了吗？

用了。

就只用了三天对吗？

刚看明白，跟上次 11 月份生病没关系。这次生病是我们回北京了，家里集中供暖太热太干，我们又带着宝宝出去聚餐导致的咳嗽。

那好，会捏脊吗？有受凉和积食的问题吗？

 有受凉的问题，没有积食问题刚回北京就怕积食生病，所以刚回来就吃了三天七星茶。集中供暖前半夜太热，孩子蹬被子后半夜冻醒。我看了捏脊视频，照猫画虎可以捏。

 你现在还自己在喂奶吧？

 对，母乳和辅食。

 嗯，做以下几件事：
1. 给孩子洗个热水澡，最好能让他把汗发出来。洗完澡及时擦干穿衣服，不要再受凉；
2. 洗完澡以后喂点儿生姜红糖水，连续两天以上吃好为止；
3. 你自己用冰糖炖梨水喝，多喝冰糖梨水。

 好的，药就按医生开的继续吃吗？

 那些药都别吃了。

2022.1.4（晚 8 点半）

 杨老师，洗了热水澡，喝了红糖姜水下午宝宝开始反反复复发烧，基本不超38℃，这会儿温度高了，38.6℃，要干预吗？

 刚刚看到（晚上 12 点），你喝冰糖梨水了吗？

2022.1.5（上午 10 点）

 今天情况怎么样？

 昨晚吃了布洛芬悬浮液，反复烧，今到中医院开了点中药。

 发烧是洗完澡以后多久出现的？

 大概 2～3 个小时。

 现在还烧吗？

 烧！大哭出汗就退烧，睡一会儿就烧起来了。

 有咳嗽吗？

 睡着不咳，醒来不停咳，痰咳不出来，嗓子也哑了。

 嗯，比较厉害，现在这种情况需要调整用药，看看能不能买到小儿清热利肺口服液。

 好的，我找找。

 看看网上有没有？

 有，找到了。

 今天能够拿到吗？

 拿不到，天津发货，明天到。

 药店呢？叮当快药呢？

 所有感冒咳嗽类的药店现在都不卖，拿着核酸才能买。我看下卫生院有没有。

（下午 4 点）

 好，有卖的吗？捏脊：从龟尾穴开始，双手交替捻动至大椎穴，捏三提一，操作 3～5 次；若属食积发热，则在脾俞、胃俞处进行提拿 2～3 次。如果还没有退烧，可以按照以上方法捏脊。

 好的，我试一下。没买到，我从天津买了，寄过来估计明早到。今天先喝了布洛芬退烧，就这么反反复复烧，4点半烧到 39.1℃。

（晚上 7 点）

 家里有连花清瘟吗？

 有，成人的。

没关系，倒一半出来冲水，喝完了以后让他出汗，汗出来就好了。

 好的。

（晚 10 点半）

 退烧了吗？

 退了，睡着了，到现在没有再反复。

 好，如果半夜醒来再给他喂半袋。

 嗯嗯。

 明天还要继续喂至少三次。

 好的。

2022.1.6 （早 9 点半）

 现在还烧吗？

 不烧了，精神好多了。早上 9～11 点玩了半天流了好多黄鼻涕，这会儿睡了。

 昨天到现在用了几次药？

 三次。

（下午 4 点）

 还流黄鼻涕吗？

 这会黄鼻涕不多了，清鼻涕多了。

 好，最后一次连花清瘟可以不用了，今天可以先备着通宣理肺，如果明天以后出现咳嗽可以用。

 好的，小儿清热利肺口服液到了，要吃吗？

 先不着急吃。

 好的。

 （之后再没有联系我了）

门 诊 处 方

姓名：王某　　　性别：男　　　年龄：8 个月 16 天　　　　　　　　　科室：内科

药品名称	规格	数量	单次用量	次数
吸入用布地奈德混悬液	1mg 2mL/ 支	5 支	每次 1mL	每日 2 次
硫酸特布他林雾化吸入用溶液	5mg 2mL/ 支	5 支	每次 1mL	每日 2 次
吸入用异丙托溴铵溶液	250μg 2mL/ 支	5 支	每次 1mL	每日 2 次
羧钾司坦口服溶液	2g: 100mL×1 瓶 / 盒	1 盒	每次 2.5mL	每日 3 次
小儿咳喘灵口服液	1.25mL×12 支 / 盒	2 盒	每次 1 支	每日 3 次

医师签名（盖章）：

门 诊 处 方
（中药饮片）

姓名：王某　　　性别：男　　　年龄：8 个月 16 天　　　　　　　　　科室：儿科门诊

临床诊断：	藿香 10g	辛夷 [5g] 1 袋	白芷 3g	路路通 10g
	白薇 10g	丹皮 10g	银柴胡 10g	地骨皮 10g
小儿咳嗽	紫苏子 10g	葶苈子 [10g] 1 袋	前胡 10g	白前 10g
	枇杷叶 10g	醋鸡内金 6g	桔梗 6g	生甘草 6g

日一剂水煎混服 100mL 每日 2 次

医师签名（盖章）：

案例十：四岁男宝咳嗽不止

　　问诊时间：2015 年 2 月
　　自行用药：感冒清热颗粒、通宣理肺、双黄连口服液
　　建议用药：小柴胡颗粒、通宣理肺口服液

宝妈自述和诊疗过程：

　　（2015 年 2 月）3 日晚上，大宝从幼儿园回来开始咳嗽，不算严重，喝了几次白开水，没吃药，夜里两点开始不停地咳嗽。4 日清晨 7 点，按照上次生病杨老师给用的药，照葫芦画瓢，喂了一袋感冒清热颗粒，中午加喂一支通宣理肺，大宝的食欲和精神反而变差了，5 点又喂了感冒清热颗粒一袋和通宣理肺一支。结果 4 日夜里开始发高烧、咳嗽，温水擦拭降温未果，睡梦中有唠叨不清的语言……一夜哭醒四次，要抱着睡。

　　5 日清晨 7 点，改喂通宣理肺一支加双黄连口服液一支，早上依然在 37.5℃ 徘徊，已经不爱吃东西了，只喝水。中午 12 点左右又喂了通宣理肺和双黄连口服液各一支，精神更萎靡了。一直未完全退烧，还嗜睡。不得已，傍晚约了杨老师面诊。

　　5 日晚上，开车到杨老师家，由于孩子已经瘫软无力，只好把杨老师请上车给孩子把脉。杨老师看完后说，用的药不对！虽然都是感冒，不同的病毒，不同的感染部位，造成的症状会不同，所用的药也要不同。这次杨老师用的药和上次完全不同，就一种中成药——小柴胡颗粒。

　　为了尽快让孩子用上药，杨老师坐在车里指挥着我们开车到附近的一家药店，买到了小柴胡颗粒，就地在药店将小柴胡冲泡好，端着杯子回到车上，马上让孩子喝下，当时已经是晚上 8 点多了，并嘱咐夜里 1 点钟再冲服一次。孩子服了两次药后，后半夜出了汗，就退烧了，咳嗽次数也减少了，睡觉质量变好了。

　　6 日早上 7 点继续喂小柴胡颗粒一袋，跟杨老师沟通有痰咳不出来的情况，建议加上通宣理肺口服液。中午 11 点多和下午 5 点多，睡前各服用小柴胡一袋加通宣理肺一支。当天晚上睡觉很踏实，只咳嗽了一声，精神变好了。

　　7 日继续按早中晚各服用小柴胡和通宣理肺三次，精神和食欲恢复正常，几乎没听见咳嗽。

　　8 日中午停小柴胡，单用通宣理肺两次。

　　9 日上早上还是喂了一支通宣理肺，就高兴地去幼儿园啦！

雷区九：发烧后马上进补，肉蛋奶捡爱吃的喂

强调：发热病初愈时，以糜粥醒脾醒胃，恢复食欲，提升运化能量，提升吸收能量。

古代医家对发热病的治疗和病后调护高度重视，治疗上强调中病即止，勿伤正气；饮食上注重顾护胃气，清淡饮食，避免油腻。

进食宜由少到多，循序渐进，宁饥勿饱，因为发热过程中机体的各种消耗增多，患儿的胃肠功能减弱，表现出来就是不想吃或吃不多。发热初愈，身体机能尚未完全恢复，需要等待胃肠功能逐步恢复后，再正常饮食，以避免饮食失节而致复发。

孩子发烧之时和之后，一方面要减少脾胃方面的负担，另一方面要适当进食谷物以养脾胃之气。中医认为，脾胃为后天之本，气血生化之源，"谷不入，半日则气衰，一日则气少矣"。应适当减少饮食，吃些有营养、易消化的谷物，如米糊、汤面之类的食物。等孩子食欲恢复后，才能适当补充一些蛋白质饮食，如蛋花汤面、肉末粥、甜豆浆、酸奶等，切忌过量。

特别注意，不适宜过早补充各种厚味食品、炖品、鸡汤等，以免加重胃肠负担，不利于机体的康复。很多家长心痛孩子，生病时吃得少，生病后身体虚，等烧一退，赶紧炖上一锅鸡汤、肉汤之类的营养佳肴，一心要给孩子补身体。殊不知欲速则不达，中国老祖宗早就有交代，这样不行。不信我们一个一个捋。

《黄帝内经·素问》早就认为，发热反复与饮食密切相关，认为发热初愈后，"食肉则复，多食则遗"，诸遗者是因为"热甚而强食之"。

唐代药王孙思邈在《千金要方》中就指出，伤寒"病新瘥后，但得食糜粥，宁少食令饥慎勿饱，不得他有所食，虽思之，勿与之也"，以待胃气恢复，邪热退散。

清代大医吴鞠通在《温病条辨》中也告诫，热退"周十二时后，缓缓与食，先取清者，勿令饱，饱则必复，复必重也"，认为"热时断不可食，热退必须少食"，"必俟热邪尽退，而后可大食也"。而那些变生之病，如虚劳、诸蒸，多半是因为"热病患愈后，食牛

羊肉及肥腻，或酒或房，触犯而成"。

《古今医统大全》也认为，伤寒后"忌大肉诸般骨汁"，如新病后食性热之肉（如羊肉），会有"发热杀人"之弊，是"新愈后之大禁也"。

隋朝巢元方在《诸病源候论》中也指出"伤寒病新瘥，及大病之后，脾胃尚虚，谷气未复，若食猪肉、肠、血、肥鱼及油腻物，必大下利，医所不能治也，必至于死"，认为发热初愈后，"但得食糜粥，宁少食乃饥，慎勿饱，不得他有所食"。

总之，从中医学的起源开始，发热疾病的饮食调护就已受到关注。

案例十一的反复感冒，用鲜活的病例诠释了老祖宗的这一套学说，真的是不服不行。

案例十一：三岁男宝反复感冒

问诊时间：2014 年 11 月 20 日

自行喂食：牛奶、苹果、谷物奶粉

建议忌食：牛奶、水果

建议用药：六味地黄丸、小柴胡、通宣理肺丸

微信纪实

2014.11.20

 杨老师，小宝感冒了，拉肚子，流鼻涕。今天，按照您的吩咐吃了三次药（小柴胡＋通宣理肺），白天没有拉肚子，流透明鼻涕，不多。晚上能喝奶、吃苹果吗？（20 分钟后）刚说完不拉，现在就拉了。还是稀便，但比昨天黏稠，只是不成形。今天就这一次。

 明天继续！奶和水果一周都不能吃！

 噢，好。不过看到这条短信前半小时，我给喂了谷物奶粉。明天开始戒奶戒水果。

 我昨天说过的吧？

 白天没吃，看着晚上好转，就没给喂了。

 我说的可是一周！怎么没有昨天的记录？

 现在知道是一周了。

2014.11.23

 杨老师，今天给小宝喂了两次药，没有鼻涕，大便成形了。可以继续喂奶了吗？

 明天可以不用药了，少喝一点试试吧，如果再拉，不要怪我。

2014.11.29

 小宝手心脚心都不热。

家里有六味地黄丸吗？

 有。

 照张照片，同仁堂的噢。每天早晚各 6 粒，饭前。

 小崽子在嘴里含了会，发现味道不好，一颗颗像子弹发射吐出来了。

2014.11.30

 杨老师，小宝鼻涕厉害了，这下全是清的，还伴有不密集的咳嗽。

 又有着凉吗？再发个舌苔照片过来。

2014.12.1

 鼻涕一直流不停，5 点开始咳嗽了。

 停六味地黄，通宣理肺按之前的吃法用。体温、大小便、食量、手脚心冷热，以后这些都要同时说。

 好的。体温和食量正常，手脚心也正常，不烫，就是清鼻涕不断。

 有汗无汗？

 睡觉就有，醒着不明显。

 有无咽痛？

 这个他不会说我也看不出来。但我们家里暖气足，我都觉得干，给喝水不少。

 离上次感冒腹泻有多久了？

 两周，那次腹泻两天，第三天就正常了。

 你这会儿去药店抓三副药吧，成药可能很难了，不能偷懒了！药方如下：炙麻黄 5g、杏仁 6g、桔梗 6g、生甘草 5g、白前 6g、紫苑 8g、荆芥 8g、陈皮 8g、百部 6g、桑叶 6g。通宣理肺先不用了。

 好！但我现在上班呢，晚上去同仁堂代煎行不行？

 随你，只怕晚上人家不代煎了。

 同仁堂五副才给代煎，小家伙刚才一口气喝了一袋，看来不难喝是不是早晚各一袋？

 是的，但不要喝完。

2014.12.2

 昨天晚上喝完药后，九点就睡觉了，一直到早上快 5 点喝了次奶。7 点起床。体温正常，鼻涕好多了早上还没大便。

 牛奶、水果还得忌！再反复不管了！

 可别啊……我不知道不让吃奶粉，从上次好了就没停过。

 奶粉与牛奶有实质性区别吗？就因为我写的是牛奶，你就给奶粉！

 停停停，必须停！

雷区十：只看退烧药的商品名，药名太多傻傻分不清

药物的通用名比较专业，商品名通俗易记，所以大多数人买药、服药时，只知道商品名，很容易忽略药物的通用名和成分，这就有可能踩上重复用药的雷。特别是退烧药，通用名就一个，商品名有一堆，好几十个都是少的。

下面列举的抗感冒药，商品名不同，而实际上所含药物成分相同，切忌同时服用。有人在使用时不遵医嘱，擅自加大剂量或同时服用两种退烧药，以为是不同的药，或以为可以见效更快。实际上这种做法不但不能缩短感冒病程，反而会加大药物的毒性反应，增加细菌的抗药性，不利于人体免疫系统正常工作。

这里，就将一捋儿童可以用的两种退烧药，即对乙酰氨基酚和布洛芬，这两个药名都是通用名，它们各自的商品名数量就太多了，我查到的对乙酰氨基酚的商品名就有 51 个，其中中文的有 42 个、英文 9 个；布洛芬的商品名更多，共有 63 个，其中中文的 45 个、英文的 18 个。这些都是只含退烧药的单组分药品。

如果分别将这两种退烧药与其他药物组合，就可以制成复方药。复方药就是含有两种以上药物成分的制剂。含对乙酰氨基酚的复方药主要用于感冒的治疗，而含布洛芬的复方药主要用于疼痛的治疗。具体请看下面。

含对乙酰氨基酚的复方制剂：

退烧药对乙酰氨基酚 + 抗感冒药 =69 种抗感冒复方制剂

含布洛芬的复方制剂：

退烧药布洛芬 + 止痛镇痛药 =6 种止痛药复方制剂

在整理这些商品名的时候，我忽然理解了，为什么有那么多重复用退烧药的事件发生。一种退烧药就有这么多不同的商品名称，就是药学专家也未必都清楚，你让普通人如何搞清楚。没办法，我就来为孩子爸妈尽一个专业药师的职责，把儿童用退烧药的商品名尽可能地罗列出来，以便需要的家长查看。

一、退烧药：对乙酰氨基酚的单药制剂和复方制剂

1. 单药制剂：对乙酰氨基酚的商品名知多少

中文通用名称：对乙酰氨基酚

英文通用名称：Paracetamol

商品名称：42 个中文名，9 个英文名

以下这些药名都是对乙酰氨基酚商品名，即都是一个药——对乙酰氨基酚。商品名不同，意味着生产厂家不同，但里面的药却相同，都是退烧药对乙酰氨基酚。

爱森	爱尔星	泰诺林	扑热息痛	4-Acetamidophenol
安怡	安佳热	芙璐威	圣都痛宁	Acetaminophen
恒诺	百服宁	帕拉辛	小儿退热	Ben-U-Ron
恒涕	百乐来	普乐尔	幼儿泰诺	Fortolin
佳杏	保达琳	日立清	泰诺林退热	Ofirmev
静迪	倍乐信	斯耐普	幸福止痛素	Panadol
施宁	必理通	退热净	一力感冒清	Paracetamolum
释乐	醋氨酚	兴乐宁	乙酰氨基酚	Paralyoc
素廷	尔合依	雅司达	乙酰氨基苯酚	Snaplets-FR
易尚	宜利妙	一滴清	泰诺林幼儿退热	
致本	悦诺清			

2. 复方制剂：含对乙酰氨基酚的复方药商品名知多少

抗感冒西药大多是含对乙酰氨基酚的复方制剂。纵观含对乙酰氨基酚的药品，不下 70 种，主要是抗感冒药，其次是镇痛药，都是复方制剂，都含有 2 种或以上的西药成分，最多含有 7 种西药成分，少数还加有中药。中西药复方制剂含有的西药成分一般不超过 5 种，倒是中药组分可能在 5 种以上。

在抗感冒药中，生产酚麻美敏（通用名）的厂家最多，有至少 24 家。因为都生产的是同一种药，同样的组分同样的剂量，如何将某个厂家生产的同一个药与其他厂家的区分开？答案是通过商品名，所以**酚麻美敏**至少有 24 个商品名，其众多商品名如下。

Coldrex	蓓力德	TYLENOL
恺诺	雷蒙欣	氨麻美敏
康得	日理达	美扑伪麻
立林	彤贝得	新帕尔克
派得	童安阁	祺尔百服宁
苏复	童安信	氨酚伪麻美那敏
泰诺	使力克	日夜百服宁

生产**氨酚待因**的厂家也不少，至少有 11 个商品名。其众多商品名如下。

安度芬	Acetaminophen/Codeine Phosphate
博那痛	Anfendaiyin
可待因 / 对乙酰氨基酚	Anfendaiyinum
磷酸可待因 / 扑热息痛	Capital and Codeine
扑热息痛可待因	Paracetamol and Codeine
	Tylenol with Codeine

生产复方氨酚烷胺的厂家虽然没有那么多，但也有 6 个商品名：亚峰、瑞香、舒沁、娃娃、泰尔舒、抗敢 1 号。

二、退烧药：布洛芬的单药制剂和复方制剂

1. 单药制剂：布洛芬的商品名知多少

中文通用名称：布洛芬

英文通用名称：Ibuprofen

商品名称：45 个中文名，18 个英文名

同样，以下这些不同的商品名，是因为生产厂家不同，但里面含的药却都是布洛芬，就只是布洛芬。

邦奇	摩纯	安瑞克	抗风痛	泰宝胶囊	Andran	Pedibu
倍芬	诺合	拔努风	克洛迪	翔宇赛可	Brufen	Rupan
芬克	琴福	贝乐芬	通立舒	依布洛芬	Caldolor	Bufedon
芬苏	泰宝	倍得芬	无比利	异丁洛芬	Dignoflex	Emodin
芬王	恬倩	波菲特	欣荻芬	今来芬布得	Ibuflam	Ibuprofenum
恒邦	恬情	迪尔诺	炎痛停	小儿布洛芬	Pedea	Melfen
吉浩	托恩	芬力克	怡芬宁	异丁苯丙酸	Ibumetin	Perofen
洛芬	欣卫	芬尼康	易服芬		Ilvico Grippal	Proflex
洛严	雅维	芬泰乐			Lopane	
美林	致本	抚尔达			Novogent	

2. 复方制剂：含布洛芬的复方药知多少

含布洛芬的复方制剂都是用于镇痛的止痛药，而不能用于退烧。这类药不多，宝妈们不妨做个了解，千万不能见到里面有布洛芬，就把这些药当退烧药用。这是很危险的！

在此特别提醒：以下药品只能用于镇痛，不能用于退烧！

含布洛芬的止痛药

通用名	成分
锌布	布洛芬、葡萄糖酸锌、马来酸氯苯那敏
科洛曲	布洛芬、盐酸曲马多、科博肽
布洛伪麻	布洛芬、盐酸伪麻黄碱
洛芬待因	布洛芬、磷酸可待因
布洛羟考酮	布洛芬、盐酸羟考酮
布洛芬对乙酰氨基酚	布洛芬、对乙酰氨基酚

三、分不清的治疗感冒的西药药名

治疗感冒用的西药都是复方制剂，绝大多数是在退烧药的基础上，加上缩血管药、抗过敏药、镇咳药或祛痰药。这些抗感冒西药的通用名都比较难记，但商品名就比较通俗好记。而且，有些给儿童的药品还直接在商品名中加有"儿童""小儿""感冒"和"感"字样，具体如下。

1. 商品名中含"感冒"字样的抗感冒西药

商品名	通用名
感冒通	氯芬黄敏
咳喘感冒片	复方氨酚苯海拉明
宝宝感冒散	小儿清感灵成方
扑尔感冒片	阿酚咖敏
扑尔感冒片	复方阿司匹林
加酶抗感冒药	复方酚咖伪麻
平安感冒口服液	氨咖愈敏
成人速效感冒冲剂	复方氨酚那敏
黄海新感冒灵胶囊	氨咖麻敏
小儿速效感冒胶囊	复方氨酚烷胺
小儿新速效感冒灵	氨金黄敏
泰诺儿童感冒咳嗽糖浆	阿咖酚
泰诺儿童感冒口服溶液	对乙酰氨基酚
果味小儿速效感冒冲剂	氨酚黄那敏
酚麻美敏感冒咳嗽糖浆	酚麻美敏
复方对乙酰氨基酚伤风感冒胶囊	复方氨酚溴敏

若要分清这些西药名，请参考本书第七章，我比较详细地梳理了抗感冒西药的组成和分类，以及如何选择相应的抗感冒西药进行治疗。

2. 商品名中含"儿童""小儿"字样的抗感冒西药

商品名	通用名
	儿童复方氨酚肾素
泰诺儿童感冒咳嗽糖浆	阿咖酚（儿童禁用）
美敏伪麻（儿童用）	美敏伪麻
儿童泰诺酚麻美敏溶液	酚麻美敏
儿童退热片	氨酚黄那敏
果味小儿速效感冒冲剂	氨酚黄那敏
儿童百服宁	对乙酰氨基酚
泰诺儿童感冒口服溶液	对乙酰氨基酚
双分伪麻片（儿童片）	对乙酰氨基酚－盐酸伪麻黄碱－氢溴酸右美沙芬
复方氨基乙磺酸滴眼液（儿童用）	复方氨基乙磺酸
小儿速效感冒胶囊	复方氨酚烷胺（5岁以下儿童禁用）
小儿新速效感冒灵	氨金黄敏（5岁以下儿童禁用）
贝贝小儿流感糖浆	金刚烷胺（5岁以下儿童禁用）

3. 商品名中含"感"字的抗感冒西药

商品名	通用名
感丹	盐酸伪麻黄碱－对乙酰氨基酚－马来酸氯苯那敏
感动	复方北豆根氨酚那敏
感静	复方氨酚烷胺
感康	阿咖酚
感苏	阿扎司琼
感畏	阿司匹林维生素 C
好感	葡萄糖酸锌
感必克	酚美愈伪麻
感佳舒	葡醛酸钠
感力克	氨酚黄那敏
感叹号	复方氨酚那敏
感佑林	复方甘草酸单铵
抗感明	非尼拉敏
克感敏	酚氨咖敏
立拓感	胞磷胆碱
呕感平	甲氧氯普胺
海王感灵	氨酚氯雷伪麻
丽珠感乐	特酚伪麻
小感叹号	琥乙红霉素
新交感酚	去氧肾上腺素
溴抗感明	溴苯那敏
贝贝小儿流感糖浆	金刚烷胺

四、分不清的治疗感冒的中成药药名

在治感冒中成药中，很多药的成方名都含"儿童""小儿""感冒"和"感"字样。

1. 成方名中含"儿童""小儿"字样的中成药

小儿柴桂退热	小儿豉翘清热	小儿肺热咳喘	小儿肺热平
小儿解表	小儿解热（黄芩）	小儿麻甘	小儿七星茶
小儿清肺化痰	小儿清肺止咳	小儿清感灵	小儿清热利肺
小儿清热止咳（黄芩）	小儿热速清	小儿双清	小儿退热
小儿至宝	双黄连（小儿消炎栓）	儿童咳液	儿童清肺

2. 成方名中含"感冒"字样的中成药

感冒（羌活）	感冒清	感冒舒	感冒疏风
感冒清热	感冒退热	感冒止咳	表实感冒
表虚感冒	芙朴感冒	复方感冒灵	羚羊感冒
桑菊感冒	暑热感冒	暑湿感冒	小儿感冒
小儿感冒宁（广藿香）	小儿感冒舒		

3. 成方名和商品名中含"感"字样的中成药

成方名	商品名
抗感	感动（山玫）
重感灵	抗感清咽胶囊（肿节风）
尿感宁	小感康（小儿止咳）
牛黄清感	防感冲剂（玉屏风）
金花清感	双花感康注射液（金银花）
儿感退热宁	小感叹号（小儿咳喘灵）
克感额日敦	三永克感液（柴连）

以上这些中成药，是得了风寒感冒用，还是得了风热感冒用，我估计大多数人是分不清的。别说宝妈们分不清，中医大夫不看说明书的话也很难分清，西医大夫就更不用说了。

想要知道如何用中成药治疗感冒，可以参考本书第八章，我比较详细地梳理了如何分辨风寒感冒、风热感冒、暑湿感冒和食积感冒，以及如何选择相应的中成药进行治疗。

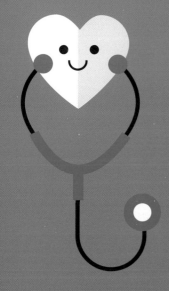

第二章

选对药，用对药，才是在救孩子！

哪些退烧药孩子不能用？
哪些感冒西药含退烧药？

内治法：凡是服用药物的治疗都属于内治法，无论西药、中药。

西药：退烧药、抗感冒药、抗生素、激素。

中药：治疗感冒的解表类中成药、清热解毒类中成药

宝宝发烧了怎么办？大多家长很慎重，可能会选择去医院治疗，对于医疗资源集中的大城市来说，去医院就医并不难；然而对于医疗资源相对或绝对缺乏的乡镇来说，生病去医院有时候很难实现，不是大病不会选择去医院。因为中国幅员辽阔，乡村远比城市偏远，去医院的路途可能就让很多人望而却步了。一般的感冒发烧要么选择生扛——不用药也不知用什么药，要么就近到药店买点儿退烧药和感冒药，能对付多久对付多久，实在对付不了了，才考虑进城去医院。

根据国务院第七次全国人口普查，截至 2021 年 5 月，我国有 9 亿的城镇人口和 5 亿的乡村人口。5 亿乡村人员的及时就医，至今还是一个有待解决的难题。很多农民工家庭，因父母进城务工，孩子多由老人照料。当孩子感冒发烧的时候，出于省钱省时省事等原因，爷爷奶奶、姥姥姥爷会去药店买退烧药，或用家里有的退烧药给孩子用，这样的做法有时候奏效，有时候也可能酿成大祸。因为单用退烧药，不仅不能治好病，而且可能因退烧药的毒副作用而使患儿病情加重，严重的可能危及生命。

有些家长认为，不就是退烧药嘛，不必大惊小怪。大多数家长不知道的是，小孩子能用的退烧药非常有限，按照世界卫生组织（WHO）的推荐，14 岁以下孩子能用的退烧药就两种，其他退烧药孩子是不能用的，比如用阿司匹林，若给宝宝退烧，就可能危及生命，这绝非危言耸听。

发热多是由感染造成的，引起感染的可能是病毒，也可能是细菌、真菌或不典型病原菌。对于小儿来说，发热主要是由于病毒（多）或细菌（少）感染引起的，初期多引起上呼吸道感染，包括鼻、咽、喉的感染，上呼吸道感染俗称"感冒"，简称"上感"。各种感冒，是小儿发热最常见的原因。

小儿发烧可选药品非常多，有西药，有中药。西药中有退烧药、感冒药、抗生素和激素；中药以中成药为例，可选择针对风寒感冒、风热感冒、暑湿感冒、食积感冒之类的中成药。第一章十多个发热案例中，中成药都起到了至关重要的作用。

所以，我希望通过本章的内容，告诉宝妈宝爸们，宝宝发烧常用的退烧药、抗感冒西药和治疗感冒的中成药，哪些能用，哪些不能用，哪些中成药是如何有效的。

感冒药通常分为三大类：中药、西药、中西药复方制剂。若加上不同的剂型（口服液、混悬液、颗粒剂、片剂），不同生产厂家的品牌（同一种药不同的商品名），可能感冒药在市面上有1000多个品种，让人眼花缭乱。

感冒药品种繁多也就罢了，还都是复方制剂，所谓复方制剂就是每一种药物里有多种有效成分，少则两种，多则四五种，最多可达十四五种。可以是中药、西药，或两者皆有。更要命的是，每一种抗感冒药的组成都不一样。

别以为不过如此，再说一点，估计就一个脑袋两个大了。西药抗感冒药虽说是复方制剂，毕竟只是四五种西药成分的不同组合，中药抗感冒的组成就多了去了，总合起来四五十种单味中药都不止，有的抗感冒中成药一个品种就有十四五种单味中药，您说头能不大吗？

无论西药抗感冒药，还是中药治感冒药，大部分都是非处方药（OTC），不用医生开处方，自己在线下或线上的药店都能买到，这给感冒发烧的人以极大的方便，与此同时却带来了更大的困惑——如何选药。

　　首先，选西药还是中药？其次，不管西药还是中药，都有那么多品种，选哪一个？最后，也是最关键的，自己选的感冒药对吗？

　　没学过医的人，估计很难做对选择。大多数家长选药的依据，可能更多是看药品名称。很多抗感冒药的药名里就带有"感冒"二字，非常抓眼球。如果以为带"感冒"的药品都一样，那就大错特错了。随便举两个例子大家就知道了。

　　1. 泰诺儿童感冒咳嗽糖浆（又叫阿咖酚，由阿司匹林、对乙酰氨基酚、咖啡因组成）与泰诺儿童感冒口服溶液（只含对乙酰氨基酚），光看药名，您能知道它们的不同吗？就算知道它们的组成不一样，您又知道自己该选哪一个吗？

　　2. 小儿速效感冒胶囊（复方氨酚烷胺）、小儿新速效感冒灵（氨金黄敏）和果味小儿速效感冒冲剂（氨酚黄那敏），都是小儿速效感冒一类的药，您知道它们的组成有多少不同、分别适宜什么样的感冒症状吗？

　　这两个例子都还只是西药抗感冒药，要看了中药抗感冒药，可能就更蒙圈了。多的不说，就举三种中成药：小儿感冒颗粒、小儿感冒宁颗粒、小儿感冒舒颗粒。都有"小儿感冒"，都适用于感冒发烧，但药名后有一字之差，治法上有寒热之别。

　　1. 小儿感冒颗粒以清肺热、降胃火为主，主要针对感冒后期的炎症，解表发汗的作用弱。

2. 小儿感冒宁颗粒则以疏散风热、消食化积为主，主要针对有食积的风热感冒，解表发汗的作用较强。

3. 小儿感冒舒颗粒以疏风解表、利咽为主，主要针对有咳嗽的风寒感冒，解表发汗的作用最强。

如果没有人说清楚这些几乎同名的感冒药的不同，还以为都一样，可以随意用，那就太辜负研发者和生产者的良苦用心了，若用了没效，还会怪这些感冒药没有用。殊不知，这都是分不清感冒药之间的区别、不会用药造成的。

本书在第七章对西药抗感冒药进行了汇总和分类，几乎囊括了所有抗感冒西药，并用列表一一展示其类属、通用名和组成；在第八章对中药治感冒也进行了汇总和分类，包括绝大多数治感冒中成药，也用列表一一展示了其分类、成方名、组成和功能主治。

所以，我希望通过本书的梳理，让更多的人在用感冒药的时候，大概做到心中有数。

本章，我先梳理退烧药，重点介绍那些不能给孩子用的西药退烧药，以供宝妈宝爸们参考。

第一节　退烧药：孩子哪些能用、哪些不能用

特别强调：退烧药虽然能够很快退热，短期内缓解症状，但治标不治本，不能去除病因。可以简单理解为没有或解表的作用，既不抗病毒感染也不抗细菌，更不解表。一味退烧，甚至会导致病情加重或恶化。

春季和秋冬季节，因感冒、急性支气管炎、急性扁桃体炎而发热的孩子此起彼伏。其实，适度发热可提高机体的防御功能，促进白细胞和抗体生成。然而，大多数家长不明白发热对机体有利的一面，希望尽快退烧，因此治疗感冒和退烧的药物在这三个季节的销量都上升。父母对孩子发热普遍存在恐惧心理，退烧药自然成为很多家长的首选。但家长不知道的是，退烧药只退热不治病。

这里说的退烧药是指西药类退热药，在药理作用上属于解热镇痛类抗炎药物，也称非甾体类解热镇痛药物。解热镇痛药属于对症治疗，并不能解除发烧的病因，只是单纯地降低体温。

人体出现发热是因为机体受到病原体感染后产生的细胞因子或内热原作用于丘脑前部，使该部位释放出前列腺素，刺激了机体的体温调节系统，导致产热和散热失衡，所以才发热。现代西医针对发热都会采用对症治疗，即直接以药物阻断前列腺素合成、直接退热的办法，所用药物主要有对乙酰氨基酚、布洛芬、吲哚美辛等解热镇痛药。这类药能够直接退热，而且起效神速，只是退热时间短，3～4小时后药效消失。人体很势利的，没有药物压着，体温就会反弹，反弹后还会更高，经常不得不反复给药。如果病人免疫力不好，退烧药用一个月都有可能。极端的情况也有，有些半年甚至更长时间都不会好。经常发烧的孩子家长可能会有这样的经历，就是用了退烧药孩子的体温就下去，但不多会儿又烧起来了。这样反反复复，孩子的病不见好，反而加重了。

其实家长不知道的是，这样反反复复用退烧药对宝宝的心肝脾肺肾都是有伤害的。因

为小孩有别于成人，他们的肝脏解毒和肾脏排毒的能力弱，对多种药物的耐受性差，如果用药不当或用量不对，都很容易给孩子造成比疾病本身更严重的危害。因此，避免退烧药给孩子带来伤害比如何退烧对孩子疾病的治疗和生长发育更有现实意义。

另外，父母还必须知道，在没有搞清楚病因之前，盲目退烧可能会掩盖病情，干扰诊断，因为发热是疾病诊断的重要指标，所以退烧药只应该在高烧或持续发热的情况下使用，以免烧坏孩子的大脑。

目前应用较广泛的退烧药主要有两类：一类为单一成分，一类为复方制剂。

单一成分退烧药有很多，主要包括布洛芬、对乙酰氨基酚、阿司匹林、尼美舒利、氨基比林、安乃近等。

复方制剂退烧药主要是含有以上成分的复方制剂，如

·含有阿司匹林的有赖氨匹林、阿酚咖敏、阿咖酚、阿咖、阿苯、氨酚匹林；

·含有氨基比林的安痛定（复方氨基比林）、安乃近（含氨基比林与亚硫酸钠的化合物）、氨非咖（PPC）、酚氨咖敏（CPPC）、氨林酚咖、氨咖甘、复方氨林巴比妥、复方金刚烷胺氨基比林等。

·含有对乙酰氨基酚的就更多了；大多数抗感冒西药都含有这一成分。

一、宝宝用什么退烧药是安全的？

根据世界卫生组织的推荐，适用于儿童的退烧药只有对乙酰氨基酚和布洛芬两种。其他的退烧药，如阿司匹林、赖氨匹林、尼美舒利、安乃近、氨基比林等，都不适用于儿童。对12岁以下的儿童，阿司匹林、赖氨匹林和尼美舒利可引起危及生命的瑞氏综合征，安乃近则有可能导致致死性粒细胞缺乏。

"头痛感冒发烧，阿司匹林一包。"是不适合孩子的！

首选一： 对乙酰氨基酚（扑热息痛）

特别注意： 对乙酰氨基酚在一定剂量范围内相对安全，过量会造成宝宝肝损伤。

对乙酰氨基酚属于解热镇痛药，但它的解热作用较强，镇痛作用较弱，所以主要用它来退烧。1955年，对乙酰氨基酚（即扑热息痛）最先在美国境内上市，商品名泰诺，现在最常见的小儿退烧药，也是一种安全有效的退烧药，所以被世界卫生组织推荐用于儿童退烧。应该说，对乙酰氨基酚的退烧作用还是很"给力"的，只是目前市面上绝大多数小儿感冒西药都含有对乙酰氨基酚，如果给小儿退烧时再服用此类感冒药，可能会发生使用过量的情况。

过量使用对乙酰氨基酚是有可能伤害宝宝的小肝脏的，会引起肝坏死，甚至肝衰竭。

宝妈们一定要对此药加倍小心。若服用对乙酰氨基酚进行退烧，就尽量别再让宝宝吃含有对乙酰氨基酚成分的其他感冒药；若让宝宝吃含有对乙酰氨基酚成分的感冒药，就尽量别再使用对乙酰氨基酚给宝宝退烧。

常规剂量短时间服用对乙酰氨基酚，不良反应很少，对胃肠道刺激小，没有布洛芬引起胃出血的副作用；对造血和凝血无影响，没有氨基比林引起粒细胞减少的副作用，正常剂量下对肝脏无损害，是较安全有效的退烧药，老幼咸宜。3 个月以上的宝宝可以用，怀孕的准妈、哺乳的宝妈也都可以用。

对乙酰氨基酚以口服为主，有专门的儿童剂型，主要为口服液、混悬液和混悬滴剂。儿童的用量是根据体重来计算的，计算方法为每千克体重、每次 10 ~ 15 毫克；用药间隔最短不能少于 4 小时，而且一天最多用 4 次，不能频繁给药。如果宝宝重 10 千克，每次用量就应该在 100 ~ 150 毫克范围内。

如果是混悬滴剂，浓度为每毫升含 100 毫克（100mg/mL），那么，10 千克重的宝宝每次最多可服用 1.5 毫升（1.5mL/10kg），一天最多用 4 次的话，最多用到 6 毫升（1.5×4=6mL），相当于每天最多用 600mg 对乙酰氨基酚。

当然，对乙酰氨基酚还有栓剂，对喂药困难的宝宝，可以经肛门给药。只是这样给的话，药的吸收率低一些，所以用量可以大一些，每千克体重每次最大剂量可以用到 20 毫克。对乙酰氨基酚用后会出大量的汗，需要多喝水以补充水分。如果喝水不够，可能会造成脱水、电解质紊乱，甚至出现休克的情况，会加重病情，所以用药一定要谨慎。

对乙酰氨基酚是通用名，比较拗口，不同厂家生产的对乙酰氨基酚会用不同的商品名，如宝妈们熟悉的扑热息痛、必理通、泰诺林、百服宁等。这些商品名虽然不同，只要通用名一样，就是同一种药。换句话说，只要都含有"对乙酰氨基酚"，就是一种药。不要以为商品名不同药就不同！

单一成分的对乙酰氨基酚，至少有 50 种以上不同商品名，如果同时用不同名称的退烧药，你有可能用的是同一种药！

要特别注意的是，对乙酰氨基酚过量会造成宝宝肝损伤。

得了感冒后发烧，很多人会去药店买退烧药和感冒药，同时给宝宝服用，以为多药齐下效果会更佳，感冒会好得更快，其实这是一种危险的做法。很多感冒西药名称不同，但药物的成分大同小异。同时服用两种以上的感冒药，很容易造成重复用药，出现同一药物过量的情况，甚至引起严重的不良反应。如白加黑、帕尔克、泰诺感冒片、感冒灵等，均含有退烧药对乙酰氨基酚，只要其中任意两种感冒药一起用，药量就加倍了。过量的对乙酰氨基酚可能产生严重的不良反应，如果 24 小时内的剂量超过上限，就可以造成肝损伤，严重的还可能引起急性重型肝炎、肝衰竭，甚至死亡。

对乙酰氨基酚，是非那西丁（国外已下架）的活性代谢产物，非那西丁在20世纪初是西方用得最多最广的退烧药，后来由于上千例患者使用后出现严重的肾衰竭，还导致500多人死亡，为此留下了一个"非那西丁肾"的医学术语！

非那西丁是由美国人Morse于1878年发明的，1887年在美国上市，是市场上第一个合成解热镇痛药。非那西丁作用徐缓而持久，药效强度与阿司匹林相当，成为当时临床广泛使用的解热镇痛药。

1953年，一些欧洲国家陆续发现肾病患者大量增加。后来研究发现，这些不明原因的晚期肾病患者，多数曾长期过量服用含非那西丁的复方镇痛药。美国首例非那西丁致肾损害的病例是在1960年报道的，9年后第一篇非那西丁与膀胱癌关联的文章发表。1976年，苏黎世大学病理研究中心报道了1963至1973年的十年间的24 683例肾腺癌或尿道癌患者的尸检结果，确认了非那西丁与肾盂癌和膀胱癌相关。

1983年底，美国食品药品管理局宣布：由于非那西丁致肾小管坏死和溶血性贫血，撤回含有其成分的药物。自非那西丁停用后，由该药导致的肾损害患者数量明显下降。各国对于非那西丁药害事件都给予了及时的回应和处理，英国（1980年）、澳大利亚（1980年）、丹麦（1985年）、德国（1986年）等相继宣布禁止使用含非那西丁成分的药物。我国食品药品监督管理局（SFDA）根据各国政策和研究结果做出了相应的调整，先后于1999年12月11日和2003年6月16日、7月14日发布通知，宣布停止使用含有非那西丁成分的相关制剂。

可见，早在20世纪80年代，临床应用长达90年的非那西丁在美国食品药品管理局（FDA）和欧洲各国因肾毒性不得已黯然退市。与此同时，欧美人发现，非那西丁有个活性代谢产物——对乙酰氨基酚，与非那西丁有相似的解热镇痛效果，而且不良反应还小。随后，解热镇痛的复方药中，非那西丁即被对乙酰氨基酚所替换。今天不是吐槽非那西丁，而是聊聊它的"儿子"——对乙酰氨基酚。

对乙酰氨基酚在临床上主要用来治疗普通感冒和流行性感冒引起的发热，是继非那西丁之后全世界应用最广的退热药。对乙酰氨基酚的退热止痛效果可谓神速，一般用药后1~2小时就可退烧，同时还可缓解一些轻中度的疼痛，在西方各国几乎被当作"神药"。

然而，凡事都有正反两面，对乙酰氨基酚退烧虽快，反弹也快。如果感冒病因不除，或患者本身体弱多病，往往退烧后3~4小时会再度发烧，还得再用，用后退烧，然后再烧，如此反复，有的病人可能会持续发烧几个月。

所以说，对乙酰氨基酚是一种纯粹退烧的药，并不能消除引起感冒的病毒，更不用说消除继发的细菌感染了。

根据美国FDA统计，在1998-2003年，对乙酰氨基酚过量服用是导致病人肝衰竭的主要原因；在美国每年因服用对乙酰氨基酚过量而看急诊的多达5.6万人，其中有2.6万人需要住院治疗，急性肝衰竭的比例在1998年还只为21%，2003年则高达51%，每年因此而死亡的人数多超过450例。因此，美国FDA在2011年1月13日要求厂家不得生产含超过325mg/片的药品。三年后的2014年1月22日，又警示临床医师，避免给患者开每次用量超过325mg的对乙酰氨基酚，以减少患者肝损伤的风险。

在澳大利亚也一样，对乙酰氨基酚是使用最广泛的非处方药，被澳洲人称为神药，主要用于减轻由感冒所致的不适症状。一项调查研究显示，有超过40%的澳洲父母曾给孩子用过含对乙酰氨基酚的药物来治疗咳嗽和感冒。

在英国，每年因过量服用对乙酰氨基酚而死亡的人数多达500例。因此，英国医疗产品监督管理局采取了一系列干预措施，包括细化年龄分段，为儿童设定更加准确的剂量等。

在我国，约80%的非处方（OTC）抗感冒西药均含有对乙酰氨基酚。所以，用对乙酰氨基酚退烧千万要谨慎！

首选二：布洛芬

特别注意： 6个月以上的宝宝才能服用布洛芬！

布洛芬同时具有镇痛、退烧两大作用，而且"两手都硬"！其镇痛作用强，退热作用也强。布洛芬的镇痛作用是阿司匹林的16～32倍，是关节痛、风湿痛、头痛、牙痛患者的"亲密伴侣"；布洛芬对胃肠道的副作用是众多非甾体抗炎药中最低的，布洛芬引起胃肠道出血的风险远小于阿司匹林，引起肝损害的风险也小于对乙酰氨基酚。真的是没有比较就没有伤害。

布洛芬混悬液是专门给孩子设计的，是美国食品药品管理局推荐的儿童退烧药，也是世界卫生组织推荐的儿童退烧药。在美国，布洛芬是儿童退烧药的首选。布洛芬的退热作用比对乙酰氨基酚强，而且维持时间久，可维持4～6小时。由于在感冒药中极少有布洛芬的成分，所以服用布洛芬混悬液进行退烧，不会出现重复用药的问题，但会加强感冒药的退热作用，造成出汗过多，体温过低，严重的会引起脱水或电解质紊乱。这也是要避免的。

人们熟知的"美林""芬必得"，就是布洛芬，而且只含布洛芬。布洛芬的用量范围为每次每千克体重5～10mg，每6小时一次，一天最多4次。用布洛芬退烧会使宝宝大量出汗，用药的同时要多喝水。如果喝水不够，容易引起宝宝肾功能的损伤。另外，有哮喘的宝宝应慎用，因为布洛芬会诱发哮喘。所以，给宝宝用布洛芬退烧的时候，千万要注意以上几点。

总之，目前最安全的儿童退烧药就是对乙酰氨基酚和布洛芬这两种。但两种药均需按照常规用量服用，不能过量使用，否则容易产生毒副作用。对于严重持续性高热患儿，建议可采取对乙酰氨基酚与布洛芬交替使用的方法。

如果宝宝使用对乙酰氨基酚最大剂量两小时后依旧高烧不退，千万别急着再用对乙酰氨基酚，因为对乙酰氨基酚的最小给药时间间隔是 4 小时。这时候可以用布洛芬，因为这两种药交替使用的最小时间间隔是两小时。记住，对乙酰氨基酚与布洛芬交替用，要隔两小时。必须注意的是，同一天需服用三次退烧药就能退烧时，不要交替使用两种退烧药。因为，每增加一种药品，就会增加毒副作用的风险。

另外，无论对乙酰氨基酚还是布洛芬，作为单一成分制剂，可以由不同厂家生产，因此就会有不同的商品名称，比如布洛芬泡腾片及口服液、芬必得缓释胶囊、美林混悬液等都是含布洛芬的退烧药。其中，儿童常用的有各种商品名的布洛芬混悬液等。

二、宝宝禁用的五种危险退烧药

关于这部分，我将不能用于儿童退烧的药物筛选出来，尽量说清楚为什么不能用的理由，以帮助家长们明明白白选药，清清楚楚用药！

一号危险退烧药：激素

在基层医院和个体诊所，有的医生为满足患者尽快退烧的要求，有时会选用地塞米松等激素药来强行退烧，这种做法非常危险！

因为孩子对激素很敏感，用激素退烧可能会打乱孩子自身激素的内分泌，影响与生长和发育相关的各种激素分泌，对孩子的成长极为不利。而且，激素还会加速蛋白质的分解，抑制蛋白质的合成，并减少钙质吸收，增加其排出，同时降低成骨细胞活性，影响孩子的骨骼发育。

更关键的是，激素既没有杀灭细菌、病毒等致病体的作用，也没有抑制它们的作用。激素的抗炎作用不是杀灭致病菌，而是通过抑制免疫反应、消除炎症反应，来降低"免疫大军"的战斗力。同时，抑制被细菌或病毒感染的细胞释放内源性致热原——细胞因子，从而抑制炎症反应使体温下降。没有了炎症，因炎症而出现的红肿热痛和全身发热也就消散了，退热效果立竿见影。但感染仍然存在，其结果是退热作用短暂，病情反而会加重，只能退一时之热，不能从根本上退烧。

所以，使用激素退热，是以降低身体免疫力为代价，反而使某些致病菌乘虚而入，引起二重感染或持续炎性疾病，甚至造成体内感染扩大和播散而加重感染，最终使病情加重。

二号危险退烧药：安乃近

安乃近是氨基比林与亚硫酸钠化合而成的一种药物，它的退烧成分主要还是氨基比林。氨基比林早在130年前（1893年）就被合成，1897年在欧洲首先上市，是一个百年老牌退烧药。稍作修饰的氨基比林（与亚硫酸钠化合）变身成的安乃近，则是20世纪20年代才开始在西方国家用作退烧药的。曾几何时，无论大人或小孩，只要有发热或头痛，必用安乃近。安乃近的退烧效果立竿见影，因此确立了其在退烧药家族中的王牌地位，曾被誉为"退烧之王"。

然而，20世纪70年代以后，安乃近引发的致命性粒细胞减少症陆续被报道，这使人们对安乃近可能带来的严重后果开始关注。由于后果实在太严重，美国在1977年正式禁用了安乃近，之后日本、澳大利亚等30多个国家也先后淘汰了安乃近。我国于1982年淘汰了"复方安乃近片"，但"安乃近注射剂""安乃近片剂""安乃近滴鼻液"等仍未被淘汰。根据国家食品药品监督管理总局官网查询的结果，目前仍有858种安乃近制剂的信息，包括批准文号、产品名称、生产单位。国内有的地方医院还在使用，在许多基层医院对安乃近的需求仍然很大。在某些管理松散的药店，患者甚至不用处方就能买到此药，基层医院医生和大多数家长对安乃近引起的毒副作用并没有予以重视。

"退烧之王"安乃近之所以被30多个国家淘汰，关键还是安乃近的毒性太大，用安乃近退烧绝对快，但用安乃近以后出现的问题比发烧更要命。不说大家可能不知道，一说肯定吓一跳。随便举几个例子就够家长们倒吸一口凉气，例如安乃近可以引起致命性粒细胞减少症、急性造血功能停滞、自身免疫性溶血性贫血、再生障碍性贫血、荨麻疹、剥脱性皮炎、大疱性表皮松解症、肾功能损伤等。用安乃近后一旦出现以上任何一种毒副反应，都有可能致命，也会让一个幸福家庭陷入崩溃。

所以，我在此呼吁各位家长：**宝宝发烧，千万不要服用安乃近！**

三号危险退烧药：安痛定等含有氨基比林的退烧药

氨基比林主要用于发烧头痛的治疗，属于解热镇痛类药物，在普通药店都能买到，由于其说明书没有限制使用人群，所以从婴幼儿、儿童、青少年到成年人、老年人都在用，有些品种还专门做成小儿制剂。有成百上千的厂家可以生产这一种药品，造成含有相同成分的药品有很多不同的商品名。对于没有药学知识的普通老百姓来说，可能会同时服用不同商品名的同一种药品，而造成重复用药和过量用药却不自知，由此可能造成更严重的后果。

近些年来陆续有研究显示，服用氨基比林的人会出现口腔发炎、发热、咽喉痛等症状，这是氨基比林的毒副作用所致，因为氨基比林会引起人体有防御能力的白细胞减少。白细胞是机体抗感染的主力军，白细胞减少最直接的后果就是特别容易被感染。在 1934 年，仅美国就有 1981 人死于氨基比林的副作用。到了 1938 年，美国将氨基比林从非处方药的目录中删去，1977 年又从处方药目录中删除。而丹麦从 20 年纪 30 年代起就禁止使用氨基比林。我国在 1982 年淘汰了氨基比林的单方制剂，保留了含有氨基比林的复方制剂。从国家食品药品监督管理总局网站中，仍然能够查到在国内使用的含氨基比林的生产文号，如去痛片有 479 个批准文号，安乃近片剂有 858 个批准文号，复方氨林巴比妥注射液有 134 个批准文号，氨基比林咖啡因片有 91 个批准文号，复方氨基比林注射液有 4 个批准文号。

很多常用的感冒药也含有氨基比林，包括复方氨基比林（安痛定）、酚氨咖敏（克感敏）、氨林酚咖、氨咖甘、氨非咖（PPC）和复方金刚烷胺氨基比林。详见下表。

表 1　含氨基比林的复方制剂

通用名	组成
索米痛	氨基比林、非那西丁、咖啡因、苯巴比妥
氨咖甘	氨基比林、咖啡因、甘油磷酸钙
氨非咖 #	氨基比林、非那西丁、咖啡因
酚氨咖敏	氨基比林、对乙酰氨基酚、咖啡因、马来酸氯苯那敏
氨林酚咖	氨基比林、对乙酰氨基酚、咖啡因
复方氨基比林	氨基比林、安替比林、苯巴比妥
氨基比林咖啡因	氨基比林、咖啡因
复方金刚烷胺氨基比林	氨基比林酸、氯苯那敏

根据国家药监局的要求（见公告二），相关药物已停止生产、销售和使用。

含有氨基比林的退烧药都是儿童禁用药物，不应该让宝宝服用。宝宝发烧，正确的做法是送医院，家长千万不要为了省钱省时省事而自行充当"医生"，以免无知无畏而惹下大祸。

四号危险退烧药：尼美舒利

尼美舒利是一种非甾体类抗炎药，有解热镇痛的作用，现在主要用于慢性关节炎（如骨关节炎等）的疼痛、手术和急性创伤后的疼痛、原发性痛经的对症治疗。早期用于退烧，不过近年来，全球已报道多起与尼美舒利有关的重度肝脏损害的案例，目前尼美舒利已禁止作为退烧药使用。

1985 年，尼美舒利（Nimesulide）首次在意大利投入使用，由于其极好的解热抗炎作用，曾被认为是一个最具发展前景的非甾体抗炎药。但上市不到 15 年，尼美舒利造成儿童严重肝脏损害的事件就有报道。1999 年，葡萄牙率先禁止尼美舒利在儿科使用。2007 年，爱尔兰药政当局也终止了所有含尼美舒利的生产授权。同年 6 月，欧洲药品局（EMEA）开始对尼美舒利的肝毒性进行评估，然后限制了尼美舒利的治疗时间（最长不能超过 5 天），所有超过 15 天用量的药品包装全部撤柜，并对医师处方尼美舒利加以限制。随后不久，新加坡等国家或地区的卫生行政部门也相继限制使用尼美舒利。美国 FDA 也修改了尼美舒利的说明书，加黑框警示：尼美舒利有引起肝功能衰竭的风险。

2010 年 11 月 26 日，来自美国、英国和中国的近百位儿科专家和学者，在北京儿童用药安全全国际论坛上提醒，儿童发热用药需慎用尼美舒利。此时，欧盟药品审评局已全面禁止尼美舒利在 12 岁以下儿童中使用。

2011 年，"尼美舒利事件"被推上风口浪尖，尼美舒利甚至被冠以"夺命退烧药"的名号。根据我国国家药品不良反应监测中心的报告，尼美舒利在儿童镇痛发热的治疗中，已出现数千例不良反应事件，甚至有数起死亡病例被央视曝光。尼美舒利的安全性问题引起了广泛的关注。2011 年，国家食品药品监管局（CFDA）下发了《关于加强尼美舒利口服制剂使用管理的通知》，我作为药学专家应邀参与了该通知的起草。通知明确规定：尼美舒利禁止用于 12 岁以下儿童，并决定采取进一步措施加强尼美舒利口服制剂使用管理，调整尼美舒利临床使用。

因此，12 岁以下儿童退热不能用尼美舒利。

五号危险退烧药： 阿司匹林

用阿司匹林退烧，对成人来说或许没事，但对宝宝来说，却是一件极其危险的事。

阿司匹林，化学名乙酰水杨酸，是历史悠久的经典"老字号"药，既能解热，又能镇痛，还有消炎抗风湿的作用，是应用最早、最广、最普遍的药，以价廉易得、疗效独特而誉满全球 120 年。

阿司匹林，来源于随处可见的柳树，诞生于 1899 年的德国，作为非处方镇痛退热药问世，一上市就成为最流行的消炎止痛退烧药物，在治疗关节痛、头痛、牙痛、感冒发烧等方面一直保持"一哥"地位。

较大剂量的阿司匹林主要用于治疗急性风湿热、风湿性关节炎、类风湿性关节炎，疗效肯定而迅速。近年来又发现阿司匹林还可预防和治疗缺血性心脏病、心绞痛、心肺梗死、心脑血栓形成，确实有"一药多能"的功效，堪称"万灵药"。

直到 1971 年阿司匹林药效之谜（抑制前列腺素合成）才被揭开，才知道阿司匹林不仅能抗炎止痛，还有非常难得的抑制血栓形成的作用。临床应用进一步证实了阿司匹林有降低心肌梗死和脑中风死亡的效果，从此打开了阿司匹林用于心脑血管疾病的大门。因此，阿司匹林成为迄今为止世界上应用最广的药物。

作为镇痛药，阿司匹林曾是治疗风湿热的首选！

虽然不能治愈风湿病，但其抗炎抗聚作用可减轻炎症，降低血沉，改善关节痛症。只是现在看来，用于治疗风湿热的剂量大得有些吓人，一天总用量可达 3 ~ 5g，按照一天 4 次的用法，每次用量也要 1g；急性风湿热时还可以用到每次 2g。如此大剂量的阿司匹林，必然引起恶心、呕吐、眩晕、头痛、听力和视力减退等症状，严重的还引起体内酸碱平衡失调，甚至精神错乱等水杨酸中毒表现，称为"水杨酸反应"。所以，在其他抗风湿热新药上市以后，阿司匹林就逐渐淡出这块阵地，确实是毒副反应"有点大"。现在，已经很少有人用阿司匹林来治疗风湿热了。

作为解热药，阿司匹林曾是治疗发热头痛的最爱！

"头痛感冒发烧，阿司匹林一包。"虽是口头禅，但非常形象地反映了阿司匹林曾经的流行。与治疗风湿热不同的是，阿司匹林用于解热退烧的量要小得多，只有风湿热用量的 1/3（0.3g/ 次），属于中剂量。但就是这个不大的中剂量，仍然可引起恶心和上腹部不适，严重的还会导致不易察觉的胃出血。这都是由于阿司匹林直接刺激胃黏膜及其抑制血小板的后果。长期反复使用阿司匹林还会引起失血性贫血。随着新型解热镇痛药对乙酰氨基酚的问世，阿司匹林在解热镇痛领域很快被遗忘。现在已少有人再用阿司匹林来退热止痛了。

作为抗聚药，阿司匹林现在是心脑血管疾病二级预防的扛把子！

众多循证研究证实，阿司匹林可显著降低心血管病患者再发血管事件的危险，据此奠定了阿司匹林在心脑血管疾病二级预防中的基石地位。用阿司匹林进行抗血小板聚集的治疗，是当前心脑血管（血栓栓塞）性疾病二级预防不可或缺的一环。其用量相较镇痛抗风湿热的用量小了一个数量级，只有 100mg/ 次，而且是一天一次的用法。即便如此，阿司匹林对胃肠道的刺激作用仍然没有消失。这是由于预防心脑血管疾病需要打持久战，必须长期用药，所以难免会有出血的风险。

随着阿司匹林在预防心脑血管疾病方面的广泛应用，其作为止痛退烧药的光辉形象渐渐淡出历史舞台。现在将阿司匹林用作解热、镇痛、消炎和抗风湿的治疗越来越少，甚至现代年轻人已经很少知道阿司匹林还有"止痛一哥"的光辉历史。真是应了那句老话，上帝为它关上一扇门，自然又会为它打开一扇窗。

表 2　含阿司匹林的复方制剂

通用名	成分
阿咖	阿司匹林、咖啡因
阿苯	阿司匹林、苯巴比妥
阿咖酚	阿司匹林、对乙酰氨基酚、咖啡因
阿酚咖敏	阿司匹林、对乙酰氨基酚、咖啡因、马来酸氯苯那敏
阿司可咖	阿司匹林、磷酸可待因、咖啡因
阿司待因	阿司匹林、磷酸可待因
赖氨匹林	阿司匹林与赖氨酸的复盐
氨酚匹林	阿司匹林、对乙酰氨基酚
复方布他比妥	布他比妥、阿司匹林、咖啡因
阿司匹林维生素 C	阿司匹林、维生素 C
阿司匹林 - 羟考酮	阿司匹林、盐酸羟考酮
阿司匹林双嘧达莫	阿司匹林、双嘧达莫
复方阿司匹林	阿司匹林、非那西丁、咖啡因
复方单硝酸异山梨酯	阿司匹林、酸异山梨酯
复方阿魏酸钠阿司匹林	阿司匹林、阿魏酸钠、桂利嗪、维生素 B_1
聚维酮碘 - 阿司匹林	阿司匹林、聚维酮碘

在阿司匹林的诸多不良反应被报道以后，人们开始谨慎对待"万能"的阿司匹林。一些与阿司匹林使用有关的疾病也越来越多的见诸报端，如阿司匹林哮喘、阿司匹林引起胃肠道出血。即便是用小剂量阿司匹林（75 ~ 150mg）也难免因长期使用而无法避免对胃肠道的伤害。现在临床已经看清了阿司匹林的"真面目"，意识到阿司匹林是一把双刃剑。

最值得家长们警惕的是，1984 年美国科学家还发现，用阿司匹林给儿童退烧，会引起患儿急性脑病合并内脏脂肪变性综合征，又称瑞氏综合征（阿司匹林的毒副作用）。表现为过度疲劳、异常兴奋、频繁呕吐、体温升高和肝功能异常等肝肾衰竭和脑损伤症状，死亡率高达 30%，主要发生在 5 岁以下的婴幼儿身上。年龄越小，服用时间越长，越容易发生瑞氏综合征。因此，美国已禁止阿司匹林作为儿科用药，规定医生不得给 16 岁以下儿童用阿司匹林，特别是患流感、水痘的发热儿童，以免引起瑞氏综合征。

许多国家卫生部门也相应立法，撤销阿司匹林儿童制剂。世界卫生组织呼吁，急性呼吸道感染引起发热的儿童不应使用阿司匹林，以免引起瑞氏综合征。阿司匹林的用途仅限于儿童风湿热、幼年关节炎和川崎病。

我国制订的传染性非典型肺炎、人感染高致病性禽流感治疗方案也规定，发热儿童禁用阿司匹林。但某些含有阿司匹林的药品说明书，未标明小儿禁用，有的医生甚至把它作为对付小儿感染发热的"常规武器"。

在此提醒医生和家长们注意，宝宝发烧切记不能用阿司匹林或含阿司匹林成分的药品来退烧。

水杨酸千年之谜

在公元前 400 年，西方医学之父希波克拉底（Hippocrates）为一位乡村产妇接生，由于生产很不顺利，产妇疼得汗流满面。这时产妇的外婆从口袋里掏出一把柳树皮，喂入产妇口中让她咀嚼。不一会儿，产妇疼痛大减，婴儿也随之顺利产出。后来，这位产妇又出现了发热症状，希波克拉底尝试再次让她咀嚼柳树皮，果然不久烧就退了。希波克拉底由此得到启发：柳树皮中含有一种解热镇痛的物质。限于当时条件，无法知道这种能解热镇痛的奇妙物质是什么。

2000 多年以后的 1758 年，爱德华·斯通（Edward Stone）牧师在英国奇平诺顿附近散步时，曾试着品尝了普通的白柳树皮。树皮的苦味使他想起金鸡纳树的树皮。当时的人们认为，潮湿会使发烧症状加重，而柳树就在潮湿的地方生长。一种朴素的以毒攻毒的想法，促使斯通用柳树皮的浸泡液去治疗发烧病人，结果疗效超出他的想象，用药的 50 人全退烧了。于是，1763 年 6 月，斯通在英国伦敦皇家学会宣读了自己的论文《关于柳树皮治愈寒战病成功的报告》（疟疾）。只是当时斯通并不知道，柳树皮中的有效成分是一种叫水杨苷的分子，它可以很容易地转化成水杨酸。

直到 1800 年，人们才从柳树皮中提炼、分离和鉴定出具有解热病痛作用的有效成分——水杨酸，由此解开了这个千年之谜。后来，德国有机化学家卡尔·雅各布·洛维格发现，从绣线菊中提取水杨酸的产量更高，此后，才开始大规模地生产水杨酸，并供临床使用。

六号危险退烧药：对乙酰氨基酚＋解热镇痛药

以下这一组药属双料解热镇痛药，都是在对乙酰氨基酚的基础上再加一种解热镇痛药，无论是布洛芬，还是阿司匹林、氨基比林、布他比妥、双氯芬酸钠、氯唑沙宗、氯醛比林或异丙安替比林，都是同一类药——解热镇痛药。所以，这一组药是加强版解热镇痛药，临床更多是用于止痛治疗，如扭伤、风湿痛、关节痛、头痛、牙痛等。不可避免的是，解热镇痛药的副作用也必然加强！退烧治疗是不需要用这一组药的，小儿发热更是不能用，否则不仅有肝损伤的危险，还有胃肠出血和其他风险。切记！切记！

表3　含对乙酰氨基酚的镇痛药

通用名	成分
氨酚匹林	对乙酰氨基酚、阿司匹林
阿咖酚	对乙酰氨基酚、阿司匹林、咖啡因
阿酚咖敏	对乙酰氨基酚、阿司匹林、咖啡因、马来酸氯苯那敏
酚氨咖敏	对乙酰氨基酚、氨基比林、咖啡因、马来酸氯苯那敏
氨林酚咖	对乙酰氨基酚、氨基比林、咖啡因
布洛芬对乙酰氨基酚	对乙酰氨基酚、布洛芬
对乙酰氨基酚－布他比妥	对乙酰氨基酚、布他比妥
布他比妥－对乙酰氨基酚－咖啡因	对乙酰氨基酚、布他比妥、咖啡因
复方对乙酰氨基酚（Ⅱ）	对乙酰氨基酚、异丙安替比林、咖啡因
对乙酰氨基酚－异美汀－氯醛比林	对乙酰氨基酚、氯醛比林、半乳糖二酸异美汀
复方氯唑沙宗	对乙酰氨基酚、氯唑沙宗
复方双氯芬酸钠	对乙酰氨基酚、双氯芬酸钠

第二节　哪些感冒药含对乙酰氨基酚

在中国，约 80% 的非处方（OTC）抗感冒药均含有对乙酰氨基酚，而且一些中成药和镇痛药中也含有对乙酰氨基酚。中国还有一个特色，有不少人感冒时可能同时服用中药和西药。据一项调查研究报道，70% 以上的人感冒时会服用一种或多种中成药，而 90% 以上的人同时服用两种或两种以上的抗感冒药。由此推测，用中西药同时进行抗感冒治疗的人可能占半数以上。

在以下这个列表中，我把含有对乙酰氨基酚的抗感冒药、中成药和镇痛药列出来。我们可以记不住表中的药名，但请记住表中每一种药都含有对乙酰氨基酚。也就是说，你同时用表中的任意两种药来治疗感冒，就是在重复用药，如同时服酚麻美敏和维 C 银翘，或同时服氨酚那敏和感冒清，对乙酰氨基酚的用量都等于加倍，就有可能伤及宝宝娇嫩的小肝脏，造成肝损伤，甚至肝衰竭，极端的还有导致死亡的危险。这绝不是危言耸听！

所以，用对乙酰氨基酚退烧千万要谨慎！

一、含对乙酰氨基酚的抗感冒西药（通用名）知多少

以下这些含对乙酰氨基酚的复方制剂，主要用于治疗感冒。如果用退烧药的同时，合用这些抗感冒药，就重复用药了，对乙酰氨基酚的用量相当于加倍了，这是非常危险的！会引起严重的毒副作用，过量对乙酰氨基酚可以引起严重肝损害。所以千万要看清楚说明书中药物成分，如果两种药都有对乙酰氨基酚，就只能用一种！切记！切记！

表 4　含对乙酰氨基酚的复方制剂通用名

酚咖	氨酚待因 *	氨酚黄那敏	复方氨酚美沙	复方甲麻
感冒清	氨酚拉明	氨酚咖那敏	复方氨酚那敏	复方感冒灵
维 C 银翘	氨酚那敏	氨酚异丙嗪	复方氨酚葡锌	复方氨酚甲麻（咖啡因）
阿酚咖敏	氨酚曲麻	氨酚伪麻美芬	复方氨酚肾素	复方氨酚甲麻（维生素）
咖酚伪麻	氨酚沙芬	氨酚伪麻那敏	复方氨酚烷胺 *	复方氨酚苯海拉明
特酚伪麻	氨酚肾素	氨酚伪麻氯汀	复方氨酚溴敏	复方北豆根氨酚那敏
酚氨咖敏	氨酚伪麻	氨酚氯雷伪麻	复方氨酚愈敏	儿童复方氨酚肾素
酚麻美敏 *	氨金黄敏	氨酚甲硫氨酸	复方酚咖伪麻	对乙酰氨基酚维生素 C
酚美愈伪麻	氨咖麻敏	氨酚烷胺咖敏	复方虎杖氨敏	氨酚双氢可待因
美息伪麻拉明	氨咖愈敏	氨酚烷胺那敏	复方银翘氨敏	盐酸伪麻黄碱 - 对乙酰氨基酚 - 马来酸氯苯那敏
"明通"治伤风	氨咖黄敏	氨酚咖黄烷胺	氨酚匹林	

* 有较多商品名：酚麻美敏的商品名最多、其次为氨酚待因和复方氨酚烷胺，详见雷区十。

以上抗感冒西药的具体组成，详见第七章第二节。

二、含对乙酰氨基酚的中成药（成方名）知多少

对乙酰氨基酚除了用在抗感冒西药中，还可能"匿身"于一些感冒中成药中，如果宝妈不清楚药物的成分，自用药时同时服用几种药物治疗不同的疾病，或者分别在不同的医生处就诊，又没有让医生知晓其用药情况，很可能会出现解热镇痛药叠加服用的现象。

一份《基层医院感冒用药分析》报告显示，很多用药不合理是由于临床医师对含西药的中成药了解不够，如维 C 银翘片是中西药复方制剂，含有对乙酰氨基酚和马来酸氯苯那敏两种西药成分，很多医生不清楚这一点，以为只有中药，在治疗感冒发烧时，往往将维 C 银翘片与西药抗感冒药合用，造成对乙酰氨基酚超量，对大人小孩都是极其危险的，容易引起肝毒性。

表 5　含有西药成分的感冒中成药及其组成

成方名	西药成分	中药成分
感冒清	对乙酰氨基酚、马来酸氯苯那敏、盐酸吗啉胍	南板蓝根、大青叶、金盏银盘、岗梅、山芝麻、穿心莲叶
维 C 银翘	对乙酰氨基酚、马来酸氯苯那敏、维生素 C	金银花、连翘、荆芥、淡豆豉、淡竹叶、牛蒡子、芦根、桔梗、甘草、薄荷素油
复方感冒灵	对乙酰氨基酚、马来酸氯苯那敏、咖啡因	金银花、五指柑、野菊花、三叉苦、南板蓝根、岗梅、
复方银翘氨敏	对乙酰氨基酚、马来酸氯苯那敏、维生素 C	连翘挥发油、薄荷油、银翘浸膏、荆芥挥发油
复方虎杖氨敏	对乙酰氨基酚、马来酸氯苯那敏、	千里光干膏粉、虎杖干膏粉
复方氨酚葡锌	对乙酰氨基酚、盐酸二氧丙嗪、葡萄糖酸锌	板蓝根浸膏粉
精制银翘解毒	对乙酰氨基酚	桔梗、连翘、淡豆豉、甘草、淡竹叶、金银花、牛蒡子、荆芥穗、薄荷脑、
"明通"治伤风	对乙酰氨基酚、马来酸氯苯那敏、咖啡因、盐酸那可汀	葛根、麻黄、桂枝、白芍、大枣、生姜、甘草、人参、
复方北豆根氨酚那敏	对乙酰氨基酚、马来酸氯苯那敏、咖啡因	北豆根提取物、金银花提取物、野菊花提取物

三、含对乙酰氨基酚的镇痛药（通用名）知多少

以下这些含对乙酰氨基酚的复方制剂，不是用于治疗感冒，而是用于镇痛，主要帮助疼痛患者缓解疼痛的痛苦。如果用退烧药的同时，合用这些镇痛药，就重复用药了，即对乙酰氨基酚或布洛芬相当于用了加倍量，这是非常危险的！会引起严重的毒副作用，双料对乙酰氨基酚可以引起严重肝损害、过量布洛芬会引起胃出血或皮下出血，甚至脑溢血。所以千万要看清楚说明书中药物成分，如果两种药都有对乙酰氨基酚或布洛芬，就只能用一种！切记！切记！

阿咖酚	丙氧氨酚复方
氨林酚咖	复方氯唑沙宗
氨酚匹林	复方双氯芬酸钠
氨酚待因	复方对乙酰氨基酚（Ⅱ）
氨酚拉明	布洛芬对乙酰氨基酚
氨酚氢可酮	对乙酰氨基酚－布他比妥
氨酚帕马溴	对乙酰氨基酚－异美汀－氯醛比林
氨酚曲马多	布他比妥－对乙酰氨基酚－咖啡因
氯醛比林氨酚羟考酮	

第三节　捋一捋发烧案例中用对了哪些中成药

在第一章的十一个小儿发热案例中，总共用到了 18 种中成药。其中，

- **清热解毒中成药**：用得最多，共 6 种，包括导赤丸、蒲地蓝消炎口服液、双黄连口服液、小儿退热口服液、复方鱼腥草、蓝芩口服液；

- **治疗风寒感冒的辛温解表中成药**：用了 3 种，包括小儿清感灵片、感冒清热颗粒、感冒软胶囊；

- **清热解毒、宣肺止咳的中成药**：用了 2 种，小儿肺热咳喘口服液、通宣理肺丸；

- **治疗风热感冒的辛凉解表中成药**：用了 1 种，连花清瘟；

- **治疗暑湿感冒的除湿解表中成药**：用了 1 种，保济丸；

- **治疗风寒感冒伴食积的中成药**：用了 1 种，午时茶颗粒；

- **治疗风热感冒伴食积的中成药**：用了 1 种，小儿七星茶颗粒；

- **解表和中的中成药**：用了 1 种，小柴胡颗粒；

- **泻火散寒中成药**：用了 1 种，保赤丸；

- **脾虚积食的中成药**：用了 1 种，小儿健胃消食片。

以下将按照小儿发热案例中使用中成药的顺序，以及每种中成药的功能、主治、组成、方解和来历的顺序进行梳理。

一、用得最多的清热解毒中成药

1. 导赤丸

应用： 案例一

功效： 清热泻火，利尿通便。

主治： 火热内盛所致口舌生疮、咽喉疼痛、心胸烦热、小便短赤、大便秘结。

组成： 连翘、栀子、玄参、天花粉、黄芩、滑石，黄连、赤芍、大黄、木通等。

方解： 大黄、黄连、黄芩即泻心汤，泻火解毒，清泄火热，栀子通泄三焦之火而导火下行；赤芍凉血活血，木通、滑石降火利水，导热下行从小便而解；玄参、天花粉清热生津止渴；连翘善清心火，散上焦之热，又能解毒消肿散结，利尿通淋。

诸药合用，以清心火为主，兼泻三焦之热，利尿通便，前后分消，使火热之邪外泄而解。心与小肠为表里，故心热则小肠亦热，而令便赤。木通直走小肠、膀胱矣。名曰导赤者，导其丙丁之赤，由溺而泄也。

导赤丸是后人秉承导赤散之治法，合《金匮要略》泻心汤加减而成，有导赤散立方之意，但更加苦寒。以泻代清而达清热泻火之效、利尿通便之功用，亦有排脓、内消肿毒、疏导心经邪热之功效。用于火热内盛所致的口舌生疮，咽喉疼痛，心胸烦热，大便秘结。主治心肾凝滞，膀胱有热，小便不通，风热相搏，淋沥不宣；或服补药过多，水道塞涩，出少起数，脐腹急痛，攻注阴间；或心肺壅热，面赤心忪，口干烦渴；及痈肿发背，血脉瘀闭；内蕴风热，五般淋疾，小便短赤、尿道灼热的热淋。

导赤丸收录于《中国药典》2010年版一部。

2. 蒲地蓝消炎口服液

应用： 案例二

功效： 清热解毒。

主治： 风热证、肺胃实热证和热毒壅盛证引起的咽喉肿痛与化脓，包括上呼吸道感染引起的咽痛、咽肿、咽喉充血等症状；扁桃体炎引起的咽痛、扁桃体肿大或充血、分泌物增多等症状；腮腺肿大；发热等全身症状。

组成： 蒲公英、苦地丁、板蓝根、黄芩。

方解： 蒲地蓝消炎口服液是以蒲公英为君药，辅以板蓝根、苦地丁、黄芩三味臣药。臣药辅助君药，增强君药清热解毒、利咽消肿之功。

蒲公英具有清热解毒、消痈散结之功效；苦地丁具有清热解毒、凉血消肿之功效；板蓝根具有清热解毒、凉血利咽之功效；黄芩具有清热燥湿、泻火解毒之功效。

蒲地蓝消炎口服液只有四味药，药虽少力却专，四药皆有清热解毒之功，也唯有清热解毒之力，能泻火、消肿、解毒，但无祛风解表之能，故不能解表疏风。所以，虽然可以用于感冒高热时退烧之用，但必须与疏风解表药一起用，才能不留后遗症。

另外，蒲地蓝消炎口服液在治疗扁桃体炎、腮腺炎、手足口等疾病时，显现出很好的消炎退热作用，因为蒲地蓝清热解毒，所以能泻火止痛，即消炎。现代药理学研究认为，该药有抗病毒、抗菌、镇痛、抗炎的作用。

笔者个人认为，蒲地蓝消炎口服液在体内的抗病毒、抗菌作用主要源自所含苦寒药的清热解毒即消炎作用，而非对病毒或细菌有直接灭活或抑制作用。镇痛同样源自消炎，炎消痛自去。

《蒲地蓝消炎口服液临床应用专家共识》（以下简称《共识》）由全国27家三甲医院、高校、科研院所的32名高级专家共同撰写。《共识》强调了蒲地蓝清热解毒、消肿止痛的优势，适应证以咽痛和疖肿为主，明确了临床适用范围，即用于呼吸系统疾病咽痛以及皮肤科脓肿。《共识》认为，蒲地蓝消炎口服液长于抗病毒而不在抗菌，优势在于病毒感染初期即红肿期消炎，而非化脓期，故建议早期干预。

蒲地蓝消炎口服液被多个指南推荐用作治疗甲流、手足口病的首选药：被卫生部列入《手足口病诊疗指南》；被中华中医药学会肺系病分会主编列入《中成药临床应用指南》；被中华中医药学会《中医药单用/联合抗生素治疗常见感染性疾病临床实践指南》推荐作为治疗甲流、手足口病的首选用药之一。

3. 双黄连口服液

应用：案例四（老师用对了）、案例八（宝妈用错了）

功效：清热解毒、表里双清，抗病毒、抑菌。

主治：外感风热所致的感冒发热、咳嗽、咽痛等症状的治疗。

组成：金银花、黄芩、连翘。

方解：君药金银花可散肺经热邪、清心胃热毒，臣药黄芩长于清肺热，连翘长于清心火、散上焦之热。全方配合，药少而力专，共奏清热解毒之功效。可用在风温肺热、喉痹、乳蛾、风热感冒时候的发热咽痛等热证，或上呼吸道感染、扁桃体炎、病毒或细菌感染引起的肺炎等发热。

双黄连方剂由《温病条辨》中的银翘散精简化裁而来，最早由黑龙江省中医研究院于1989年研发成功，并在1992年获得第一个制剂双黄连注射液的专利授权。

迄今，在国家药品监督管理局网站上查询"双黄连"，有百余个品种，涉及注射液、口服液、片剂、合剂、栓剂、粉针剂、气雾剂、胶囊、软胶囊、滴丸、糖浆、颗粒、含片、泡腾片、咀嚼片、滴眼液等多种剂型。不管哪种剂型，都是用现代工艺将金银花、黄芩、连翘三味中药提取精制后加工成的。

现代药理研究表明，双黄连具有良好的抗菌、抗病毒、抗炎退热的功效。因双黄连的三种组分金银花、黄芩、连翘均为纯寒之品，其寒凉之性对各种炎症引起的发热有超强清热之力，包括病毒感染引起的炎症和发热。所以我个人认为，双黄连的体内抗病毒作用并非直接抑制病毒活性，而是通过消除病毒感染造成的炎症状态，给机体以时间，让自身的免疫系统来消灭病毒，只是间接起到抗病毒的效用。正因为双黄连性味寒凉，才起清热解毒之效，才有消炎抗炎之功。也因为双黄连性味寒凉，脾胃虚寒的小孩用后可能会出现恶心、呕吐等胃肠不适症状，建议不可自行用药。

虽然口服剂型双黄连的不适反应比较轻微，停药就能缓解，但双黄连注射剂的不良反应就层出不穷了。双黄连注射剂的严重不良反应可能导致全身性损害，特别是呼吸系统的损害。2001年11月，国家药品不良反应监测中心首次通报了双黄连注射剂引起的不良反应。2009年，因双黄连注射液先后在安徽、云南、江苏三省引起死亡病例，国家食品药品监督管理总局决定，暂停销售和使用某药业生产的双黄连注射液。其后的研究发现，双黄连注射液的不良反应主要是注射剂中的辅型剂带入的问题，而非中药本身的问题。

即便如此，我也特别强调，是药三分毒，切勿随意用！非用不可时，一定遵循"能口服不输液"的原则！

实际上，无论人体被病毒感染，被细菌感染，被真菌感染，还是被其他任何致病菌感染，无论治疗用西药还是中药，最终战胜疾病、治愈人体的都不是药物，而是人自身的免疫能力。药物只是帮助机体扫清病理垃圾，最终完成修复的还是机体自身。

双黄连作为中成药，必须在中医理论的指导下使用。只有通过中医的辨证才能用对药。用对药与否，体现在帮正忙还是帮倒忙。药没有用对，病就治不好，等于帮倒忙。只有用对药，才能治好病！要想用对药，必须辨对证，归根结底必须有中医理论做指导。

中医认为，双黄连口服液药性寒凉，有清热作用，并无疏风解表功效，只适用于单纯的热证。虽然可以配合疏风解表药治疗风热感冒，但绝不可认为双黄连有疏风解表的作用。双黄连说明书上的主治说明有"疏风解表"的作用，是值得商榷的。所以，风热感冒引起的发热，不能只用双黄连，必须配合疏风解表药一起用。

4. 小儿退热口服液

应用：案例四

功效：疏风解表，解毒利咽。

主治：小儿风热感冒，发热恶风，头痛目赤，咽喉肿痛，以及温热病、肺热咳嗽、湿热黄疸或上呼吸道感染、肺炎等。

组成：大青叶、板蓝根、金银花、连翘、栀子、牡丹皮、黄芩、淡竹叶、地龙、重楼、柴胡、白薇等。

方解：黄芩味苦无气，泻火于中；连翘味薄气薄，清热于上；连翘去诸经之客热；黄芩泻五脏之游火；柴胡升清阳之气、解不表不里之风；金银花长于化毒，解热毒于瘀壅之中；栀子味苦入心、性寒胜热，泻上下之火，导湿热由小便出，水道药也，善泄肝肾相火、祛胸中郁热；淡竹叶淡渗湿、白薇辛散；大青叶、板蓝根，清热解毒、凉血消斑、利咽消肿。

小儿退热口服液中的 12 味中药，由宋朝的《太平惠民和剂局方》凉膈散化裁而来，去原方中的大黄、芒硝、薄荷、甘草，保留黄芩、栀子、连翘，加大青叶、板蓝根、金银花、牡丹皮、淡竹叶清热解毒药，重用清热药，辅以地龙、重楼、柴胡和白薇，以活血升清。可用于小儿风热感冒引起的高热，伴目赤、咽喉肿痛、疳腮、喉痹等实热症，但解表力弱，且无祛风药，必须配合解表疏风药才能治愈感冒。

这就是为什么案例四用此药后能退热，但不能治愈孩子感冒的重要原因。

5. 复方鱼腥草

应用：案例五、案例六、案例七（都用对了）

功效：清热解毒。

主治：外感风热引起的咽喉疼痛，急性咽炎、扁桃腺炎有风热证候者。

组成：鱼腥草、黄芩、板蓝根、连翘、金银花等。

方解：君药鱼腥草味苦性微寒，清热解毒，排脓消痈，多用于呼吸道感染；臣药板蓝根性寒味苦，清热解毒，凉血利咽，为治疗咽喉病要药；金银花性寒味甘，清热解毒；连翘性微寒味苦，具清热解毒、消肿散结之功效，两药同用助鱼腥草消肿散结之力。佐药黄芩性寒味苦，清热燥湿，泻火解毒，既助君臣清热解毒，又可泻火通腑，给邪以出路，功兼佐使。诸药共奏清热解毒、消肿散结之功。

现代药理研究证实，此 5 味药均有较好的抗炎、抗病毒、抗变态反应、解热、增强机体免疫力的作用。

复方鱼腥草片是 20 世纪末研发的中成药复方制剂，最早收录于《卫生部颁药品标准》第七册，后被 2000 年版《中国药典》一部所收录。迄今已有至少九种剂型，除片剂以外，还有胶囊、软胶囊、滴丸、颗粒、合剂和糖浆等制剂。临床用于外感热证，如急喉痹、急喉喑、急乳蛾，症见咽喉肿痛、病见急性咽炎、扁桃腺炎等。

复方鱼腥草组方是在"双黄连"组方基础上，加鱼腥草和板蓝根组成。"双黄连"是当代经典名方，其以金银花、黄芩、连翘的清热解毒的功效著称。在双黄连的基础上，增加了凉血利咽的板蓝根和具有较强抗菌、抗病毒作用的鱼腥草。全方由鱼腥草、黄芩、板蓝根、连翘和金银花五味中药按 20 ∶ 5 ∶ 5 ∶ 2 ∶ 2 的比例组成。方中以鱼腥草为君药，在清热解毒的同时增强了抗菌、抗病毒功效，对于中医辨证属风热的咽喉疼痛，急性咽炎、扁桃腺炎等上呼吸道感染引起的热症，效果明显。其优势在于对病毒或细菌引起的炎症都有抗炎消炎之功效。

6. 蓝芩口服液

应用：案例七

功效：清热解毒，利咽消肿。

主治：急性咽炎，肺胃实热证所致的咽痛、咽干、咽部灼热等症。

组成：板蓝根、黄芩、栀子、黄柏、胖大海等。

方解：板蓝根清热解毒、凉血利咽，用于火热蒸灼所致的咽喉肿痛；黄芩泻实火、除湿热，用于肺经与上焦实热之咽喉肿痛；栀子善清热泻火，凉血解毒，用于邪热入里、郁结肠胃、热盛所致的咽喉肿痛；黄柏清热、燥湿、泻火、解毒；胖大海质轻宣散，善开宣肺气、清泻郁火，为咽喉之要药，适用于肺气闭郁之咽喉肿痛。诸药合用，共奏清热泻火、解毒消肿、利咽止痛之功。

蓝芩口服液配方由"羚羊清肺散"化裁而来，由山东医科大学与山东临淄制药厂共同研制，经现代提取工艺炼制而成的中成药，已成为民族品牌产品。现代药理学研究证实其有抗病毒、抗菌消炎、增强免疫及解热镇痛的作用。正因如此，临床上广泛用于治疗上呼吸道感染、慢性咽炎等多种疾病。

蓝芩口服液采用纯寒性组方，主要用于治疗邪热入里化火、肺胃热盛所致的风热喉痹之类的咽喉炎症，治以解毒消肿、清热泻火、利咽止痛。被《广东省新型冠状病毒肺炎中医药治疗方案（试行第二版）》推荐用于新冠疑似病例及早期确诊病例。

二、治疗风寒感冒用的辛温解表中成药

1. 小儿清感灵片

应用： 案例一

功效： 发汗解肌，清热透表。

主治： 外感风寒引起的发热怕冷、肌表无汗、头痛口渴、咽痛鼻塞、咳嗽痰多、体倦。

组成： 荆芥穗、防风、葛根、白芷、苦杏仁（炒）、羌活、黄芩、川芎、苍术（炒）、地黄、甘草、人工牛黄等。

方解： 方中药多味辛，有发汗解表、除湿解肌之功，佐以寒药以清里热。其中羌活辛苦性温，散寒解表，祛风胜湿，能升太阳经和督脉的阳气，对于挟有湿邪的表实证有特效，羌活常于治疗风湿相搏的全身关节疼痛、头项强痛，故以为君药。防风辛温解表，祛风胜湿，散寒止痛，能随引经之药而达于一身，为风药中之润剂；苍术苦辛温燥，辛能散风，苦能燥湿，故有发汗除湿之功；两药共为臣药，以助羌活散寒除湿止痛之效。白芷入阳明经，川芎入厥阴经，二药皆能祛风散寒，通痹止痛；黄芩入手太阴经以清气中之热，荆芥穗清膈间风壅之热，用其轻清以升阳；葛根辛甘以解表、辛凉而发散，用其解肌，杏仁微辛而入肺利气，甘苦所以泄满。诸药和为佐药。甘草用以调和诸药而为使。

小儿清感灵片以九味羌活成方为基础，去细辛、加荆芥穗、葛根、苦杏仁（炒）、人工牛黄而成。小儿清感灵片因无细辛，其散里寒的力度不及九味羌活，又因加有荆芥穗、葛根，其散表寒之力强于九味羌活，更适合于外感风寒、入里不深的病情。

九味羌活汤的方名载于金朝张元素编著的《洁古家珍》一书，但有名无方。其方始见于元朝王好古（海藏）所撰的《此事难知》一书。九味羌活汤别名大羌活汤（《医方类聚》）、羌活冲和汤（《伤寒全生集》）、羌活散（《嵩崖尊生》）等，若改为丸剂，则名"九味羌活丸"。主要针对外感风寒湿邪、兼有里寒的证候而设。

2. 感冒清热颗粒

应用： 案例四（用对了）、案例五（用对了）、案例八（宝妈用错了）

功效： 疏风散寒，解表清热。

主治： 风寒感冒，头痛发热，恶寒身痛，鼻流清涕，咳嗽咽干。

组成： 荆芥穗、防风、葛根、白芷、苦杏仁、桔梗、薄荷、柴胡、紫苏叶、苦地丁、芦根等。

方解： 荆芥穗辛香微温不燥，长于发表散风透疹，其发汗之力大于荆芥，为君药；防风、紫苏叶疏风散寒；薄荷、白芷、柴胡疏风散热、通窍止痛；葛根解肌退热升津，上药

合用既疏风解肌又寒热同解，共为臣药；桔梗、苦杏仁宣肃肺气，化痰止咳；苦地丁清热解毒；芦根清热生津止渴，为佐使药。诸药合用，共奏疏风散寒、清热解表之功。

感冒清热冲剂收录于1985版及之后的《中国药典》，其组方是1971年初北京中药厂与北京中医学院（现北京中医药大学）合作，在清代沈金鳌所撰《杂病源流犀烛》中的荆防败毒散基础上加减化裁，去其扶正益气之品，取其辛温解表之药研制而成。全方解表散寒与清热搭配精妙，遣药精妙，由表及里（半表半里）调兵遣将，层层把关，层层逐寇，共奏解表散寒、行气清热之功。用于风寒感冒，历经30多年的临床实践，疗效可靠，为风寒感冒初起之首选。后在冲剂基础上加以改进，形成颗粒剂，感冒清热冲剂与颗粒剂组方相同，只是工艺上略有不同。

3. 感冒软胶囊

应用： 案例六

功效： 疏风散寒，解表清热。

主治： 外感风寒所致的感冒，症见发热头痛、恶寒无汗、鼻塞流涕、骨节痛、咳嗽、咽痛、关节酸痛等。

组成： 羌活、防风、白芷、川芎、黄芩、石菖蒲、葛根、薄荷、苦杏仁、当归、麻黄、桂枝、荆芥穗、桔梗等。

方解： 方中麻黄、桂枝发汗解表、祛风散寒，共为君药。羌活辛温，气雄而散，发表力强，主散太阳经风寒之邪；荆芥、防风助麻黄、桂枝疏风散寒；白芷、薄荷加强发表散风之力；川芎辛温升散，能上行头目，有祛风止痛之功；石菖蒲辛开苦燥温通，芳香走窜，可化湿开窍；葛根甘辛性凉，轻扬升散，能解肌退热；苦杏仁、桔梗宣肃肺气；当归活血；黄芩祛寒邪郁化之上焦实热。诸药合用，共奏疏风散寒、解表清热之功。

感冒软胶囊的组方，源于东汉张仲景的《伤寒杂病论》中的传统名方葛根汤和明代王肯堂撰写的《证治准绳》中的九味羌活汤，再结合《杂病源流犀烛》中的荆防败毒散进行加减，最终形成的一组方药。其散寒解表功效更强，对恶寒无汗的感冒发热效果更佳。特别适合于冬季感冒和夏天空调感冒。

感冒软胶囊是在感冒水的基础上进行剂型改造，属全国首创的中成药新剂型，曾于1993年获北京市四新产品一等奖、经委科技二等奖。作为中药创新剂型，感冒软胶囊历经30年临床实践，对于外感风寒引起的头痛、发烧、鼻塞、流涕、怕冷、无汗、骨节酸痛、咽喉肿痛等，有起效快、不反复的天然优势。是我建议最多、体会最深、见效最快的中成药，凡遇受寒感冒无汗的患者，我必首推该药，前提是辨证精准。只有辨证精准，才能治疗神效！

三、宣肺止咳 + 清热解毒的中成药

1. 小儿肺热咳喘口服液

应用： 案例二

功效： 清热解毒，宣肺止咳、化痰平喘。

主治： 热邪犯于肺卫所致发热、汗出、微恶风寒、咳嗽、痰黄，或兼喘息、口干而渴。

组成： 麻黄、苦杏仁、石膏、甘草、金银花、连翘、板蓝根、鱼腥草、黄芩、知母、麦冬等。

方解： 麻黄、石膏同为君药，具有宣肺平喘、泄热生津的功效；石膏大寒，用之以清胃；知母味浓，用之以生津；大寒之性，恐伤胃气，故用甘草以养胃。该方只有伤寒且内有实热的可以用。若血虚身热者不能用！

该药是中国中医研究院儿科专家赵信波教授，以我国经典名方"麻杏石甘汤"和"白虎汤"为基础上加金银花、连翘、板蓝根、鱼腥草、黄芩清热解毒成分优化而成，经多年临床实践后研制开发的、专为儿童止咳平喘设计的中成药，属国家级新药，是国家二级中药保护品种，1998 年就已上市。

2009 年"小儿肺热咳喘口服液体内外抗呼吸道病毒药效学试验研究"也表明，该药对甲型流感（H1N1/H2N3/PR8）、呼吸道合胞病毒、腺病毒、疱疹病毒和柯萨奇病毒所致的细胞病变均有不同程度的治疗作用。

2009 年 12 月至 2010 年 2 月期间，由北京中医药大学东方医院牵头、东直门医院和北京市中医医院参与，开展小儿肺热咳喘口服液治疗儿童流感的多中心、开放性临床验证，结果表明，小儿肺热咳喘口服液组方配伍严谨，在治疗流感发热、咳嗽痰黄、咽痛喘息等病症都有较好疗效，能较快缓解症状、缩短疗程、减少并发症。

2013 年小儿肺热咳喘口服液被《流行性感冒与人感染禽流感诊疗及防控技术指南》推荐用于小儿流感，该书是由国家中医药管理局突发公共事件中医药应急专家委员会编辑，中国中医药出版社出版。

自 2018 年以来，国家卫健委颁布的 2018 版和 2019 版《流行性感冒诊疗方案》中，小儿肺热咳喘口服液都被推荐为儿童类流感用药，也是全国首个治疗和预防儿童甲型 H1N1 流感的专用中成药和政府储备药。

2. 通宣理肺丸

应用： 案例四、案例五、案例七、案例九、案例十、案例十一（都用对了）

功效： 解表散寒，宣肺止嗽。

主治： 风寒束表、肺气不宣所致的感冒咳嗽，症见发热、恶寒、咳嗽、鼻塞流涕、头痛、无汗、肢体酸痛。

组成： 紫苏叶、前胡、桔梗、苦杏仁、麻黄、甘草、陈皮、半夏（制）、茯苓、枳壳（炒）、黄芩等。

方解： 紫苏、麻黄性温味辛散，能疏风散寒、发汗解表、宣肺平喘，共为君药；前胡、苦杏仁降气化痰平喘；桔梗宣肺化痰利咽，三药相伍，以复肺脏宣发肃降之机。陈皮、半夏燥湿化痰；茯苓健脾渗湿，以绝生痰之源，共为臣药。黄芩清泻肺热，以防外邪内郁而化热，并防麻黄、半夏等温燥太过，枳壳理气，使气行、痰化、津复，共为佐药。桔梗与枳壳一升一降，使肺气宣降正常。甘草化痰止咳，调和诸药，为使药。诸药相合，共奏解表散寒、宣肺止咳之功。

整个方药无不体现在"宣""通"二字，肺气得以宣通则卫气得以达表，表邪则被祛除而诸症自消。故适用于风寒外束、肺气不宣所致的咳嗽，伴痰白、无汗而喘、头痛鼻塞诸证，也有用于急性鼻炎、慢性鼻炎、荨麻疹的治疗。

通宣理肺丸是一个经典的老中成药，早在清朝末年就有了，虽同名"通宣理肺丸"，但组成稍有不同。在《慈禧光绪医方选议》中，通宣理肺丸由紫苏叶 30g、桔梗 30g、陈皮 22g、前胡 22g、枳壳（炒）22g、葛根 20g、麻黄 19g、人参 15g、半夏 15g、茯苓 15g、甘草 7.5g、木香 7.5g 共十二味中药组成。《中国药典》的通宣理肺则由紫苏叶 30g、桔梗 20g、陈皮 20g、前胡 20g、麻黄 20g、炒枳壳 20g、黄芩 20g、茯苓 20g、苦杏仁 15g、制半夏 15g、甘草 15g 共十一味中药组成，其中只有大半中药与清代组方相同，少了人参、葛根和木香，多了黄芩、杏仁。故现在的通宣理肺加强了清热止咳化痰的力度，弱化了扶正解表的作用，而且相同成分的剂量也有不同，对风寒咳嗽效果更佳。

2010 版的《中华人民共和国药典》（一部）及 1993～1996 年《药品标准：中药成方制剂标准》都收录了通宣理肺方剂生产工艺。随着中药现代化稳步推进，在通宣理肺丸基础上，开发出更多的剂型，有了通宣理肺片、颗粒、大蜜丸、浓缩丸、薄膜衣片等多种剂型。只是不同剂型因制备方法不同，其最终的有效成分含量可能略有不同。

四、治疗风热感冒、暑湿感冒、伴食积感冒的中成药

1. 治疗风热感冒的辛凉解表中成药：连花清瘟胶囊／颗粒

应用： 案例七、案例九

功效： 清瘟解毒，宣肺泄热。

主治： 热毒袭肺证的流行性感冒，症见发热、恶寒、肌肉酸痛、鼻塞流涕、咳嗽、头痛、咽干咽痛、舌偏红、苔黄或黄腻；用于轻型、普通型新型冠状病毒性肺炎引起的发热、咳嗽、乏力。

组成： 炙麻黄、苦杏仁（炒）、石膏、甘草、金银花、连翘、板蓝根、鱼腥草、绵马贯众、广藿香、大黄、红景天、薄荷脑等。

方解： 君药连翘、金银花外疏肌表、内清郁热；臣药炙麻黄、苦杏仁宣肺泄热、平喘止咳；佐药大黄清热凉血、泻火解毒；板蓝根、绵马贯众清热解毒；广藿香芳香辟秽；鱼腥草消痈排脓；薄荷脑芳香开窍、宣畅气机、化瘟利咽；石膏清热凉血、泻火除烦；红景天益气活血养阴；甘草解毒、调和诸药。诸药共用，共奏辛温宣肺、清热祛湿之功效。

连花清瘟方的组方以张仲景《伤寒杂病论》中的麻杏石甘汤和清代吴鞠通《温病条辨》中的银翘散为基础方，并汲取明代吴又可《瘟疫论》治疫证用大黄的经验，配以伍红景天、绵马贯众、板蓝根、广藿香、鱼腥草诸药助清热解毒泄热之力，体现了经典方合方应用的组方特色。

2002 年 12 月非典（SARA）疫情暴发，2003 年 5 月中国工程院院士吴以岭团队迅速研发出连花清瘟组方，经现代提取工艺炼制而成胶囊剂型，以抗非典中成药处方药身份进入国家新药快速通道，于 2004 年 5 月获得国药准字号。其后，连花清瘟方才定位为非处方感冒用药，被广泛使用。

与此同时，以岭药业在 2003 年 7 月申请了连花清瘟方的第一项专利。在此基础上，结合其应用于时疫、呼吸道疾病的特点，在非典之后的多次呼吸道疾病流行时，迅速研究对相关疾病的治疗效果，经多次改进创新，申请了第二用途专利，并在中药复方、制备方法、用途、检测方法等多个方向都申请了专利。

连花清瘟制剂的清瘟解毒、宣肺泄热功效可以实现表里双解的疗效，现代药理学研究证实，其有抗病毒、抗菌、抗炎、解热、调节免疫等多种功效，是中华人民共和国卫生部发布的《流行性感冒诊断与治疗指南（2011 版）》《人感染甲型 H1N1 流感诊疗方案（2009 版）》推荐用药，也被国家中医药管理局列入《2012 年乙型流感中医药防治方案》推荐用药，是我国应对传染性公共卫生事件的代表药物。2020 年 1 月 27 日，连花清瘟被列入国家卫生健康委制订的《新型冠状病毒感染的肺炎诊疗方案（试行第四版）》，并在后面

的诊疗方案中连续成为推荐药物。

连花清瘟制剂不仅对非典的SARS病毒感染有效，而且对新型冠状病毒肺炎、流行性感冒、甲型H1N1、手足口病、带状疱疹等疾病均有疗效。全方以"清瘟解毒，宣肺泄热"为治法，能退高热，并改善咳嗽、咳痰等症状，具有多靶点、多环节、多途径的整体治疗优势。

2. 治疗暑湿感冒的除湿解表中成药：保济丸

应用： 案例六

功效： 解表，祛湿，和中。

主治： 暑湿感冒，症见发热头痛、腹痛腹泻、恶心呕吐、肠胃不适；亦适宜于嗳食嗳酸、消化不良、舟车眩晕。

组成： 钩藤、菊花、蒺藜、厚朴、木香、苍术、天花粉、广藿香、葛根、化橘红、白芷、薏苡仁、稻芽、薄荷、茯苓、广东神曲等。

方解： 广藿香芳香辛散，解表化湿兼能止呕；苍术、橘红、白芷解表散寒、燥湿宽中；厚朴燥湿除满、下气和中，共为主药。辅以蒺藜、薄荷散风热，葛根解肌退热止泻，天花粉清热、养胃生津，钩藤、菊花清热、息风、止痉。佐以薏苡仁、神曲茶、稻芽健胃消食、和中，木香行气止痛，茯苓利水渗湿、健脾宁心。诸药配伍，共奏解表、祛湿、和中之功。

广泛用于以胃肠病为主的诸多疾病和症状，既有治疗作用，又有保健功效。

民间素有"北有六神丸，南有保济丸"之说。

"保济丸"是广东三大宝中成药（保济丸、十滴水、清凉油）之一，属于国家二级中成药保护品种。

保济丸始创于清光绪二十二年（1896年），创始人李兆基是广东佛山人，以卖凉茶为生，因济世心善，得石湾丰宁寺和尚一纸药方。李氏根据此方煎制成药茶出售，取名普济茶。此药茶对感冒、食积、腹痛、肠胃不适等颇有疗效，得誉众口。后李氏将药茶改制成药丸，并取名保济丸。由于保济丸疗效好，成了家喻户晓的良药。当时就有"北有六神丸，南有保济丸"的美誉。

保济丸能祛风解表、化湿和中，有消食祛滞、止胀抑酸的功效。对感冒出现胃肠不适症状，如腹泻、腹痛、胃痛等最有效。对大多数突发的肠胃不适症也有疗效，治疗食滞胀痛、水土不服、肠胃不适时十分灵验。可用于食积口臭、胃腹胀满、不想吃饭、打嗝酸腐、放屁臭秽、舌苔厚腻。还可防旅行晕车和腹泻，有晕车史者可于乘车前30分钟服用保济丸。

3. 治疗风寒感冒伴食积的中成药：午时茶颗粒

应用： 案例八（老师用对了、宝妈用错了）

功效： 解表散寒，化湿和胃。

主治： 外感风寒，症见恶寒发热、头痛身楚、胸脘满闷、恶心呕吐、腹痛腹泻；内伤饮食，症见脘腹胀满，不思进食，腹泻乏力；水土不服，晕船晕车。

组成： 红茶、广藿香、羌活、紫苏叶、苍术、连翘、厚朴、六神曲（炒）、山楂、麦芽（炒）、甘草、柴胡、防风、白芷、川芎、前胡、陈皮、枳实、桔梗等。

方解： 羌活、防风、苏叶、白芷发汗解表，散寒止痛；柴胡、连翘疏散邪毒，解除寒热；苍术、厚朴、藿香、陈皮辛香燥湿，健脾和胃散满；枳实与厚朴相配，宽中下气，消积去滞；山楂、神曲、麦芽、陈皮、红茶健胃增进食欲，帮助消化；前胡、桔梗宣肺止咳，疏通气机，解除胸满；川芎活血理气，可解除表里郁结之症。

中成药午时茶源于清代医家恬素所撰《拔萃良方》中的天中茶加减，十九味药组成。"午时茶"之名，不可字面解释，其字间更有深意，特因每年端午节时饮之药茶而得名，对受风寒又有食积的感冒有特效。

端午节在农历五月初五这天，又称重午节，端午在芒种与夏至之间。五月正值春夏之交，是天地阴阳之气转化之时节。南方多毒虫肆虐，瘴气横流。这时候个人容易外感风邪，社区容易瘟疫暴发。尤其是孩子，在端午前后容易患感冒发烧、肠胃炎、湿疹、过敏性咳嗽等病。所以，民间素有端午采艾叶以辟邪气，佩香囊以清污浊的习俗，南方更有五日正午饮药茶以防疫祛病、避瘟驱毒，所饮之茶即为午时茶。为应时节，所饮之茶需针对毒五月之气候，借万物相生相克之力以疏邪散毒、消食导滞、解表散寒。

中国古时有行善积德的从善人家，会专门在端午节时制作这类午时茶，以施舍过路行人。一些药店也在端午之时，对有交往的顾客赠送。

阴历五月五日午时： 一年中阳气至盛之时，乃春夏之交，正值阳极生阴、重阳必阴的阴阳转化之时，夏至一阴生，表现为阳气渐弱、阴气渐生，故而天地之气相争，山岚瘴气弥漫，为毒五月之端，故名端午。

4. 治疗风热感冒伴食积的中成药：小儿七星茶颗粒

应用： 案例八（老师用对了）、案例九（宝妈用错了）

功效： 开胃消滞、清热定惊。

主治： 小儿积滞化热、消化不良、不思饮食、烦躁易惊、夜寐不安、大便不畅、小便短赤。

组成： 薏苡仁、山楂、稻芽、淡竹叶、钩藤、蝉蜕、甘草等。

方解： 山楂、稻芽可开胃消食、健脾和中、泻胃火；薏苡仁清热化湿健脾、泻脾胃之火；

淡竹叶清热除烦利尿、泻心火；蝉蜕疏风熄风散热、止痉透疹；钩藤清肝平肝、镇静、泻肝火；甘草补脾益气、调和诸药。诸药合用，共奏开胃健脾、消食定惊、清热疏风之功。

据说，小儿七星茶源自南宋刘昉所撰的《幼幼新书》，但我遍查此书，未见一方与此方接近，又遍查《幼幼集成》，仍未见相近之方，反倒是在唐代孙思邈的《备急千金要方》、明代万全所撰的《幼科发挥》和明代王肯堂所撰的《证治准绳·幼科》中见到了"七星散"方名，以为相近，结果发现七星散药味配方均与小儿七星茶无一味药相同。可见，小儿七星茶组方应该来自民间，大概率出自广东、香港等南方地区。因南方地区多有喝凉茶的习惯，小儿七星茶是其中一种，因其去火温和，适合小儿上火之用。据说配方经过了百年的传承和检验。

可以肯定的是，小儿七星茶现已收录于《中国药典》2010年版一部，也是国家基本药物目录之一。

小儿七星茶有清热下火、消食导滞、除烦定惊的功效，作用温和，很适合当代因营养过剩、有积食上火的儿童使用。然而，小儿七星茶配方药物整体药性是偏凉性的，主要针对小儿积食并有内火的小儿消化不良、食欲不佳、口干口臭、大便干、小便量少色黄、脾气烦躁、爱哭闹、睡不香、晨起眼屎多、容易出疹子、舌红苔黄等症。

但是，如果小儿因脾胃虚弱、运化不佳所致的便秘、消化不良、虚火上炎、眼屎多、舌苔厚腻等症，就不能服用小儿七星茶，而应益气健脾、消食化积。所以，应该在中医师的正确辨证下使用本品。

5. 解表和中的中成药：小柴胡颗粒

应用：案例二、案例八、案例十、案例十一（都用对了）

功效：解表散热、疏肝和胃。

主治：外感病，邪犯少阳证，症见寒热往来、胸胁苦满、食欲不振、心烦喜呕、口苦咽干等。

组成：柴胡、黄芩、党参、半夏、炙甘草、生姜、大枣等。

方解：柴胡轻清升散，疏邪透表，故为君药；黄芩苦寒，善清少阳相火，故为臣药，配合柴胡，一散一清，共解少阳之邪；半夏和胃降逆，散结消痞，可助君臣药攻邪之用；党参、甘草为佐，生姜、大枣为使，益胃气，生津液，和营卫，既扶正以助祛邪，又实里又防邪。柴胡、黄芩能和解少阳经之邪，半夏、生姜能散少阳经之呕，党参、甘草能补中气之虚，补中所以防邪入里。故以祛邪为主，兼顾正气，以少阳为主，兼和胃气，是"少阳机枢之剂，和解表里之总方"，被历代医家所推崇。

小柴胡颗粒源于医圣张仲景《伤寒杂病论》中和解少阳病的千年经典古方——小柴胡

汤，将大补元气的"人参方"改为扶正祛邪的"党参方"，传承古法，保留原方药效，改进剂型与剂量，经科学方法精制而成的现代中药制剂。

小柴胡颗粒于 1993 年上市，至今已有 30 年。1993 年被列入部颁标准，党参方小柴胡颗粒剂被收录于 2000 版《中国药典》；2003 年被列入广东省抗击"非典"专用药物；2009 年用于抗击全球"甲型流感"；2011 年入选广东省非物质文化遗产保护项目；2013 年被广东省卫健委列入"登革热诊疗指引"；2018 年被国家中医药管理局列入第一批《古代经典名方目录》；2020 年被列入《广东省新型冠状病毒肺炎中医药治疗方案（试行第二版）》。在此次抗击新型冠状病毒肺炎（COVID-19）过程中，小柴胡汤治疗早期 COVID-19 取得较好的临床疗效。

小柴胡汤作为中国经典名方的代表还被收入《日本药局方》。1997 年，日本从 1000 多个汉方中挑选出 201 个经典汉方收入日本药典，小柴胡汤是目前日本汉方医疗中使用最广泛的处方。

6. 泻火散寒中成药：保赤丸

应用： 案例二

功效： 泻火散寒、化痰散结、镇惊安神、燥湿健胃、开肺止咳。

主治： 上腹饱胀、食欲不振、呕吐腹泻、便秘等症，以及小儿吐泻、夜啼、咳喘等症。现代应用于肠胃功能失调所致的反流性食道炎、胃痉挛、慢性肠道假性阻塞、应激性肠炎。甚至外用于带状疱疹、足癣、湿疹等。

王氏保赤丸疗效独特，应用得当能增加食欲和体重，促进生长发育。

组成： 大黄、黄连、制天南星、川贝母、生姜、巴豆霜等。

方解： 方中大黄、巴豆，皆有攻积导滞之力，然一辛一苦，一温一寒，寒温并用，泻火散寒，协力通腑，使邪无所附；川贝母、制天南星苦寒入肺经，化痰止咳、清热散结、熄风定惊；黄连苦寒，清心燥湿、安神解毒，以防惊风之变。全方重药轻投，寒温搭配，配伍平和，不仅能健脾止泻、和胃降逆，还能清热解毒、消积导滞，而且老幼皆宜、孕妇不忌。遣药组方无不透射出王氏对中医理论的娴熟把握。

王氏保赤丸系清代南通名医世家王氏祖传儿科秘方。早在清道光年间（1840 年左右），名医王胪卿根据祖上九世秘方配制的小儿良方，问世至今已逾百年的历史，中华人民共和国成立后，其嫡孙、当代中国中医方剂学创始人、北京中医药大学王绵之教授将此方奉献于世。

王氏保赤丸原方为汤剂，经过了百年的临床验证，极受患儿家长的推崇和追捧。为利于小儿服用，王绵之教授将其研发成微丸制剂，并亲自监制加工。因药丸微小，王氏保赤丸可附着于乳头与乳汁同呷，或包裹于软质食物中服用，易为婴幼儿接受，服用方便。微丸的创意独特，远比传统丸剂、散剂、汤剂理想，成为中药丸剂经典，堪称"中华第一丸"。王氏保赤丸被纳入国家中药保护品种，并于2009年4月入选江苏省非物质文化遗产保护项目。

7. 脾虚积食的中成药：小儿健胃消食片

应用： 案例二

功效： 健脾开胃。

主治： 生理性消化不良（并非疾病所致），脾胃虚弱所致小儿积食。

症见： 不思饮食、嗳腐酸臭、脘腹胀满、恶心厌食、口臭、腹泻或者便秘等。

组成： 太子参、陈皮、山药、麦芽（炒）、山楂等。

方解： 方中太子参有补气、养阴、生津之功；陈皮有行气调中（调脾胃）、燥湿、化痰之力；山药平补三焦良药，有补脾肺肾气、益脾肺肾阴的作用，有"三焦平补良药"之称；炒麦芽和山楂配伍，消食化积，健脾开胃。诸药配伍，重在健脾开胃，兼以行气，全方补而不留邪。

小儿健胃消食片为治疗胃肠道消化功能障碍的常用药，具有增强胃动力、改善胃分泌功能、提高胃蛋白酶活性、提高免疫力等作用，能健脾消食，治疗脾胃虚弱、消化不良等症。被2010年《中华人民共和国药典》收录。

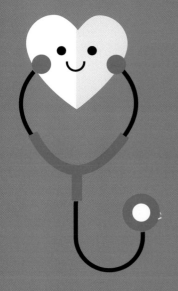

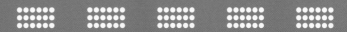

第三章

是药三分毒，
治病不一定非要吃药！

小儿发热：推拿退烧靠穴位——外治法

外治法：穴位推拿、按摩、刮痧、针刺，以及中药—洗浴、灌肠、贴敷、滴鼻等。

小儿的外感发热多为感冒发热，中医的外治法是很多宝妈的首选。

中医治疗小儿外感发热的方法不一而足，可以用药内治，也可以不用药外治。无论内治还是外治，都能取效，对于在中医理论指导下还都能标本兼治，不仅能使体温平稳下降，且不良反应少，反复也少。

中医外治法必须是在中医理论的指导下才有效，主要采用推拿、贴敷、刺络放血、中药保留灌肠等手法，对各种疾病进行治疗。其特点为简、便、廉、验，即简单易会、操作方便、价格低廉、起效迅速，且安全有效，在治疗小儿发热中备受宝妈推崇。

外治法最早记载于《五十二病方》中，该书1973年才从湖南长沙马王堆汉墓出土，但成书却在2000多年前，是中国最古老的汉医方书，记载有6种以上外治法，如敷贴、涂敷、烟熏、熏蒸、熨、药浴等，开创了中医外治法的先河。现代中医外治法除了敷贴、熏蒸、药浴外，还有针灸、推拿、拔罐、刮痧等方法。其中推拿在治疗小儿感冒发热上最受欢迎，不但简便易行、绿色环保、疗效显著，还受宝妈喜爱，被宝宝待见。

小儿推拿是一种无创、非药物疗法，既可免除患儿口服药物之困、畏惧打针之苦，又节省医疗资源，疗效还好，在治疗小儿发热方面有独特的优势。小儿推拿凸显的是中医手法治疗的优势，即能减轻患儿痛苦、消除疾患、减少并发症，还能提高宝宝家长的满意度，杜绝和减少医患纠纷。

因为推拿操作方法简单简捷，无须喂药、痛苦又少，宝宝不仅不拒绝，还能够从忍受进化到享受，宝妈更是无有反对，绝对绿色环保无污染。既有经济效益，又有社会效益，妥妥的双赢。

当然，治疗小儿发热时，如何推拿是很讲究的，要根据宝宝发热的证型来选取相应的穴位，再运用推、拿、揉、捏等不同手法进行治疗。而且，不同地方的推拿手法、所取穴位会因宝宝发热的证型不同而不同，也会因所在地区的师承而形成的流派不同而有差异。

　　小儿推拿疗法是在中医阴阳五行理论（理）的指导下，遵循脏腑经络和卫气营血的变化规律（法），构建出的一系列简、便、廉、验的小儿按摩方法（方），兴盛于明清时期，有着源远流长的历史。明清时代有多部小儿推拿著作问世，随后小儿推拿独特的体系逐步形成。由于历史渊源、时间地域、个人手法和师承流派等不同，逐渐形成各具特色的治疗手法，并世代相传，于是出现了不同的小儿推拿流派。

第一节　治疗小儿外感发热的七大推拿流派

历史上知名度较高的有 7 大小儿推拿流派[1][2]：山东的"三字经"小儿推拿、孙重三小儿推拿、张汉臣小儿推拿、北京的小儿捏脊、上海的金义成海派小儿推拿、湖南的刘开运小儿推拿，以及现代以深圳市儿童医院中医科为代表的岭南推拿。其中，北方影响较大的是"三字经"流派，南方影响较大的是刘开运流派。

（1）山东"三字经"小儿推拿流派：主要有清天河水、退六腑、提捏大椎、掐五指节。

（2）孙重三小儿推拿流派：主要运用四大手法，即开天门、推坎宫、运太阳、耳后高骨，对感冒发热、精神不振、头晕头痛等疗效显著。

（3）张汉臣小儿推拿流派：主要有清天河水、揉一窝风、退六腑、挤捏大椎。

（4）刘开运小儿推拿流派：主要有揉太阳、清肺经、推三关、揉内劳宫、清心经、退六腑、打马过天河、大推天河水、推脊、按肩井等。

（5）金义成海派小儿推拿流派：主要有清天河水、水底捞月、推三关、退六腑。

（6）深圳岭南小儿推拿流派：这是一个新兴的流派，其治疗小儿外感风寒发热以祛风散寒、解表退热为原则，进行辨证取穴，具体选穴为开天门、推坎宫、揉太阳、揉耳后高骨、推上三关、揉二扇门、清天河水、拿风池。

（7）北京的小儿捏脊流派：捏脊最初是治疗小儿疳积，所以又称为"小儿捏积"。随着历史的发展，历代医家不断挖掘、完善，也将其广泛应用于呕吐、厌食、支气管炎、缺铁性贫血、遗尿等疾病，著名中医学家邓铁涛教授还将其应用于小儿外感发热。

齐鲁小儿推拿产生于古齐国、鲁国（今山东省）地区，以三字经小儿推拿流派、张汉臣小儿推拿流派、孙重三小儿推拿流派为代表，都基于齐鲁文化，继承传统小儿推拿诊疗经验，创新发展，流传至今，形成了具有地域特色的小儿推拿流派。与海派小儿推拿（金义成海派小儿推拿）、湘西小儿推拿（刘开运小儿推拿流派）以及京派小儿推拿并立。

---

[1] 小儿推拿各流派手法治疗外感风寒发热的临床运用及学术特点 . 万力生等 . 中医儿科杂志 . 2020, 16(02):14-16.

[2] 当代中医小儿推拿学术流派的研究现状 . 李静等 . 山东中医杂志 . 2012, 31(06):454-455.

一、山东"三字经"小儿推拿流派

"三字经"流派以清末（1877 年）胶东著名老中医徐谦光所著的《推拿三字经》为指导，运用推拿手法治疗各种小儿疾病，由其第四代传承人李德修先生于 1920 年在山东发扬光大。

推拿三字经

徐谦光 奉萱堂 药无缘 推拿恙 自推手 辨诸恙　久去恙 或疹痘 肿脖项 仍照上 午后恙 诸疮肿
定真穴 画图彰 上疗亲 下救郎 推求速 惟重良　照此详 虚喘嗽 二马良 兼清肺 兼清脾 小便闭
独穴治 大三万 小三千 婴三百 加减良 分岁数　清膀胱 补肾水 清小肠 食指侧 推大肠 尤来回
从吾学 立验方 宜熟读 勿心慌 治急病 一穴良　轻重当 倘生疮 辨阴阳 阴者补 阳清当 紫陷阳
大数万 立愈恙 幼婴者 加减量 治缓症 各穴量　红高阳 虚歉者 先补强 诸疮症 兼清良 疮初起
虚冷补 热清当 大察脉 理宜详 浮沉恙 表里恙　揉患上 左右揉 立消亡 胸膈闷 八卦详 男女逆
迟数者 冷热伤 辨内外 推无恙 虚与实 仔细详　运八卦 离宫轻 痰壅喘 横纹上 左右揉 久去恙
字廿七 脉诀讲 明四字 治诸恙 小婴儿 看印堂　治歉证 并痨症 歉弱者 气血伤 辨此症 在衣裳
五色纹 细心详 色红者 心肺恙 俱热症 清则良　人着褡 伊着棉 亦咳嗽 名七伤 补肾多 清少良
清何处 心肺当 退六腑 即去恙 色青者 肝风张　人穿褡 他穿单 名五痨 肾水伤 分何脏 清补良
清补宜 自无恙 平肝木 补肾脏 色黑者 风肾寒　在学者 细心详 眼翻者 上下僵 揉二马 揉天心
揉二马 清补良 列缺穴 亦相当 色白者 肺有疾　翻上者 揉下良 翻下者 揉上强 左揉右 右揉左
揉二马 合阴阳 天河水 立愈恙 色黄者 脾胃伤　阳池穴 头痛良 风头痛 蜂入洞 左右旋 立无恙
若泻肚 推大肠 一穴愈 来往忙 言五色 兼脾良　天河水 口生疮 遍身热 多推良 中气风 男女逆
曲大指 补脾方 内推补 外泻详 外泻良 泻大肠　右六腑 男用良 左三关 女用强 独穴疗 数三万
立去恙 兼补肾 愈无恙 若腹痛 窝风良 数在万　多穴推 约三万 无不良 遍身潮 分阴阳 拿列缺
立无恙 流清涕 风寒伤 蜂入洞 鼻孔强 若洗皂　汗出良 五经穴 肚胀良 水入土 不化谷 土入水
鼻两旁 向下推 和五脏 女不用 八卦良 若泻痢　肝木旺 外劳宫 左右揉 久揉良 嘴唇裂 脾火伤
推大肠 食指侧 上节上 来回推 数万良 牙痛者　脾胃恙 清补脾 俱去恙 向内补 向外清 来回推
骨髓伤 揉二马 补肾水 推二穴 数万良 治伤寒　清补双 天门口 顺气血 五指节 惊吓伤 不计次
拿列缺 出大汗 立无恙 受惊吓 拿此见 不醒事　揉必良 时摄良 一百日 即无恙 上有火 下有寒
亦此方 或感冒 急慢恙 非此穴 不能良 凡出汗　外劳宫 下寒良 六腑穴 去火良 左三关 去寒恙
忌风扬 霍乱病 暑秋伤 若上吐 清胃良 大指根　右六腑 亦去恙 虚补母 实泻子 曰五行 生克当
震艮连 黄白皮 真穴详 俱此方 向外推 治愈恙　生我母 我生子 穴不误 治无恙 古推书 身首足
倘泻肚 仍大肠 吐并泻 板门良 揉数万 进饮食　执治婴 无老方 皆气血 何两样 数多寡 轻重当
亦称良 瘟疫者 肿脖项 上午重 六腑良 下午重　吾载穴 不相商 少老女 无不当 遵古推 男女分
二马良 兼六腑 立消亡 分男女 左右手 男六腑　俱左手 男女同 予尝试 并去恙 凡学者 意会方
女三关 此二穴 俱属凉 男女逆 左右详 脱肛者　加减推 身歉壮 病新久 细思想 推应症 无苦恙
肺虚恙 补脾土 二马良 补肾水 推大肠 来回推

李德修先生因病而得《推拿三字经》一书，青岛市中医院于 1958 年根据李德修收藏多年的抄本，油印了数十册，作为学习李老小推拿经验的资料（如下）。2011 年，《李德修小儿推拿秘笈》被青岛市市南区人民政府认定为非物质文化遗产。

"三字经"小儿推拿流派认为小儿病多实证、热证、虚实夹杂证，纯虚证较为少见，因此，该流派擅用清法。在治疗外感发热方面有非常显著的疗效。

流派特点：

第一，擅长望诊，且尤其擅望印堂，正如《推拿三字经》所记载："小婴儿，看印堂。五色纹，细心详。"

第二，选穴较少，一般为 1 ~ 3 个，不超过 5 个，尤其善于使用独穴。

第三，"三字经"流派学术思想认为，"百脉皆汇于两掌"，抓主诉、用主穴，重脾胃、调中土。

第四，偏重五脏辨证，治疗取穴以五脏相生相克为原则。

第五，手法操作相对简单，有推、揉、捣、拿、分合、运 6 种手法，不仅便于学习与掌握，而且也便于该流派的推广。

第六，以推拿代替药物。《推拿三字经》中提出"用推即是用药"，记载了 26 个独穴的穴性及功效，如"推三关为参附汤，退六腑为清凉散"，以推拿代药赋。

《推拿三字经》所记载的推拿技法，多为治疗当时民间流行的某些成人及小儿疾病时所用，原文见上页。

二、孙重三小儿推拿流派

孙重三小儿推拿流派的手法以老中医林椒圃先生的"十三大手法"为核心，在山东荣成县孙重三（1902-1978）先生的继承中发扬光大。因注重"天人合一"的整体观念，强调小儿的闻诊与望诊，主要手法是按、摩、掐、揉、推、运，而且要求手穴与体穴相配，常常是多种复式手法的多重刺激，故临床效如桴鼓。1974 年山东中医学院附属医院组织力量，拍摄了孙重三的"小儿推拿"教学片，沿用至今。2017 年，"孙重三小儿推拿"被认定为济南市第六批非物质文化遗产项目。

"十三大手法"的特点是将多穴位、多手法联合运用，包括摇斗肘、打马过天河、黄蜂入洞、水底捞月、飞经走气、按弦搓摩、二龙戏珠、苍龙摆尾、猿猴摘果、揉脐及龟尾擦七节骨、赤凤点头、凤凰展翅、按肩井。

三、张汉臣小儿推拿流派

张汉臣小儿推拿流派源于民间艾老太，由张汉臣先生创立，经田常英教授发扬，流传于以山东半岛为中心的全国大部分地区及东南亚地区。

张汉臣小儿推拿流派将八大中医治疗法（汗、吐、下、和、温、清、消、补）引入小儿推拿，确立了10种基本手法，有其独创的1种手法和4个穴位。其中，10种基本手法是推法、分法、合法、拿法、揉法、运法、掐法、按法、点法、捏挤法。该流派以补为主，疗效稳定且持久，治疗的病种广泛。该流派特色鲜明实用，易于推广。

流派学术思想及特色正如张汉臣亲自总结的"一掌四要"：

一掌即掌握小儿无七情六欲之感，注重风寒、暑湿、燥火、伤食之伤的病理特点。

四要包括：辨证细致，主次分明；根据病情，因人制宜；取穴精简，治理分明；手法熟练，刚柔相济。

流派特点：

第一，注重望诊，通过望小儿鼻部和面色来诊察疾病。

第二，治病求本，重视"补泻兼治"的治疗原则。

第三，治病范围广，善于将西医学理论和方法运用于小儿推拿手法中。

四、刘开运小儿推拿流派

湖南湘西刘氏小儿推拿源于清朝咸丰、同治年间的御医刘杰勋，光大于第四代继承人、湖南吉首大学医学院针灸推拿系（原湘西自治州卫生学校中医联组）刘开运先生（1919–2003年），历经六代传承，流传至今，通过家传制、师承制及学院制等传承方式，完好地保存了刘氏小儿推拿的原有特色，并创立了"推五经"手法，以小儿手上分属五经的5个穴位（脾、肝、心、肺、肾）为推拿的要旨，根据五行生克制化之理，形成主补主泻的特点，对疾病、病证归经施治。同时，保留有"以推、揉为主，兼以摩、运、搓、摇、掐、捏"的"刘氏小儿推拿十法"。[①]

刘开运先生于1975年主编《小儿推拿疗法》教材，并于1984年在吉首大学医学院（原湘西自治州卫生学校）创办针灸推拿学专业，培养了针灸推拿学专门人才近2000名，为刘氏小儿推拿的传承、发展及小儿推拿临床业务的开展做出了重要贡献。这项"简、便、

---

① 湖南湘西刘氏小儿推拿发展史 . 汤伟等 . 湖南中医杂志 . 2014, 12(30):67-68.

易、廉"的小儿外治方法，缓解了湘西少数民族地区缺医少药的困境，深受当地百姓追捧。1993年刘开运携众弟子拍摄了刘氏小儿推拿教学纪录片《推拿奇葩》，公开向海内外发行，使刘氏小儿推拿流派的影响进一步扩大。

流派特点：

辨证取穴，归经施治；注重体质，补泻制宜；五经为主，配穴精巧；开阖相配，通调阴阳。

第一，将中医辨证论治的"理、法、方"运用于小儿推拿。

第二，强调整体观念，全面兼顾，在辨症状、查病因和确诊后，施以治法。

第三，注重标本兼治，以治本为主，治标为辅。

第四，倡导推药并用。

五、金义成海派小儿推拿流派

上海地区的海派中医小儿推拿以金义成为代表，代表著作有《小儿推拿学》和《实用推拿图谱》。海派小儿推拿借鉴吸收其他流派手法，取穴更加广泛，根据小儿推拿特定穴位具有"点、线、面"的特点，提出"穴部"的观点，即穴位和部位同用，更加体现出推拿治疗的手法特色。

金义成，海派儿科推拿创始人，小儿推拿联盟名誉顾问，曾任上海中医药大学岳阳医院推拿科主任、上海中医药大学小儿推拿教研室主任。金义成全面系统地整理了中国推拿学的文献和历史成就，首次详尽梳理自甲骨文始的中医推拿发展史，首次整理小儿推拿相关文献，融汇具有上海特色的一指禅推拿流派、擦法推拿流派和内功推拿流派，填补了小儿推拿文献系统整理的空白。其主编的《小儿推拿学》一书，集中收录了《幼科推拿秘书》《厘正按摩要术》《小儿推拿广意》《幼科铁镜》《保赤推拿》《推拿三字经》等数十部推拿专著和有关篇章，论述穴位达157个。其主编的《中国推拿》的影响则辐射世界，被大英博物馆收藏。海派儿科推拿经过多年发展推广，已成为全国著名的小儿推拿流派，传人遍布海内外。

流派特点：

第一，手法除了继承传统的八法外，同时融入了成人推拿流派使用的手法。

第二，界定了小儿推拿适用的年龄阶段，以6周岁以下，尤以3周岁以下小儿推拿效果最好。

第三，寻找体表的痛点进行治疗，达到祛除病痛的目的。

六、深圳岭南小儿推拿流派

深圳地处岭南，气候湿热，小儿脏腑娇嫩，更易受湿热之邪侵袭，小儿外感发热易夹湿，湿与热胶着，临床发热更难以解除。深圳岭南小儿推拿是新兴的一个流派，以其治疗小儿外感风寒发热为例，是根据岭南地方特色，以祛风散寒、解表退热为原则进行辨证取穴。

流派特点：

第一，汲取了孙重三小儿推拿流派的解表四大手法。

第二，根据海派小儿推拿的穴位和部位同用的特点，选取推上三关、清天河水。

第三，重视"望闻问切"，并结合"辨证取穴"。

第四，注重整体和局部相结合。

七、北京的小儿捏脊流派

北京的小儿捏脊流派首推冯氏捏脊。冯氏捏脊由于施术部位为小儿脊背，因此又称"冯氏捏脊"。此疗法源于冯氏医家，经冯氏医家四代精心钻研，逐步形成了其特有风格，手法简便，疗效明显，并在漫长的传承发展过程中不断壮大，形成了以中医的阴阳五行、卫气营血、经络学说为理论基础，以中医的辨证施治为原则，运用捏拿小儿脊背等方法治疗小儿疾病的理论体系。

1962 年，我国近代著名中医临床家、教育家、改革家施今墨先生写道："冯泉福先生在北京家传四代，历百余年专为小儿'捏脊'，誉遍城郊，疗效超卓。"并进一步指出："尤以冯氏'捏脊'手法与众不同。他的疗法简便，疗效显著，最受劳动人民的爱戴。"冯老先生医德医术闻名遐迩。无论在中医界还是患者口中，他的名字早已被"捏脊冯"取而代之。

背部布有足太阳经和督脉，督脉可统摄全身阳气，捏脊刺激督脉起到协调、平衡阴阳气血的作用，同时督脉的两旁有膀胱经，捏脊时膀胱经的各腧穴也得到相应的良性刺激，技能协调脏腑的功能，又能相应脏腑的疾病。

第二节　小儿推拿退烧的实用手法和穴位

小儿推拿常用的手法和穴位，中医界有一系列非常形象的描述，既贴切又好记，如开天门、推坎宫、运太阳、推三关、退六腑、清天河水、水底捞明月、打马过天河等，外感发热时，凡行小儿推拿，必先行头面四大手法[①]（开天门、推坎宫、运太阳、掐揉耳背高骨）加上清天河水，共五大手法。

以上 7 个流派，除了北京捏脊的部位相对好记，其余 6 派治疗小儿发热的推拿手法各有异同，下面我们就一一看过去，6 派治疗小儿发热的推拿手法分别是：

李德修派：清天河水、退六腑、提捏大椎、掐五指节；

孙重三派：水底捞明月、打马过天河；

张汉臣派：清天河水、退六腑、挤捏大椎、揉一窝风；

金义成派：清天河水、退六腑、水底捞明月、推三关；

刘开运派：水底捞明月、大推天河水、打马过天河、退六腑、推脊、推五经；

深圳岭南派：清天河水、揉太阳穴、开天门、推坎宫、揉耳后高骨、拿风池、
　　　　　　推上三关、揉二扇门。

归结起来，共有 16 种手法：开天门、推坎宫、揉太阳、拿风池、推三关、退六腑、推五经、掐五指节、揉二扇门、揉一窝风、清天河水、打马过天河、水底捞明月、大推天河水、提捏大椎、揉耳后高骨。其中，退六腑、清天河水这两种手法多有用到，推三关、水底捞明月、打马过天河、提捏大椎至少有两派用到。说明多派将这 6 种手法和穴位用于治疗小儿发热。

以下就对这些手法进行介绍。

小儿推拿退热手法，用清水或香油做介质，在特定穴位推拿。

---

① 《针灸大成》对小儿推拿临床诊疗的指导探析 . 陈安静等 . 中医儿科杂志 . 2016, 12(04), 20-22.

一、小儿推拿必行的五大手法

开天门、推坎宫、揉太阳、揉耳后高骨、清天河水

（1）开天门，约50次（自小儿眉心，两拇指自下而上交替直推向发际边缘——印堂穴至神庭穴），可祛风解表，平衡阴阳，开窍醒脑，止头痛。

（2）推坎宫，约50次（自小儿眉心，两拇指自眉头向眉梢成分推），可祛风解表，平衡阴阳，开窍醒脑，止头痛。

（3）揉太阳，约50次（用拇指或中指指端按揉眉梢后太阳处），可祛风散寒，明目。

（4）揉耳后高骨，约50次（用拇指或中指揉耳后入发际高骨下凹陷处）。

（5）清天河水，约300次（前臂内侧正中，自腕横纹推向肘横纹），可清热解表。

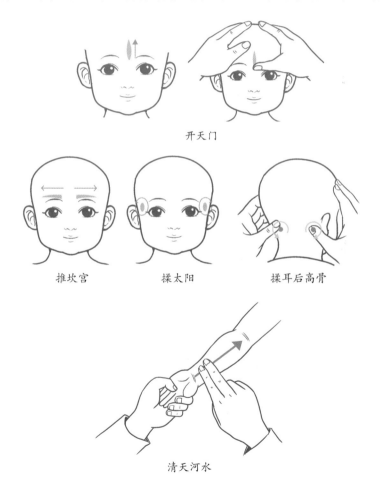

开天门

推坎宫　　揉太阳　　揉耳后高骨

清天河水

图1　小儿推拿必行的五大手法

二、风寒发热、风热发热、高热惊厥的推拿手法

1. 风寒发热：在五大手法基础上 + 推三关、提捏大椎

推三关：300 次（前臂桡侧，自腕横纹推向肘横纹），可补气行气，助气活血，也可温中散寒，发散风寒。

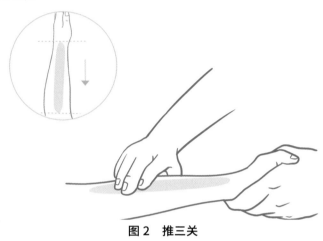

图 2　推三关

提捏大椎：捏大椎 5 ～ 10 下，以出痧为宜。

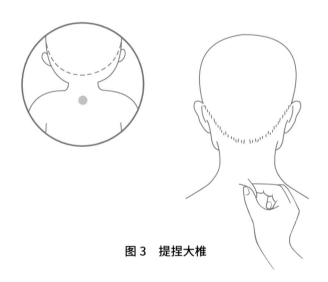

图 3　提捏大椎

2. 风热发热： 在五大手法基础上 + 退六腑

退六腑：300 次（前臂尺侧，自肘横纹推向腕横纹）。

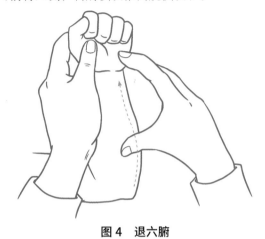

图 4　退六腑

3. 高热神昏惊厥： 在五大手法基础上 + 水底捞明月、打马过天河

水底捞明月：约 30 次（凉水滴在内劳宫上，自小指内侧向掌心做旋推）。

功效： 清热凉血，宁心除烦。

主治： 高热、大热，对高热烦躁、神昏谵语等邪入营血的各类高热实证，尤为适宜。

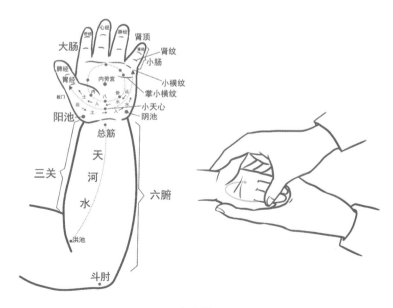

图 5　水底捞明月

打马过天河：约 9 ~ 18 次（左手托小儿左前臂腕部，使掌心向上，右手中、食指并拢用指端从小儿总筋、内关、间使、郄门、曲泽各穴弹打 3 次为一遍，3 遍为一次治疗）。

功效：清热除烦，镇惊利尿，通经活络，行气血，泄心火。

主治：一切实热、昏迷、惊厥、前臂麻木。常与六腑、水中捞明月、小天心、补肾配用。

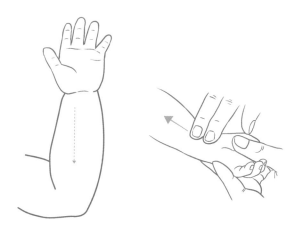

图 6　打马过天河

以上推拿手法治疗，每次 15 ~ 20 分钟，每日一次。

需要提醒的是，小儿推拿一般以透热、皮肤潮红、宝宝能忍受为度。

操作前要记住剪指甲、摘去首饰，用力要均匀持久、柔和，宜轻补重泻，由轻到重、再由重到轻进行操作。切忌简单粗暴！下手不能太重。

不可擅自给小儿推拿，因推拿也要辨证，还要有一定的技巧，应该由专业的中医操作，或在中医的指导下进行。

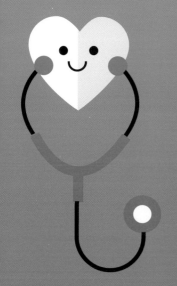

第四章

察言观色
——宝妈察病小技巧

善察言者——听其言而观其行；

善察色者——观其色而究其实。

如果让一个高明的中医师察言观色，就麻烦了。病人有什么毛病，老中医一打眼就知八九成，再听声就可以给出诊断了。因为中医看病人，从面色和声音就可以把一个人看透。不仅能看心有没有黑，还能看到肝脾肺肾有没有坏！

中医诊病讲究望闻问切，素有"上工望而知之，中工闻而知之，下工脉而知之"之说。

两千五百多年前，中医经典《黄帝内经》中就有"五音不彰，五色不明，五脏波荡"之说，可见老祖宗早就深谙面部五官气色与五脏健康息息相关，透过五官气色的好坏，可以发现人体疾病的蛛丝马迹。

东汉时期，医圣张仲景在《伤寒杂病论》中也教给众人察病妙招，即"察色之妙，明堂阙庭；察色之法，大指推之。察明堂，推而下之；察阙庭，推而上之"。

清朝道医陈复正将看病秘诀记载于《幼幼集成》中，并指出："初生小儿，欲知其有病无病？以手捻其头，摸其颐额，不作声者为无病。以手指探其口，虽发声而从容哑指者，有病亦轻；若能发声，不哑指者，面色青红带紫，或牙关紧急，不纳乳汁，此落地受寒之甚，须急治之。"

第一节　诊小儿病：察其色

《素问·阴阳应象大论篇》记载："善诊者，察色按脉，先别阴阳。"其中，"察色"包括看眼色、看脸色。古人早就发现眼色和脸色与疾病的关系，并总结得精辟入微，如：

看眼色：目青者肝热，目赤者心热，目黄者脾热，目无光者肾虚；

看脸色：面青者惊风，面赤者火热，面黄者伤食，面白者虚寒，面黑者痛，多是恶候。

看脸色：可断虚实轻重，在脏在腑，新病久病

　　五色：赤、青、黄、白、黑

　　五脏：心、肝、脾、肺、肾

　　五部：额、左腮、鼻、右腮、颏

　　五证：火热、惊风、伤食、虚寒、痛

五色、五部都与五脏关联

　　五脏在内，五色与五部在外

　　有诸其内、必显诸其外

　　以色为介、以部为介

五色应五脏、在五部、有五证

　　五色者：赤为心色，青为肝色，黄为脾色，白为肺色，黑为肾色

　　五部者：额属心，颏属肾，鼻属脾，左腮属肝，右腮属肺

五色明显为新病，其证轻；五色浊晦为久病，其证重。

一、五色应五脏

我们每个人的脸色都有三层色系，即主色系、客色系和病色系。

所谓主色系，完全由基因决定，它决定的是人种肤色，是人一生一世不变的肤色，所以主色系将这个世界分成了白种人、黄种人、黑人。

所谓客色系，则由基因与环境因素共同决定，如气候、饮食、情绪变化、运动、工作环境等导致的脸色变化。比如运动后脸会泛红，寒冷的冬季脸会显得苍白，长期在户外工作肤色会变黑等，这些也都属于健康范畴。如中国人在黄肤色的基础上，还是有人会偏黑、偏白或偏黄，这是正常的。

"红黄隐隐、明润含蓄"是对中国人健康肤色的最佳描述。"红黄隐隐"代表颧骨的红色明显，围绕颧骨的则是黄色，两种颜色隐约交替，没有明显的界线；明代表"明亮"，润代表"润泽"，含蓄就是夹有血色，这就是健康的黄色。

如果按照"红黄隐隐、明润含蓄"来判断，现在拥有健康脸色的人实在不多

所谓病色系，是指人在生病时候出现的肤色，如常说的面露病色。病色中的红、黄、白、黑、青五色，分别对应着不同的身体疾患。

人在生病的时候，脸色可能会出现没有光泽的红、黄、白、黑、青五种肤色变化，都是不健康的。如脸色通红、潮红或暗红，就是病红色；脸色蜡黄或焦黄，就是病黄色；脸色苍白、煞白或惨白，就是病白色；脸色枯萎或憔悴，就是病黑色；脸色铁青，就是病青色。不同的病色，对应不同的病理生理状态。

红色： 如通红、潮红、暗红。潮红为阴虚的表现，五心烦热，阴虚上火，颧骨发红；通红多为有实火，即所谓的上火；

黄色： 如蜡黄、焦黄，脾虚的表现；

白色： 如苍白、煞白、惨白，这些白色没有光泽，不夹杂血色，气虚的表现；

黑色： 枯萎、憔悴，肾虚的表现，如黑眼圈；

青色： 铁青，气滞血瘀的表现。

中国传统文化的核心是天人合一，集中体现在"道法自然"的认知中，即人与自然相应、天道与人道相通，认为人道当效法天道，所以《道德经》有"人法地，地法天，天法道，道法自然"之说。道法自然的本质就是人法自然，强调万物包括人是自然造化的结果，所以人要顺应自然，要与天地和谐共处。故有了中医的天人相应观，认为"人之合于天道也，内有五脏，以应五音、五色、五味、五时也"，并构建五色定五脏的理论和方法，即《黄帝内经·灵枢》"以五色命脏，青为肝，赤为心，白为肺，黄为脾，黑为肾"的五色诊。同时强调人之命为天地所生，与四时相应，即《黄帝内经·素问》所说的"人以天地之气生，四时之法成"。所以，运用五色诊察面色，还需考虑因季节影响所致的面色变化。

中医在面部望诊中强调五色分类，即青色、赤色、黄色、白色、黑色。

五色诊中，病色的判断以五脏特性为纲，即：

青色内应于肝，为肝胆之色。肝色青，因为肝主疏泄，调畅气机，以维持血液的畅行。

脸色发青说明肝脏的这些功能受阻，有经验的中医就大概知道了，可能与寒证、痛证、气滞、血瘀或小儿惊风有关。临床上往往也表现为两胁疼痛，耳鸣耳聋，心神不宁，易怒等症。

现代科学认为，肝脏的生理功能主要有分泌、排泄胆汁、合成相关蛋白和凝血因子、代谢体内外有害物质（包括维生素代谢、激素代谢、药物代谢）等。其供血丰富，保证了机体气机顺畅，故有疏泄气机、调畅气血的作用。若其功能受损，则可能导致气血运行不畅，甚至气血瘀滞于血管内，从而呈现面青色。所以，脸色发青，多半肝郁，或有阴寒内盛，或是血行不畅；如果是青里带黑，多是肝肾同病，常见于肝硬化，平时应酬多、酒场多的人更要注意。

赤色内应于心，为心与小肠之色，即心色赤，因为心主血脉。脸色发红说明心脏的功能出问题了，有经验的中医大概就知道了，可能与热证有关，临床上往往也表现为胸中不适、疼痛、胁胀痛或下肢水肿等。

现代科学认为，心脏的主要功能是推动血液循环，保证血液能运行至身体各个脏器，以供应氧和各种营养物质（如水、无机盐、葡萄糖、蛋白质、各种水溶性维生素等），并带走代谢的终产物（如二氧化碳、尿素和尿酸等），使细胞维持正常的代谢和功能。若心火亢盛（营养物或代谢物过盛），气血易上盈面部，则表现为赤色；若心血不足（营养不足），血不能上荣于面，会导致面色偏白（如贫血）。中医早就意识到，心除主血外，还藏神，若心不藏神，则可见面色无华。现代医学也证实，心脏能够分泌心钠素、脑钠素等生物活性物质，影响人的心神。

黄色内应于脾，为脾胃之色，即脾色黄，因为脾主运化、主统血。脸色发黄说明脾虚而运化无力，有经验的中医大概就知道了，可能与虚证和湿证有关，临床上往往也表现为身体沉重、肌肉萎缩、饮食不化、脘腹胀满等。

脸色发黄，多半脾虚，因为脾为后天之本，脾虚时没有充足的气血濡养面部，则表现为萎黄。中医的脾与西医的脾完全不同，不是一个脏器。所以，这里不能用西医脾的相关功能来解释中医脾。

白色内应于肺，为肺与大肠之色，即肺色白，因为肺朝百脉，主气司呼吸。脸色发白说明肺脏失职，血脉无法充盈，则易造成气血两虚，无法充盈于面部，面色表现为白色。有经验的中医大概会知道，可能与寒证、虚证、脱血和夺气有关，临床上往往也表现为咳嗽、气喘、肩背痛、出汗及肠鸣泄泻等。

黑色内应于肾，为肾与膀胱之色，即肾色黑，因为肾主藏精、主水。脸色发黑说明肾阳亏虚，有经验的中医大概会知道，可能与肾虚、寒证、痛证、水饮和瘀血有关。临床上往往也表现为肢体水肿、盗汗、怕风及小便不利等。

二、宝妈如何看宝宝脸色行事

俗话说：出门看天色，进门看脸色。放在家里，最愿意看的当属自家宝贝的脸色。除此之外，谁的脸色都不愿意看。太平无事的时候，脸色其实也可看可不看，一旦有个头痛脑热的，宝宝的脸色会变，这时候就必须看。如果会看脸色，就会知道孩子可能着凉了、受风了、吃多了、穿少了、动多了或是睡少了。因为宝宝的脸色是健康的晴雨表，会看脸色就可以预知宝宝有病无病。

正常的脸色：红黄隐隐、明润含蓄、富有光泽
不正常脸色：
 白色：苍白、煞白、惨白
 黄色：蜡黄、焦黄、暗黄
 红色：通红、潮红、暗红
 黑色：枯萎、憔悴
 青色：铁青、锈色

儿科又称哑科，四诊之中，至少有两诊"问"与"切"无从着手，唯有望面色最为有效和快捷。无论大人小孩，进门首先看到的就是颜面，而五脏六腑之神气皆可见于面色，因"五色者气之华也"，所以，学会看脸色、望面色可以帮助宝妈宝爸们预知自家宝宝是否健康。

作为"哑科"的儿科，望色诊病显得尤为重要。望诊是中医诊断疾病证候的一种最直接的方法，居四诊之首。

正常生理状态下，小儿面部颜色红黄隐隐，明润含蓄，富有光泽。随着年龄、喂养、冷暖和疾病等的影响，孩子的脸色会出现各种变化，特别是生病的时候，小儿的面色可能会出现青、赤、黄等变化。高明的大夫可以通过望小儿面色获知病在何脏，即望色诊病。这是因为面部作为心之外华，由脏腑精气所荣，其颜色变化当然可以提示与疾病相关的信息。在家长不能准确地描述症状体征时，望诊则是不可或缺的。

小儿最常见的病理性的面色包括青、赤、黄、白、黑五种，但在一定的生理情况下，小儿也会出现病色，此时，需要医生对小儿面色进行鉴别，得出正确的诊断。当宝宝被热邪入侵时，引起一系列的发热症状，面部一般表现为赤色；当宝宝被寒邪入侵时，则会引起恶寒等症状，面色表现为白色。

小儿之病，先从面部气色观之。如，面青主惊风之证、面赤主火热，面黄主伤脾伤食、面白主虚寒、面黑主痛，多是恶候。总之，五色明显为新病，其证轻；浊晦为久病，其证重。

《黄帝八十一难经》的六十一难曰："望而知之谓之神，闻而知之谓之圣，问而知之谓之工，切脉而知之谓之巧，何谓也？然：望而知之者，望见其五色以知其病。闻而知之者，闻其五音以别其病。问而知之者，问其所欲五味，以知其病所起所在也。切脉而知之者，诊其寸口，视其虚实，以知其病，病在何脏腑也。经言以外知之曰圣，以内知之曰神，此之谓也。"

《黄帝内经》解释了为什么"望见其五色以知其病"，是因为"五色形于外，五脏应于内，犹根本之与枝叶也。色脉形肉，不得相失也。故有病必有色，内外相袭，如影随形，如鼓应桴，远者，司外揣内，近者，司内揣外，五色之见，莫不相输应焉"。

并进一步说明了从哪里看"五色"："五色之见也，各出其色部……五脏六腑，固尽有部"，视其五色，黄赤为热，白为寒，青黑为痛，此所谓视而可见者也。其色多青则痛，多黑则痹，黄赤则热，多白则寒，五色皆见，则寒热也。

在中医学理论中，人以五脏为中心，六腑、九窍、五体、五志、五部、五色以及五官等与五脏都有紧密联系，即所谓：五色、五官、五部应五脏。

五色者：青为肝色，赤为心色，黄为脾色，白为肺色，黑为肾色。

五官者：鼻者肺之官也，目者肝之官也，口唇者脾之官也，舌者心之官也，耳者肾之官也。官之为言司也，所以闻五臭、别五色、受五谷、知五味、听五音，乃五脏之气。

五部者：额属心，颏属肾，鼻属脾，左腮属肝，右腮属肺。

1. 看明堂

鼻子，在中医中又叫明堂，正中的鼻梁线是我们脸上最亮丽的一道风景线，古有明堂之称。健康人的鼻子应该是明亮、润泽和含蓄的，不健康的鼻子可能一年四季"清水长流"。

鼻为五官之一，与脏腑有着密切的联系，并通过经络与之贯通。若脏腑功能失调，也会在鼻部有所反映。注意观察宝宝的鼻梁及其周围的气色，可能会提前知道宝宝哪里不舒服。比如宝宝鼻尖发青或鼻梁周围发青发黑，都在提示可能肚子痛，而且是受凉以后的那种肚子痛。此时，宝妈们就应该好好回忆一下，是不是没给宝宝穿暖和，或者宝宝小肚子不经意暴露在外受凉了，甚至受了冻。另外，如果宝宝鼻梁周围发红，可能是发烧的前兆，至少提示宝宝体内有热。

中医最重视鼻子的气色。《黄帝内经·灵枢》有"五色独决于明堂乎"，说的是"五脏之气见于色，而分别于明堂"。所以"五色之见于明堂，以观五脏之气"。审察明堂，就是看鼻梁周围的色泽判断五脏病情。若能"复辨明五脏之气：见色于明堂、见脉于气口、察其色、切其脉，以知病之间甚。"比如说，"明堂润泽以清"，说明宝宝精气充盛，五脏健康。鼻梁周围如果青黑说明有痛，如果黄赤说明有热，如果发白说明有寒。

汉代张仲景在《金匮要略》中指出："鼻头色青，腹中痛，苦冷者死。鼻头色微黑色，有水气；色黄者，胸上有寒；色白者，亡血也。设微赤，非时者死。"

鼻为肺之外窍，气息出入门户，主嗅觉。脏腑功能正常，气血充盛，则鼻色润泽。正如《黄帝内经·灵枢·五阅五使》篇说："脉出于气口，色见于明堂"。意思是说，内脏有病变时，其脏腑之病色必然显露于外，通过观察鼻部色泽的变化，就可以测知哪个器官有病了。在中医小儿诊断中，望鼻色与诊寸口脉具有同样重要的作用。

现代经临床研究发现，患有肝炎、肺结核、阑尾炎等疾病的患者，在应用皮肤电阻测查仪探测时，其鼻部与脏器相应区域内，如肺点、肝点、大肠点的电位值明显增高，尤其在肝炎时，鼻部的阳性反应率可达 90% 以上 [1]。

2. 看眼色

早在两千五百年前，《黄帝内经·灵枢》就有记载："目之精明五色者，气之华也。"

《黄帝内经》十分重视目与全身的关系。《黄帝内经·灵枢·大惑论》曰："五脏六腑之精气，皆上注于目而为之精""精明见于目，五色显于面，皆气之华也。"就是说五脏六腑的精气都输注于眼睛，所以人的眼睛才能明润光泽，传神达意。《黄帝内经》对眼神与面色的描述至今无人超越。

凡色泽明润含蓄，为脏腑精气充足；色泽枯槁晦暗，为脏腑精气衰败。所以说，上工观五色于目，知色之散复，即知病之散复。

> 目光明亮，顾盼灵活，面色荣润，谓之得神；
> 目光乏神，双目少动，面色少华，谓之少神；
> 目光晦暗，瞳神呆滞，面色无华，谓之失神；
> 目光忽亮，浮光外露，两颧泛红如妆，谓之假神。

眼又是人体的一个重要器官，通过眼睛的色泽又能反映出全身各脏腑的情况。故《黄帝内经·灵枢·小针解》曰："睹其色，察其目……言上工知相五色于目。""所以察其目者，五脏使五色循明。"

《黄帝内经·灵枢·论疾论尺》对眼色还有更精辟的描述："目赤色者病在心，白在肺，青在肝，黄在脾，黑在肾。"所以，察目之色可以推断病在何脏，这是"全息理论"

---

① 鼻针疗法探讨 . 赵宏岩等 . 中国中医药信息杂志 . 1998(09):52-53.

的最早运用。

一千多年前，中医儿科鼻祖钱乙在他的儿科专著《小儿药证直诀》中非常清楚地描述过眼色与五脏热病的关系，"目赤者心热，目淡红者心虚热，目青者肝热，目黄者脾热，目无精光者肾虚"，即所谓"以五色、光泽辨别五脏热"。

如果宝宝眼睛偏红，不是哭的，宝妈就要注意宝宝有没有烦躁不安，如果玩都不耐烦，就可能上火了，而且是"急火攻心"的心火，这时要千万小心，看有没有心肌炎之类的病，因为"目赤者心热"。

如果宝宝眼睛偏青，就要小心宝宝是不是有肝火，如果不是宝宝性子特别急，就可能是与肝胆相关的炎性疾病。如果宝宝莫名地哭闹或发脾气，就应该引起重视，去医院查一个肝功能，看有没有肝损伤，因为"目青者肝热"。

如果宝宝眼睛偏黄，注意是偏黄不是发黄，偏黄可能是宝宝吃多了不消化，伤了脾胃；发黄则可能是黄疸或肝炎之类的疾病。

如果宝宝眼光不很清亮，甚至有些呆滞，目中白睛多，说明宝宝肾不好，即肾虚，需要用六味地黄丸之类的中药补肾。

《小儿药证直诀》还给出了治疗方案。

目内证－实热证

合面睡，目赤者，心热，导赤散主之；
目淡红，心虚热，生犀散主之；
喜仰卧，心气实，泻心汤主之；
目青者，肝热，泻青丸主之；
弄舌，目黄者，脾热，泻黄散主之；
无精光者，肾虚，地黄丸主之。

3. 看面色

中医诊病，最重四诊，望闻问切，望诊居首。高明的中医大夫诊病，望而知之。

一般人其实不知道中医大夫望的是什么，所以觉得"神"，感觉"玄"，不信吧，说得还很准；信吧，又没有科学依据。所以，中医望诊至今还没有得到普遍认同，中医自己也不做过多解释。因为解释也是鸡同鸭讲，各执一词，不是一个语系，让普通人怎么理解？

宝宝如果生病，最先发生变化的可能就是脸色了，宝妈可能会看到潮红、青紫、发黄、黑色、苍白等不同的脸色，不同面色反映出的是不同脏腑的健康状况。只是大多数家长并不知道这些脸色变化意味着什么，跟宝宝生的病有什么关系。

如果有人告诉宝妈，宝宝面色潮红，可能是心慌、心悸或胸闷造成的；如果宝宝面色潮红的同时还伴有气短气急的情况，大概率应该是心脏不太好，要多关注宝宝的心脏。如果不是生病，大可多吃红色食物进行调理，如西红柿等红心水果与蔬菜。

宝宝面色青紫，可能是头晕、目眩、眼干造成的，如果宝宝面色青紫的同时还有易怒烦躁的情绪，大概率应该是肝脏不太好，要多加调护宝宝的肝胆。如果不是生病，大可多吃绿色食物进行调理，如绿叶蔬菜、青色水果之类的。

宝宝面色发黄，可能是脾胃虚弱、腹胀胃痛造成的，如果宝宝面色发黄的同时还出现食欲不振、消瘦或肥胖等情况，大概率应该是脾胃不太好，要多加养护宝宝的脾胃。如果不是生病，大可多吃黄色食物进行调理，如香蕉、红薯、小米、木瓜、橙子等。

宝宝面色发黑，可能是肾虚造成的，如果宝宝面色发黑的同时还出现不睡觉、盗汗、遗尿或尿频尿急等现象，大概率应该是肾不太好，要多加固护宝宝的肾。如果不是生病，大可多吃黑色食物调理，如黑芝麻、黑米、黑豆、核桃、黑木耳等。

宝宝面色苍白，可能是肺气虚造成的，如果宝宝面色发白的同时还有长期咳嗽、声音嘶哑、气喘甚至哮喘等症状，大概率应该是肺不太好，要多加保护宝宝的肺。如果不是生病，大可多吃白色食物进行调理，如百合、山药、梨、白萝卜等。

中医认为，面部的色泽是气血通过经络上注于面的表现，气血运行是否通畅以及气血的盛衰，必定会从面色反映出来。面色与身体的五脏健康息息相关，面部气色之好坏透露出人体健康的蛛丝马迹。有五种面色与内脏疾病密切相关，认为肝色青，脾色黄，肺色白，心色赤，肾色黑，显而易见，所以有"五色应五脏"的学说。

第二节　诊小儿病：听其声

闻诊是中医望闻问切四诊之一，闻者，兼有闻味与闻声之意，既用嗅觉又用听觉进行诊断的方法。因为声音、气味与内在脏腑的病变密切相关。中医认为，声音、言语、呼吸、气味的变化能够反映脏腑气血的盛衰变化，对判断正气盈亏和邪气盛衰有指导作用。

一、五声应五脏

人类的情感和信息交流最早是通过声音传达的。人体只有在气血充足、气运畅通、神明正常的时候，发声器官才得以温养和调控，才能正常发出声音。

中医将人发的声音概括为"呼声、笑声、歌声、哭声、呻声"五种。《黄帝内经》有"五音五声应五脏"的理论，根据这一理论，高明的中医能从宝宝的呼声、笑声、歌声、哭声或呻声中，分辨出哪一个脏器出了问题。

如果小孩容易发怒、爱大呼小叫，老话说是"肝火旺"

肝对应的是"呼"声，无论是呼喊还是呼气，都因肝而出。

如果孩子动不动就发脾气，还大呼小叫，说明肝气过盛，肝阳上亢；相反，肝气郁结的孩子会不由自主地长吁短叹，发出"呼呼"的声音。这时候家长会很奇怪，说孩子小小年纪哪来的忧愁。其实，这是人体一种不自觉的自救，通过呼气叹气来缓解肝郁。

如果孩子喜欢大呼小叫或脾气不好，不要以为是孩子脾气坏，可能是孩子肝气不疏，是肝郁造成的。肝火旺的孩子可以多吃点儿山楂、萝卜、紫苏等行气的食物，也可以练习多发"嘘"字音，等于让孩子自己缓解自己的情绪，以免怒气伤肝。

如果小孩嬉笑无常，常笑个不停，老话说是"失心疯"

心对应的是"笑"声，无论是嬉笑还是大笑，都因心而出。

心气足的孩子爱笑，笑声听上去也很爽朗。但如果孩子总是笑个不停，就有问题了。凡事都不能过，笑多了耗伤心气，心气再足也经不起伤耗。所以，心气太过也并非好事。俗话说"笑一笑，十年少"，适度的笑可以疏通心气，有益健康。可过犹不及，笑得太多太过就要出问题了。很多笑星都死于心脏之类的疾病，如高秀敏、马季、侯耀文等。当然，这些都是成人老人，小孩子不会的，只要及时调整就不会出什么问题。

相反，心气不足的孩子有事无事坐在一边呵呵傻笑，说明心神有些散乱；再严重一点的心气虚的孩子，多笑一会儿或多说几句话，就心慌，或气不够用。这种情况需要养心了。

对心气不足的孩子，平时多练习发"呵"字音，等于补心气。发"呵"字音还有助于睡眠，增加记忆，减缓心慌。在宝宝饮食中，可以加桂圆、莲子、大枣、小麦等，以益心气、养心阴。

如果小孩烦躁不安，爱登高而歌，老话说是"吃饱撑的"

脾对应的是"歌"声，无论是"高歌"还是"低吟"，都因脾而出。

脾气旺盛的孩子说话底气十足，而且声音洪亮，歌声嘹亮；然而跑屋檐或电线杆上唱歌（登高而歌），或不分亲人外人都呼号怒骂，这就有病了。中医认为，登高而歌这类属于"阳明热盛"，即脾实胃热造成的。西医则认为是精神分裂。两种认知必然导致两种完全不同的治法。

相反，脾气虚的孩子说话声音低微，唱歌没有底气。脾气虚的孩子平时多发"呼"字音，这样可以培养脾气，对脾虚、腹胀、脾胃不和、食欲不振都有好处。也可以多吃山药、小米、薏苡仁等补脾益气的食物。

如果小孩容易伤心，常哭哭啼啼，老中医会认为是"肺气虚"

肺对应的是"哭"声，无论号啕大哭还是呜咽哭泣，都因肺出。

肺气旺盛的孩子哭声很洪亮，刚出生的宝宝，如果哭声特别响亮，接生大夫就会很放心，这说明宝宝肺部扩张好，没有缺氧的现象——肺气足。相反，肺气虚的孩子哭声也很低微，呜呜咽咽。孩子经常哭，容易伤肺气。

爱哭的孩子平时可以多吃些银耳、百合、枇杷、荸荠之类的补肺食物。也可以多发"呬"字音，有助于养肺气。

如果小孩哼哼唧唧，老无病呻吟，老中医会认为是"肾气虚"

肾对应的是"呻"声，无论是无病呻吟还是疼痛呻吟，都因肾出。

人在极度疼痛或快乐时，都会发出呻吟之声，但无病呻吟就是问题了。一般宝宝是纯阳之体，肾气充足，很少发呻吟之声。但也有先天不足或久病之后身体虚弱的孩子，肾气不足。

如果孩子没事总是哼哼唧唧地呻吟，甚至有潮热盗汗，不要简单地认为是孩子性格的原因，要想到有可能是孩子肾虚。平时可以多给吃一些猪肉、黑豆、龙眼、山药等温阳补肾的食物，严重的可以根据阳虚阴虚的不同，选择金匮肾气丸或六味地黄丸补肾。也可以让孩子多念"吹"字，有强肾的作用。

总之，五声是脏器健康的窗口，五声对应五脏：肝声在呼、心声在笑、脾声在歌、肺声在哭、肾声在呻。仔细倾听五声能大致了解五脏的情况。看到这里，聪明的宝妈宝爸也应该像高明的医生那样，从宝宝发出的声音中听出哪一种脏器出现问题了吧。

二、小儿夜啼：寒啼、热啼

"啼"和"哭"有区别吗？当然有！"啼"与"哭"的区别在于有泪无泪、声长声短：有声无泪、声短曰啼；有声有泪、声长曰哭。

只是现代人不区分"啼"与"哭"，以为"啼"就是"哭"、"哭"就是"啼"。而且，普遍认为啼哭是新生儿生命力的表征，是与父母交流的一种"语言"，这一点没错。正常情况下，健康宝宝会以洪亮有泪的哭声表达饥饿，或索要食物。当宝宝身体不舒服、生病的时候，"哭"和"啼"的区别就派上用场了。在受到病痛困扰时，宝宝有时候是哭，有时候是啼。啼更多发生在夜晚，所以中医有"小儿夜啼"之说，以及相应的分类和用药。

夜啼指患儿白天表现正常，无异常啼哭，夜晚特别是深夜，出现长时间的啼哭。这种啼哭并非只发生一两次，而是一般情况下，一周有3个以上夜晚啼哭。多见于1岁内的婴儿。

中医将小儿夜啼分寒啼、热啼两大类，因为引起小儿寒啼、热啼的原因不同、表现不同，治法也不同。所以，宝妈们可以根据宝宝啼闹时的状态，大致了解可能是什么情况，以避免进一步的伤害。

有声有泪，声长曰哭，哭而不啼，则气急心烦，将作惊也。

有声无泪，声短曰啼，啼而不哭，则气不伸畅，知主腹痛。

泪为肝液，哭乃肺声。

热　啼

如果宝宝是上半夜仰面朝天的啼哭，哭声急促，面红身壮热还有汗，四肢烦躁，手足心热，中医认为这种啼哭意味着宝宝有腹痛。如果用手按肚子哭得更厉害，抬手就止，说明是因痰热而痛，用中药导赤散多可以缓解。

如果宝宝仰面朝天的啼哭，面红，口气热，小便黄，肚子暖和，有时候有汗。这种啼哭意味着宝宝心烦，用中药导赤散也可以缓解。

如果宝宝不仅啼哭，还尿床，而且有受惊、神乱、烦闷的症状，可能是给孩子穿太多了，或家里暖气太足了，把孩子热坏了，热邪攻心引起惊热。

如果宝宝见灯就哭，灯灭就停，哭的时候脸红泪多，可能是孩子心经有热造成的。用凉心安神的中药可以缓解，如灯心散、黄连饮、蝉花散等。

寒　啼

如果宝宝下半夜弯腰干啼，面色青白，口气清冷，唇黑肢冷，大便也是青色的，不成形，可能是受寒引起腹痛的症状，可用六神散、益黄散急煎葱汤淋洗其腹。揉葱白熨脐腹间，等尿自出，其痛立止，可再用乳香散。

如果宝宝从黄昏到后半夜，弯腰趴着啼哭，眼中无泪，额头有汗，面煞白带青，可能是胎中受寒造成的寒疝。

有以上任何一种情况，需及时就医，不可自己给宝宝当医生而延误治疗。如果不是热啼或寒啼，一般性的啼哭，只需要手轻轻抚摸或扶抱，任宝宝自哭自止，千万不要强行按住，或让宝宝喝奶来制止。如果没有病，是无须用药的。

第三节　诊小儿病：观其动

事出反常必有妖，人若反常必有事，宝宝反常必异动。

健康宝宝好动、淘气都还好，顶多有时候让人心烦，惹人生气，不会让人摸不着头脑。有些时候，孩子做出一些奇怪的动作，比如频频眨眼、皱眉、吐舌、弄舌、弯腰、多动等。看到孩子出现以上这类异常或反常动作时，家长一开始都会很着急，多方咨询可能也得不到什么解释，时间久了就只能这样了，甚至干脆习惯了。在中医看来，一旦出现频频眨眼、皱眉、吐舌、弄舌、弯腰、多动中的任意一种动作，都属反常，宝妈一定要引起重视。每一种异常动作后面可能都隐藏着某种疾患危险。下面一一予以剖析。

一、小孩子频频眨眼、歪嘴、弄鼻、多动

小儿不停地眨眼，很多家长认为是一种"坏毛病""坏习惯"，以为孩子有意为之，所以常常简单粗暴地逼迫孩子去改、去克服，甚至不惜训斥和打骂，给孩子幼小的心灵罩上害怕、恐惧、逆反甚至自闭的阴影。

小儿频繁眨眼，在中医看来实属不能自控，所以给了一个专门的术语——目劄。最早使用"目劄"一词的医书是明代王肯堂的《证治准绳》，刊于 1602 年，距今已有四百多年的历史。中医认为，目劄或频繁眨眼与孩子饮食不节引起脾胃损伤、肝风内动有关。究其根本，却是与小儿"脾常不足，肝常有余"的生长发育特点有关。

所以，治疗频繁眨眼应从小儿"脾常不足，肝常有余"的生理病理特征出发。特别是那些先天禀赋不足或起居失常或饮食失节的孩子，本身就具备得此病的内在环境，若再遇外在环境变化，如受凉、受热等外因引动，内外合鸣就会造成肝强脾弱的状态，使目失所养，引发小儿频频眨眼，严重的还可能出现歪嘴、弄鼻、多动、秽语等症状。

少儿在其整个发育过程中多表现为"肝常有余，脾常不足"。可能很多孩子都有过频繁眨眼的阶段，有的不用治疗，随着饮食的调整和逐渐长大，症状会自行消失。但有些孩子因为脾胃较弱或饮食没有节制，眨眼症可能会持续存在，如果不治疗，随着年龄长大，可能会发展为多动，再大一点还可能发展成多动秽语症。所以，及时治愈频繁眨眼，可以避免孩子以后更大的麻烦。

小儿的生理特点是脏腑娇嫩，形气未充，身体各脏器都处于旺盛生长和快速发育的阶段，对营养物质需求量大。然而，小儿脾胃功能还没有发育成熟，即脾胃之体成而未全，脾胃之用成而未壮，极易出现功能失调，所以古代医家认为小儿"脾常不足"。脾主运化，为气血生化之源。小孩常因吃得过饱而伤脾胃，至消化不良，营养吸收和分布不足，而使眼目失养。

小儿虽脏腑之气娇嫩，形气未充，然体属"纯阳"，肝属少阳，均秉生发之气，加之生生之气，使其肝气易实。因此，生理上的肝气容易有余，所以中医认为"肝常有余"。"有余"就意味着肝气容易过，容易从生理转向病理。过多的肝气使得肝风易动、肝火易旺、肝阳易亢、肝火易盛。正所谓物无美恶，过则为灾。

治疗小儿眨眼症，甚至多动症，中医多从脾虚肝旺、肝风内动论治，采用健脾、疏肝、祛风的治法，可效如桴鼓。

小儿能不能吃是脾胃功能好坏的风向标，说明孩子有没有消化能力。

胃主消解，通过蠕动把食物磨细，即大块切小块的过程，干的是粗活。食物从食管经贲门就到了胃，有一种豁然开朗的感觉，所以被称之"阳明"。胃迎来送往，直到把食物变为渣滓从肛门排出算是完成了任务。体现出的是一种"消"的能力。

脾主化解，通过分泌各种蛋白酶、淀粉酶一系列消化酶把食物转化为可吸收的精微营养物质，即小块发酵的过程，干的是细活。经脾的运化，把营养物质传递给心肺和肝肾。体现出的是一种"化"的能力。

所以说小儿能不能吃反映的是脾胃功能。需要说明的是，中医的脾包括现代医学的胰脏、大小网膜及肠系膜的功能。

小儿想不想吃是肝胆功能好坏的风向标，说明孩子有没有食欲。

肝主化合（合成）胆汁、白蛋白、纤维蛋白原、凝血酶原、凝血因子、胆固醇等人体自身需要的物质，是猪肉变人肉的过程；胆主存放胆汁，分泌胆汁促进脂类的消化、吸收。

肝者将军之官，谋虑出焉：肝脏合成正常，正常刺激大脑神经，到点就饿，所以想吃；胆者中正之官，决断出焉：不给吃就发脾气，因为胆汁到饭点要分泌，胆囊才能排空，否则着急。

二、小孩子吐舌、弄舌、口疮

有些宝妈带宝宝玩的时候，会发现宝宝不自觉地吐舌头，多数家长会以为宝宝自己在玩，灵活好动的原因，没放在心上。如果偶尔为之还好，一旦持续吐舌头，可就不是在玩了。如果宝宝同时还有挑食、脾气大、口臭重、大便干、情绪暴躁、入睡困难，甚至晚上不睡觉等情况，应该不是灵活好动的正常状态了，而是宝宝体内有热，是一种疾病状态。再看看宝宝的舌苔，如果舌质红、舌苔黄腻，这样的宝宝体内有湿热基本没有跑。

宝宝为什么会吐舌弄舌？

中医认为舌为心之苗，脾开窍于口，若宝宝心脾有热，内热生火，火易循经炎上，则会吐舌、弄舌。多见于 1 岁以内的小儿，四季都可能发生。这里有两个概念需要先区分清楚，即吐舌和弄舌在中医看来是不同的：

弄舌：婴儿时时舒舌，微露即收，就像蛇舐。弄舌者，舌口中摇动者，因心脾有热，以致唇焦舌干，烦热便秘。

吐舌：婴儿舌舒长，伸出口外缓缓收回，就像小狗伸舌头。吐舌者，伸长而收缓也，因心经有热所致，故面红、烦躁、口渴、尿赤。

宝宝心脾积热引起的吐舌、弄舌该怎么调理呢？

调理宝宝吐舌、弄舌，可以用内治法，也可以用外治法。

内治法自然是用药了。治疗弄舌，中医用宋代钱乙的泻黄散化裁，就能泄脾热；治疗吐舌，也是用钱乙的方，不过是泻心导赤汤。不过，宝妈们可能还是担心药物对宝宝的副作用，更愿意选择非药物治疗的外治法。外治法中，小儿推拿是应用最多的。

调理宝宝心脾有热，小儿推拿治疗分三步走。

（1）清泻心脾，平肝安神，实现消积食。

（2）清天河水可泻心火，实现除烦安神。

（3）捣小天心可清热明目，实现镇惊安神。

具体穴位和操作如图。

1. 清脾土

位置：拇指桡侧，指尖到指根。

操作：从拇指指端向指根方向做直推。

作用：消积食，清脾火。

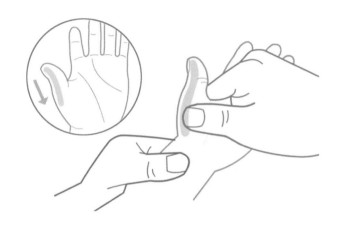

图 7　清脾土

2. 清心火

位置：在手掌侧的腕横纹正中。

操作：以手指按压大陵穴，连续按压或一压一放。

作用：除烦安神。

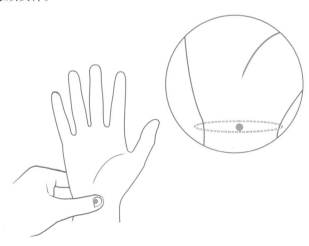

图 8　清心火

3. 清天河水（见图1）

4. 捣小天心

位置：在大小鱼际交接处凹陷中。

操作：用食指或中指屈曲捣之。

作用：安神镇惊，清热明目。

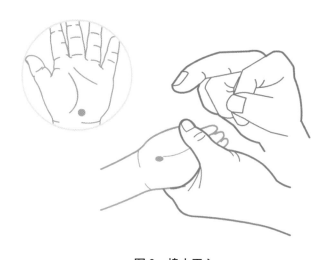

图9　捣小天心

宝妈平时在照看孩子时，要注意观察孩子细微的变化，及时调理干预，防患于未然，做到未病先除。

中医认为，舌为心之苗，脾开窍于口；若心脾有热，易循经上炎而发生吐舌、弄舌的情况，其诱因为心脾积热。若发现早，及时治疗，则疗效很好。另外，吐舌、弄舌还往往是惊风的先兆症状，因热盛生风，肝风内动故有吐舌、弄舌之"风象"先露，医者应当引起警惕。若重病后出现吐舌、弄舌，则为心脾亏损、气血衰败的危象。

至于先天痴呆的小儿，也有相似的表现，但不属本病范畴。

随着孩子慢慢长大，如果有心脾积热可能就以"小儿口疮"的形式发泄出来，主要病变部位还是在心与脾。

小儿口疮是以口颊、唇舌、齿龈、上颚等处出现溃疡为特征的口腔疾患。发病时口腔出现单一或多个溃疡面，伴有不同程度的疼痛等多种全身症状。舌为心之官，心脉通于舌上，脾开窍于口，脾络通于口，肾脉循喉咙连舌本，胃经循颊络齿龈，故无论外感、内伤，凡化热、化火者，均可循经上炎，熏蒸口舌而发口疮。加上婴幼儿血少气弱，黏膜柔嫩，不耐邪热熏灼，或久病体虚等本身的原因，以及因调护不当感受风热之邪，或喂养不当恣食膏粱厚味，过食辛辣刺激之物等外在原因，都可引发小儿口疮。病机主要为心脾积热。

中医虽有多种治疗小儿口疮的方法，按照类别来分，无外乎内治法与外治法两种。

内治法主要四诊合参，以脏腑、虚实辨证为纲，结合理法方药，对症下药。其治法有：

（1）**疏风散热法**：用于治疗外邪引触伏火上扰所致的急性口疮。

（2）**清心泻热法**：用于治疗心火上炎、上攻苗窍所致的急性口疮，其代表方是凉膈散和导赤散。

（3）**消积导滞法**：用于治疗食积郁热、上蒸口舌所形成的急性口疮，其代表方是泻黄散。

（4）**平肝泻火法**：治疗因外感湿热之后，毒邪内扰肝经，肝火挟毒循经上入口中的急性口疮。

外治法包括敷药、推拿、针灸等，方法多样，疗效良好。实际上多采用小儿推拿，用泻法以泻心脾之热，促进口疮愈合。

采用推拿治疗幼儿口疮：以滑石粉为介质，

清脾土： 拇指伸直，在拇指面上由指尖直推向指根，5分钟。（见图7）

清心火： 以手指按压大陵穴(在手掌侧的腕横纹正中)，连续按压或一压一放
8分钟，根据不同兼证增加对症的推拿治疗。（见图8）
如实证加清天河水（见图1）5分钟，虚证加推补肾水（见下图）。

补肾水： 以手指按压太溪穴(足内踝与跟腱之间的凹陷处)，连续按压、
或一压一放5分钟，每天1次。

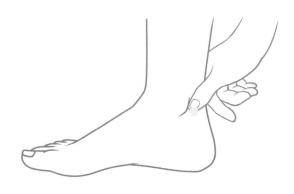

图10　补肾水

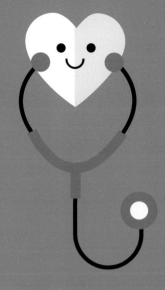

第五章

四季安康的喂养秘诀
——饮食有节

中医看病，无论大人小孩儿：

先问起居：安烦、苦欲何如？

次问饮食：能食不食？渴与不渴？

后问二便：或通或秘？或癃或淋？

而后病源可识矣！即可诊断何病。

所谓起居饮食，无非衣食住行。中医认为，衣食、住行不仅影响人的生理，更是生病的原因。所以，小孩的衣食住行不仅影响其生长发育，也影响其生疮发病。

如果饮食起居顺其常，则四季安康无病恙。

宋代李昌龄在《乐善录》中就有"人惟起居饮食日顺其常，福莫大焉"的记载，告诉世人凡事要顺应常规常理，不要违反常识常态。如果有不信邪的，视常规常识为无物，偏要挑战自我，挑战常理常态，其后果只能是损害自己的健康，消耗自己的福气。

何谓"顺其常"，就是人的衣食住行要顺应日常规律和生理需求，顺应四时变化和所在地域之常规常态。

衣食之常就是"饥食而渴饮、春捂而秋冻、夏葛而冬裘"，即最基础的衣食之常：饿了要吃饭、渴了要喝水，春天不减衣（春捂以使志生），秋天不加帽（秋冻以缓秋刑），夏天单衣蒲扇（使气得泄），冬天棉裘加身（去寒就温）。

衣食之常讲究： 饮食有节，起居有常，不妄作劳，有主食有配菜，能吃饱能吃好。

衣食之常追求： 法于阴阳，和于术数，主食是必需，当令蔬菜水果是必然。

住行之常，按照《黄帝内经》的说法则是：

春三月，夜卧早起，广步于庭，被发缓形，以使志生，生而勿杀，予而勿夺，赏而勿罚；

夏三月，夜卧早起，无厌于日，使志勿怒，使华英成秀，使气得泄，若所爱在外；

秋三月，早卧早起，与鸡俱兴，使志安宁，以缓秋刑，收敛神气，使秋气平，无外其志；

冬三月，早卧晚起，必待日光，使志若伏若匿，若有私意，若已有得，去寒就温，无泄皮肤。

此为起居饮食之常识，也是健康衣食住行之道，是古人通过《黄帝内经》传递给后世中华儿女的生活智慧。顺之则疴疾不起，逆之则病患缠身。

与"顺其常"相反的是"逆其常"，就是衣食住行违反人的生理，违反四时之常规常态。即饥不食，渴不饮，或者暴饮暴食，或者冬天美丽冻人，夏天空调冷饮，硬是冻不加衣、热不出汗。岂不知狂饮伤肾，暴食伤胃，穿多穿少都伤身。

如果践行《黄帝内经》中的养生智慧，做到三因制宜：因人、因时、因地而定饮食起居，即根据年龄、性别、体质调整衣食住行，根据四季气候变化调整衣食住行，根据所处地域（东方、西方、南方、北方、中原）调整衣食住行，基本就可以做到"顺其常"，可保小儿安康。

第一节 食饮有节的正确做法

《说文解字》对"节"的解释是：

> 竹约也。约，缠束也。竹节如缠束之状。

饮食有节，顾名思义，即无论吃饭喝水都要适度，有节制，吃到七八分饱应是刚刚好。

进一步的意思则是指饮食的节奏。饮食的节奏至少可分为大节奏和小节奏。所谓大节奏，就是一年四季农作物的节奏，通俗说就是地里产什么就吃什么，即所谓的顺应天时吃时令食物。小节奏就是一天的摄食节奏，一日三餐要有相对固定的时间点，到什么点用什么餐，经常"废寝忘食"或"加餐夜食"的人就没有遵循饮食节奏。

主食是大小节奏的基调，无论春夏秋冬，早中晚餐，都应以主食打底。最复杂也是最难理解的一层是食物的搭配和调和节度，中国人的饮食不是随意搭配的，而是用酸甜苦辣等不同口味的食物调和出色香味美、有养身养神作用的佳肴。中国人独有的饮食文化讲究的是"五味调和"，根据不同食物的营养和不同人体的需求进行调和，最大限度地让食物的精华为人体所用。

所以，"饮食有节"应该包括饥饱适度、顺应天时、五味调和三层境界。

一、饥饱适度：食不过饱，健康最好

早在两千五百多年前的春秋时期，政治家管仲就认为"饮食节，则身利而寿命益；饮食不节，则形累而寿命损"；教育家孔子也主张"食勿求饱"。

一千五百年前，唐代医家"妙应真人"孙思邈说得更全面，"不欲极饥而食，食不过饱；不欲极渴而饮，饮不可过多"，还道出了个中缘由，即"饱食过多，则结积聚；渴饮过多，则成痰癖"。所以要少食多餐，不过饥过饱，要"先饥而食，先渴而饮。食欲数而少，不欲顿而多"。因为多食不消化，不仅无益，反而伤身。

怎样才算是不过饥过饱呢？孙真人说了"当欲令如饱中饥、饥中饱耳"，大概就是现代所说的七八成饱。过饥过饱都会对身体造成损伤，"盖饱则伤肺，饥则伤气"。相传孙真人活到141岁才仙游，百余岁时犹视听不衰、神采甚茂。孙真人之所以如此长寿，得益于其饮食有节的养生之术。

梁代医家陶弘景在《养生延命录》中也说得十分明确："所食愈少，心愈开，年愈益；所食愈多，心愈塞，年愈损焉。"

可见，历代大家都认为食不过饱有益健康！然而，当代生活有各种美食，有太多诱惑，常常不知不觉就吃撑了、喝多了，不加节制的饮食是当代人的生活通病，其对健康的威胁不可小视。老祖宗在2500年前就清楚地指出"饮食自倍，肠胃乃伤"，并清楚地认识到饮和食对胃肠的伤害是不一样的，即"饱食过多则结积聚，渴饮过多则成痰癖"。可见，没有节制的饮食是会带来很多问题的。问题越多麻烦越多，不想惹这些麻烦的话，从小培养孩子食不过饱、饮食有节的习惯，对宝宝终身有益。

二、顺应天时：春夏养阳，秋冬养阴

中国先贤认为，人生于天地之中，与天时相应。自然界四时气候的变化会对机体产生重要影响。因此饮食应随着四季的气候和环境变化，随时调节和变更五味。只有合理饮食，才能维持机体与自然的和谐平衡，因为人体作为一个有机体与自然界息息相通，人体的内环境与自然的外环境是有沟通和往来的。充分利用食物的各种性能来调节和稳定人体的内环境，使之与自然环境相适应，才能避免不利因素对内环境的影响，保持人体平衡和健康，达到祛病延年的目的。

《黄帝内经·素问》中说："智者之养生也，必顺四时而适寒暑，和喜怒而安居处……如是则辟邪不至，长生久视。"强调养生之法应顺应自然，调适自身，方可益寿延年。在饮食方面，讲究在不同的季节吃不同的食物。

《黄帝内经·灵枢》中告知后人"天有常气"，即"春生，夏长，秋收，冬藏，是气之常也，人亦应之"。《黄帝内经·素问》也说"夫四时阴阳者，万物之根本也。所以圣人春夏养阳，秋冬养阴，以从其根"。就是说一年四季不同的气候变化是一种常态，四时之气是万物的根本，想健康长寿，必须应天时。

所以，日常饮食需要遵循四季气候的变化，根据季节决定吃什么、怎么吃。比如春天，多吃升发之物——豆芽、香椿芽；夏天多吃辛散之物——姜、葱；秋天多吃酸收之物——橙子、乌梅；冬天多吃苦降之物——苦菜、萝卜。即根据自然寒热之气或生长之气的不同，决定吃什么和怎么吃，并要知道哪些能不能吃，哪些该不该吃。

一年四季的气候变化多端，有寒有热，有风有雨，有燥有湿，有暑有冻，如何随着不同的季节调整饮食，是一件非常烧脑的事情。不挑剔的人跟着环境走，有什么吃什么；有钱的人跟着价签走，什么贵吃什么；任性的人跟着喜好走，喜欢什么吃什么；讲究的人跟着感觉走，想吃什么吃什么；长寿的人跟着季节走，身体需要什么吃什么。

史上最长寿的人莫过于唐代孙真人，他的饮食就有非常强的季节性，孙真人说：

春季七十二天，应该少食酸，多食甘以养护脾气；

夏季七十二天，应该少食苦，多食辛以养护肺气；

秋季七十二天，应该少食辛，多食酸以养护肝气；

冬季七十二天，应该少食咸，多食苦以养护心气；

季月各十八天，应该少食甘，多食咸以养护肾气。

他还将自己的饮食原则编成歌诀，方便懒人记忆，即：

春月少酸宜食甘，冬月宜苦不宜咸，

夏要增辛宜减苦，秋辛可省但加酸。

季月少咸甘略戒，自然五脏保平安。

一日三餐的饮食习惯则是人类在上万年的进化过程中逐渐形成的，也是人类一天里的饮食节奏。中国人认为，一日之中，白昼为阳，夜晚为阴。午前为阳中之阳，阳气生发，消化能力最强，所以早餐可以吃饱。午后为阳中之阴，阳气开始收敛，消化力没有早上好，所以午餐不要吃太多，晚餐就要少吃了，让腹中空虚一些。清代养生家对此的解释是："午前为生气，午后为死气。"

人类必须顺应自然规律

四季气候交替，春夏阳气旺盛，万物生机益然，应尽量少食温燥的动物，故春夏之际忌狗肉、少羊肉；秋季气候干燥，万物肃杀，常出现口干舌燥、流鼻血，这时候就应该少吃辛辣食物；冬季严寒，应少吃甘寒伤胃的食物。而且要特别注意"春不食肝，夏不食心，秋不食肺，冬不食肾，四季不食脾"，因春季属肝，肝气本盛，食肝使肝气更旺，恐肝木乘脾土，影响消化，所以春季不宜食肝。夏季属心，秋季属肺，冬季属肾，则这些脏器的禁忌以此类推，不同季节什么能吃什么不能吃，了然于胸。

还有，"人不得夜食。又云夜勿过醉饱，食勿精思，为劳苦事，有损余，虚损人。常须日在巳时食讫，则不须饮酒，终身无干呕。"这可是长寿君孙真人说的，虽然拗口，其意可见。说得通俗些，就是"晚饭少吃口，活到九十九"。现代研究也证明，晚饭吃得过多或者吃夜宵，对人体健康有损无益。可见，寿命都是从嘴里省出来的。

夏天不能贪凉

有些孩子一到秋天就容易拉肚子，都是正常吃，正常穿，没着凉，没感冒，可孩子每年一入秋就开始腹泻，家长百思不得其解。早在一千多年前的唐朝，孙思邈就在《摄养枕中方》中告诉世人，夏天贪吃冷食，到了秋天就容易拉肚子。只是说得有点拗口："入秋节变生多诸暴下，皆由涉夏取冷太过，饮食不节故也"。所谓"暴下"，就是急性腹泻。

三、五味调和：酸甜苦辣，人生百味！

五味入口，藏于肠胃，味有所藏，以养五气，气和而生，津液相成，神乃自生。

——《黄帝内经·素问》

总的来说，食物有五种基本味道，即酸、苦、甘、辛、咸。

中国古代先贤发现了食物的五味与人体五脏存在对应的关系，而且认识到"五味入口，各有所走，各有所病"：

酸走筋、泻肝补肺，收心之缓，多食酸则肉胝而唇揭；

咸走血、泻肺补心，润肾之燥，多食咸则脉凝泣而变色；

辛走气、泻脾补肝，散肺之气逆，多食辛则筋急而爪枯；

苦走骨、泻心补肾，燥脾之湿，多食苦则皮槁而毛拔；

甘走肉、泻肾补脾，缓肝之急，多食甘则骨痛而发落。

这是因为，味道不同，作用亦不同。

酸味有敛汗、止汗、止泻、涩精、收缩小便等作用，如乌梅、山楂、山茱萸、石榴等；

咸味有泻下、软坚、散结和补益阴血等作用，如盐、海带、紫菜、海蜇等；

辛味有发散、行气、活血等作用，如姜、葱、蒜、辣椒、胡椒等；

苦味有清热、泻火、燥湿、降气、解毒等作用，如橘皮、杏仁、苦瓜、苦菊等；

甘味即甜味，有补益、和缓、解痉挛等作用，如红糖、桂圆肉、蜂蜜、米面食品等。

《黄帝内经·素问》中的说法是"谷肉果菜，食养尽之，无使过之，伤其正也"，就是告诉世人，谷肉果蔬的营养各不相同，互为补充，只有搭配合理，才能营养均衡。因此，在选择食物时，必须五味调和，这样才有利于健康；若五味之一过偏，则会引起疾病的发生。因为五味入五脏即养五脏，偏嗜一味就有可能偏养一脏而打破机体平衡致病，只有五味调和才符合养生之道，故五味不可偏嗜。

《中国居民膳食指南》里面说，居民膳食应遵照"食物多样，谷类为主，粗细搭配"的原则。

现代研究认为，谷类中含有大量的碳水化合物，是人体热能的直接来源，果蔬中含有丰富的维生素和膳食纤维；肉类能提供大量的蛋白质、脂肪及氨基酸，肉类和果蔬还能提供人体所需的各种微量元素，这些营养物质都是孩子生长发育所必需的，讲究饮食均衡，荤素搭配，才能达到身强体健、预防疾病的目的。

中国的饮食文化之所以能够经历几千年而不衰，其中的奥妙就是因为蕴涵了"因时、因地、因人制宜"的中医调养法则，以及"药食同源"的饮食养生智慧。

中医认为：天生万物，独厚五谷，故以五谷为养。

《黄帝内经》早就告诫中国人要"五谷为养，五果为助，五畜为益，五菜为充，气味和而服之，以补精益气"，强调五谷以营养身体为其功能，五果、五畜及五菜均可辅助和补充人体的营养不足。所谓饮食养生，就是根据不同食物的特点、不同个体的需要，合理利用和搭配食物，以符合人体健康需要。

其中，五谷是指"稻、黍、稷、麦、菽"，即稻米、小米、黄米、麦类、豆类等，亦泛指现在所有的谷类和豆类食品。五谷本质上都是农作物的种子。种子都集合了植物的精华，蕴藏着丰富的营养和强大的生命力。五谷的属性多平，就是没有偏性，既不酸咸也不苦辣，而多味甘、色黄，归脾经和胃经，这些性味归经的特点也决定了五谷养脾胃的功能。

中医认为谷气皆入胃，散精于脾；脾气散精，以灌四旁、输布五脏。因为"脾胃为后天之本，气血为生化之源"。所以，五谷是中国人祖祖辈辈赖以生存的主食。

一颗小小的种子在春天来临之时，只要不误农时播种，就会发芽、生长、壮大，最终成长为一棵完备的植物。种子具备孕育生命的全套营养物质，潜藏无限生机，可提供新生命所需的一切，有强大的生命力。五谷之所以能"养"，正是因为具备这种强大的生命力，才能"补脾胃、益气血、长肌肉、和五脏"。

不吃主食，水谷精微摄取会出现很大偏差，气血则生化不良，后天之本就有亏耗，会导致气血不足，脾胃虚弱。《灵枢·五味》说："故谷不入，半日则气衰，一日则气少矣。"就是一天不吃谷物就会没有力气，故五谷为养。数千年以来，中国人以五谷为主食，既使先天元阳之气得以补养，又使后天脾胃之气得以补益。所以五谷是中国人最基本的营养来源，绝不可不吃主食！

第二节　宝宝不同发育期的饮食特点

民以食为天，童以食为本。

孩子的饮食起居是最复杂、最讲究的，因为孩子在不同发育期的生理特点有非常大的不同，不同年龄阶段的饮食起居的重点又大不一样，加上性别和地域的差异，其喂养方式和喂养的食物都因月龄不同而存在较大差异。比如，半岁之前与之后的饮食起居，上幼儿园与不上幼儿园的饮食起居，上学前与上学后的饮食起居等。如果不及时根据孩子的月龄、年龄调整饮食起居，孩子就会用身体的各种反应让家长们感觉他无时无刻的存在，如惊吓后的哭闹，吃撑后的不消化，受凉后的发烧等。各种花样翻新的紧急情况让众多家长猝不及防，只得跟斗扑爬地追在后面"灭火"。所以，了解小孩不同发育期的生理特征，对培养孩子好的行为习惯和生活方式至关重要，也是对孩子今后身体的健康负责。

一、小儿不同发育期的生理特点

小儿在不同发育阶段有不同的生理特点，在青年之前至少还有以下三个年龄段。

婴儿时期： 从出生到 1 周岁，包括新生儿期，即出生至满 28 天之前。

特点：生长发育最迅速，用日新月异来形容一点不为过，古人用变蒸来形容，就像蒸馒头一样变大。而且这个时期由于孩子生长太快，高速的新陈代谢产生太多的热量，以至孩子有发热的现象，但又不是感冒，古人称之为"变蒸热"。

幼儿时期： 从 1 周岁到满 3 周岁。

特点：生长发育也是日新月异，需要特殊喂养，而且容易患感染性疾病和消化性疾病，上幼儿园的还容易患传染性疾病，要命的是发病率和死亡率比成年人高很多。

少儿时期： 包括学龄前和学龄期。学龄前期为 3 周岁到入小学前；学龄期自六、七周岁至青春期开始前。

特点：生长发育迅速，活动范围增大，智力发展快，但仍易患传染性疾病、感染性疾病。营养要全面均衡，注意补充蛋白质和热能。

中国古人也有类似的分期，如明代万全在《幼科发挥·原病论》中这样描述："夫小儿者，幼科也。初生曰婴儿、三岁曰小儿、十岁曰童子，儿有大小之不同、病有浅深之各异，观形察色之殊，望闻问切之间，若能详究于斯，可竭神圣工巧者矣。"

婴幼儿时期需要特殊喂养

对于小儿的衣食住行，首先要因人制宜，根据婴幼儿发育的不同阶段进行及时的调整。因安身之本，必资于食。不知食宜者，不足以存生。

婴幼儿喂养大致可分为以下三个阶段。

第一阶段：哺乳期 0 ~ 6 个月。

第二阶段：断奶期 6 ~ 24 个月。

第三阶段：近成人期 2 ~ 3 岁。

从 1 岁到 3 岁是幼儿生长发育的重要阶段，也是智力发育的关键时期，特别是感觉、知觉、运动、语言的发育。这个阶段被称为生命启动 1000 天，世界卫生组织（WHO）建议婴儿在最初的 6 个月应纯母乳喂养，而后为满足生长发育和健康成长的需要，应继续母乳喂养至 2 年或更长时间，并依各月龄及时添加辅食。6 ~ 36 月龄婴幼儿正是从纯母乳喂养加辅食到成人饮食的过渡期。一项针对中国、孟加拉、南非、加纳、越南、印度、巴西等 14 个发展中国家 6 ~ 24 月龄婴幼儿的系统综述[①]指出，只有为婴幼儿在适宜月龄内提供辅食，才能使婴儿从母乳或配方奶中获得最大益处。

二、随月龄吃饭：因人制宜

因为婴幼儿的饮食是随月龄变化而变化的，从出生到半岁是乳食，半岁以后需要加辅食，然后在 1 ~ 2 岁期间逐渐过渡到吃普通饮食。中国家长在添加辅食时随意性较高，对辅食量和质的转换重视度不够。特别是 80 后、90 后新手爸妈，从小动手少，动脑多，一半以上只偶尔会自制辅食，超过 80% 依靠自己的父母帮忙养育孩子。他们虽然缺少制作辅食的经验，但非常关注辅食添加方面的问题，借助网络信息查找辅食制作方法，往往忽

---

① 国内外 6 ~ 24 月龄婴幼儿辅食营养包干预研究 . 徐娇等 . 中国食品卫生杂志 . 2017, 29(05), 550-555.

略加辅食的时间、量和质的转换。很多年轻家长添加豆类或豆制品、动物内脏过早或过多，导致9个月以后婴幼儿的奶量摄入不足。很多不知道什么时候应该开始添加辅食，或怎么添加辅食，或添加什么辅食。

其实，不满1周岁的婴儿，母乳喂养是最佳的方式。乳汁当中存在大量婴儿所需的营养元素和免疫因子。母乳中富含牛磺酸、抗体，能有效提高婴儿的抵抗力，促进大脑的发育。然而，宝宝6个月，后单纯从母乳或配方奶粉中获取的能量和元素就显得不足了，比如铁、锌、碘、维生素A等营养物质，就需要添加辅食予以补充，否则会影响身体和智力的发育，甚至会造成严重的疾病，如贫血。

因婴儿期生长发育迅速，对铁元素的需求最大，宝宝6个月以后如不及时增加含铁丰富的辅食，就易患缺铁性贫血病。所以，开始添加的辅食要富含铁元素，以预防贫血。

含铁元素丰富的主食、水果、蔬菜如下。

谷类、蛋黄、香蕉、莲子、黑木耳、西红柿、胡萝卜、枣、绿色蔬菜、虾皮、鱼、动物肝、蘑菇、油菜、芹菜、香椿、香瓜、芝麻、新小豆、海带、海藻、血豆腐、黄花菜、橄榄等。

6个月内的婴儿建议纯母乳喂养，6个月以后可以适量添加辅食。

世界卫生组织推荐，7～24个月辅食添加期婴幼儿，可采用顺应喂养模式，不可强喂！

添加的辅食应从富含铁元素的泥状主食开始，逐步添加富含卵磷脂的蛋类、富含蛋白的肉类，同时还要注意配合富含各种维生素的食物。总之，需要根据宝宝的月龄和对辅食的反应，逐步增加食物的多样性。婴儿从开始添加辅食到开始成人饮食，大约要经过以下三个阶段。

第一阶段的辅食：6～7月龄，以泥状食物为主。必须以补充富含铁元素、易消化、不易过敏的食物为主，如强化铁的谷类食物。

第二阶段的辅食：7～12月龄，以碎末状食物为主，少盐！不可添加调味品。

第三阶段的食物：12月之后，开始类成年人食物。

过早添加辅食，婴幼儿容易出现消化不良，诱发肠胃问题，影响以后的进食行为。初生婴儿对蛋白质和脂肪消化吸收好，但对米和面等碳水化合物不消化，因为在3月龄之前缺乏淀粉酶。所以，辅食一般都在半岁之后开始添加。相反，如果过晚添加辅食，又会导致婴幼儿能量供给不足，出现营养不均衡，生长发育迟缓，以及食物喂养过敏等问题。

不同月龄婴幼儿的辅食种类应不同：

宝宝的味觉在6个月时发育快，也比较敏感，如果孩子能够逐渐接触到日常的各种食物，长大以后一般不会偏食、挑食。最迟也应在6月龄时学习用匙添加泥糊状食物。一般都从米粥开始加，然后慢慢加上菜泥、水果泥，等适应之后可以一点点地加蛋黄、蛋羹等含卵磷脂和蛋白的辅食，再长大一些后才开始加肉泥这类蛋白丰富的辅食。

辅食要一样样的加，给孩子适应新食物的时间，宝宝的消化系统没有发育完好，辅食种类多了，不仅不消化，而且容易引起过敏，特别是新加含蛋白类的食物时，需要特别小心。很多孩子对某些食物过敏，就与辅食添加不当有关。

不同月龄婴幼儿的辅食质地应不同：

无论是谷物、蔬菜、水果，还是蛋类、肉类，都应由少到多、由稀到浓、由软到硬、由细到粗逐步添加。谷物可以从稀粥、稠粥往软饭过度，或从面糊、烂面往面条过度；蔬果类可以从菜泥果泥、碎菜碎果往菜块果片过度，蛋类可以从蛋花粥、蛋羹往煮鸡蛋过度，肉类可以从肉汤、肉泥往肉团过度。

不同月龄婴幼儿的餐次食量应不同：

由少到多（从一天一次，到一天二次，再到一天三次），一点点儿地加。7～9月龄的宝宝，可尝试每天母乳喂养4～6次，辅食喂养1～2次，共600毫升；10～12月龄的宝宝，则可每天添加2～3次辅食，母乳喂养3～4次，每天奶量约600毫升；13～24月龄的宝宝，就可以逐渐与父母一起吃饭了，除一日三餐，每天还应保证约500毫升的奶量。

好的辅食搭配可激发婴儿的食欲。

辅食搭配，一定要注意米面搭配、蔬菜五色搭配、水果品种搭配，大一些的宝宝还要注意粗细粮搭配、荤素搭配，并且要根据宝宝需求逐渐增加进食量，这样才能保证给宝宝全面均衡的营养。

新手爸妈须知

婴幼儿月龄越小，肠胃的消化能力就越弱。

辅食不可添加调味品，尽可能降低糖与盐的含量。

12月龄内的婴幼儿咀嚼能力有限，添加辅食不能代替母乳喂养。

24月龄内的婴幼儿尚不能从辅食中获取足够的营养元素，仍需母乳喂养。

培养婴幼儿进食技能

喂养时需观察婴幼儿的生理反应，大多数婴儿对新食物的反应，是本能地将食物用舌头推出。这种拒食现象，多数不是婴儿不喜欢吃，而是出于自身的保护动作，因为6～24月龄的婴儿对半固体或固体状食物存在咀嚼或吞咽的困难。所以，开始加辅食的时候，宝宝不马上接受不要放弃，换一种辅食继续试探。但不要强迫喂食，要学会"回应性的喂养"，宝宝喜欢吃就给，不喜欢吃再换，千万不要放弃。如果放弃添加辅食，将来有可能加重婴儿对进食新食物的害怕、抵触情绪，导致婴儿食欲降低。

有一点必须强调，就是要观察婴幼儿在饮食过后是否存在食物过敏的现象，比如出现厌食、拒食，或者食用某种辅食后 1 ~ 2 天内经常出现呕吐、腹泻等反应，就可能是食物过敏造成的。一旦出现这些症状，应及时停止喂食，改换其他辅食，以后尽量避免同样的食物，以免再发生过敏。

还有，孩子不吃不要追着喂、使劲喂，以免造成宝宝饮食过多。现代的孩子发生营养不良的机会越来越少，营养过剩的现象却越来越普遍。究其原因，与现在的物质极大丰富、健康喂养意识缺失有关。很多父母的童年正赶上物质匮乏的末班车，有过饥寒的经历。为人父母后，生怕自己的孩子受同样的委屈。所以，极尽所能地为孩子提供好的生活条件，不仅保证有吃有喝，更是满足孩子各种需求，想吃什么买什么，结果造就了二十一世纪中国的一道新的风景线：肥胖儿童比例剧增，有与发达国家媲美的趋势。除激素催胖外，肥胖孩子无一不是从小饮食量偏多、热量偏高造成的，加上城市孩子的运动量少，想不胖都难。

三、宝宝的十大饮食禁忌

禁忌食物一：三个月内不加盐

3 个月内的婴儿从母乳或牛奶中吸收的盐分足够了。3 个月后，随着身体发育，宝宝肾功能逐渐健全，盐的需要量逐渐增加了，此时可适当吃一点点。原则是 6 个月后仍需将食盐量每日控制在 1 克以下。

禁忌食物二：一岁之内不食蜜

很多家长都觉得蜂蜜是一种非常健康的食物，给宝宝吃是非常不错的选择。但要注意的是，这对于 1 岁以后的宝宝可以说是健康的，但对不到 1 周岁的宝宝来说，却是非常危险的。这是因为不满周岁的宝宝，肠道中并没有形成正常菌群，也就不能很好地消化蜂蜜。另外，蜂蜜可能混入肉毒杆菌，宝宝消化和免疫系统还没有发育成熟，有感染的危险！因此不建议给 1 周岁以内的宝宝食用蜂蜜及蜂蜜水。1 周岁以上的宝宝也应尽量控制蜂蜜的摄入量。

禁忌食物三：一岁之内不喝果汁

在生产果汁的过程中，把原本水果中所含的营养几乎破坏殆尽，留下的是含糖量比较高的饮品而已。果汁中的营养价值其实并不高，含糖指数却很高，不仅容易导致宝宝肥胖，还会导致龋齿。美国儿科学会明确表示，1 岁以下的婴儿是不能添加果汁的，1 岁以上的宝宝也应该限制果汁的饮用量。

禁忌食物四：一岁之内不能添加大豆食品。

几年前，以色列 [①] 发生过由于食用大豆类食品造成婴儿缺乏维生素 B，最后导致婴儿死亡或患永久性神经疾病的案例。以色列卫生部门 2003 年就向公众发出警告，告诫人们食用大豆类食品必须适量，婴幼儿则应尽量避免食用。

一项由以色列卫生部主管食品和营养工作的尼赞·卡鲁斯基博士负责，由肿瘤科、儿科、新陈代谢等领域的 13 位著名专家组成的专家委员会历经一年的研究认为，食用大豆必须适量，因为过量食用会产生副作用。卡鲁斯基博士指出，在以色列，人们有时会把以大豆为原料的食品作为婴儿配方食品，这是不对的，应该尽量避免。

在新西兰等国家，已经强制要求，婴儿食用大豆类食品必须征得医生同意。以色列卫生部虽然暂时不准备发布强制性规定，但仍决定在卫生、保健系统进行广泛宣传，让人们警惕大豆类食品的负面作用。

此外，大豆本身含有一种植物雌激素，如果摄入量较大，会出现类似于人类雌激素摄入过多的副作用。有证据表明雌激素会削弱男性生育能力，因此以色列卫生部建议男性食用大豆类食品也应适量。

禁忌食物五：三岁以内不要喝茶

3 岁以内的幼儿不宜饮茶。茶叶中含有大量鞣酸，会干扰人体对食物中蛋白质、矿物质及钙、锌、铁的吸收，导致婴幼儿缺乏蛋白质和矿物质而影响其正常生长发育。另外，茶叶中的咖啡因是一种很强的兴奋剂，可能诱发小儿多动症。这就是为什么不能让幼儿喝茶的原因。

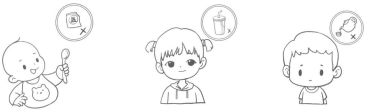

[①] 以色列以大豆为基础的配方奶粉导致婴儿出现威胁生命的维生素 B1 缺乏症的暴发 . Fattal-Valevski A 等 . 世界核心医学期刊文摘（儿科学分册）. 2006(09):60-62.

禁忌食物六： 三岁以内不要吃巧克力

巧克力味美，是一种高热量食品，很多家长都喜欢给孩子买，或者给孩子做礼物。实际上巧克力的营养成分的比例不符合儿童生长发育的需要，特别对3岁以下的幼儿更不适合。

首先，巧克力含糖量高，容易引起肥胖和蛀牙，还会使肠道气体增多而腹痛。其次，巧克力含脂肪多，容易产生饱腹感，在饭前过量吃巧克力会影响食欲，但饭后很快又感到肚子饿，打乱正常的生活规律和进餐习惯，影响儿童的身体发育。另外，巧克力含蛋白低，不能提供孩子发育需要的蛋白质或氨基酸。再者，巧克力不含纤维素，不能刺激胃肠正常蠕动，影响胃肠道的消化吸收功能。最后，巧克力含兴奋神经的物质，会使儿童哭闹，晚上不想睡觉。

因此，3岁以下幼儿不宜吃巧克力，稍大一些的孩子吃巧克力也要适量。已经肥胖的宝宝，一定要严格控制，不吃或少吃巧克力。

禁忌食物七： 三岁以下不要吃坚果、果冻、年糕

3岁以下的宝宝不要吃整个坚果，家长可以碾碎给宝宝添加。果冻、年糕之类的食物，也不要让3岁以下的宝宝随意食用，因为这些有弹性的食物容易引起宝宝呛喉，严重的还会引起窒息，非常危险。

正月十五是闹元宵的日子，要提醒父母注意：3岁以内的婴幼儿是不适合吃元宵的。由于糯米比较黏，3岁以下的孩子很可能将元宵黏在食道而阻塞呼吸道。患有呼吸道疾病的大孩子也应尽量少吃元宵，以防加重病情。

小儿消化功能较弱，吞咽反射尚未发育完善，即使大一些的孩子吃元宵，也不能急于整个吃，要分成 1/3 ~ 1/2 吃，吃完一口再吃第二口，以防意外。

禁忌食物八： 五岁以内不要进补，不食鸡肉，食之生虫、长痛疽

5岁以内是宝宝发育的关键期，补品中含有许多激素或类激素物质，可引起骨骺提前闭合，缩短骨骺生长期，导致孩子个子矮小，长不高；鸡肉也是含激素较多的食品，激素会干扰生长系统，导致性早熟。此外，年幼进补，还会引起牙龈出血、口渴、便秘、血压升高、腹胀等症状。

禁忌食物九： 十岁以内不要喝碳酸饮料

碳酸饮料是加入了二氧化碳的饮料，比如苏打水、汽水等。在实际生活中，人们更多喝的是可乐、雪碧之类的甜饮料。流行的碳酸饮料都是甜的。饮料要达到多数人喜欢的甜度，需要10%左右的糖。碳酸饮料大多就含有10%左右的糖分，一小瓶的热量就有一两百千卡，

比如经典版可乐，一个麦当劳的儿童杯（250毫升）含有30克糖，经常喝对儿童健康有影响，容易引起肥胖。

很多碳酸饮料中还含有咖啡因。咖啡因是一种神经兴奋剂，对于成人，适量的咖啡因对健康有一定益处，但对儿童则会刺激神经兴奋，导致多动或入睡困难。

碳酸饮料对于宝宝的生长发育，特别是牙齿有不可忽视的影响。乳恒牙更替是儿童牙齿生长发育的一个重要阶段。碳酸饮料中的酸性物质会软化牙釉质。儿童牙齿的牙釉质处于未成熟阶段，对抗酸腐蚀的能力较低，长期饮用会使牙齿受到侵蚀，引起"酸蚀症"或牙齿龋洞。

禁忌食物十：十岁以内不要吃腌制食品

其实，即便是成人，也不应该吃太多的腌制食品，儿童身体状况比成人更加脆弱，更不适合多吃腌制食品。这是因为腌制食品中含有丰富的盐以及亚硝酸盐，这两种成分对于健康来说，都有很大的负面影响。所以，儿童最好不要吃腌制食品。

四、宝宝饮食的七要七不要

1. 婴儿要按需喂食：幼儿后要按时用餐，不要以零食代替主食

按需喂养符合婴儿的生理特点：婴儿胃容量小，每次吸入的奶量不多，而按需喂奶能使婴儿吃饱，有利生长发育。

按需喂养符合宝妈的生理特点：按需哺乳由于勤吸吮，刺激催乳素的分泌，可使乳汁分泌旺盛，还有助于消除奶胀，防止乳腺炎的发生，特别是纯母乳喂养时。同时也可避免母亲不必要的紧张和焦虑。

新生儿刚出生，吃奶、睡眠和排泄等作息规律还未形成，出生后2~4周就基本建立了自己的进食规律。我们家长最需要做的是：明确感知其进食规律的时间信息，细心分析宝宝的需求，及时准确地满足宝宝的需求，特别是3个月以内的婴儿。当婴儿出现觅食反射、频繁吸吮手指、焦躁不安、欲哭表情、嘴发出"吧唧"声等，都是婴儿饥饿的行为，这时应立刻哺乳，不要等宝宝持续哭闹再哺乳，因哭闹表示宝宝已经很饥饿了。

随着宝妈奶水的增多和宝宝胃容量的增大，宝宝吃奶的时间间隔自然会慢慢延长，形成自己的规律，等到宝宝开始添加辅食，就可以逐渐按时喂奶，在两次母乳当中吃一顿辅食，当宝宝1岁后，可添加的辅食种类也多了，此时也可根据具体情况给宝宝制作三到四餐的饮食，逐渐进入到一日三餐的规律饮食，三餐之外再按时喂奶。

2. 要均衡饮食：不要爱吃的多吃，不爱吃的不吃

宝宝每日吃的食物不仅应该种类齐全，比例也要得当，从小养成均衡饮食的习惯，长大后就不会偏食偏嗜。不同食物具有不同的营养，机体对各类营养成分都有一定量的需求，主食和副食的比例不能颠倒。主食是富含碳水化合物的代表，是饮食金字塔坚实的根基，是身体不可或缺的能量之源。主食摄入少，副食摄入多，不是健康的膳食结构。

在日常生活中，经常可见偏食引发的疾病，这是因为偏食很容易导致体内某些物质缺乏而生病。早在两千五百年前，我们的祖先在《黄帝内经·素问》中就指出："多食咸，则脉凝泣而变色；多食苦，则皮槁而毛拔；多食辛，则筋急而爪枯；多食酸，则肉胝皱而唇揭；多食甘，则骨痛而发落。"

魏晋名医陶弘景在《辅行诀》中有载。

肝德在散。以辛补之，以酸泻之；肝苦急，急食甘以缓之，适其性而衰之也。

心德在耎。以咸补之，苦泻之；心苦缓，急食酸以收之。

脾德在缓。以甘补之，辛泻之；脾苦湿，急食苦以燥之。

肺德在收。以酸补之，咸泻之；肺苦气上逆，食辛以散之，开腠理以通气也。

肾德在坚。以苦补之，甘泻之；肾苦燥，急食咸以润之，至津液生也。

重咸味的人易得心脑血管病，脸色晦暗。

咸味食物之德性：泻肺、补心、润肾燥。

过多咸味食物则补心气太过，心气偏胜又克伐肺气，泻肺气。心气过盛，导致脉凝泣而变色，脉道不通，血行不畅，面色晦暗。由于血行不畅，致血脉凝聚（血凝于脉为泣）而使肤色失于濡养而变黑。

好辛辣的人易得关节强直类疾病。

辛味食物之德性：泻脾、补肝、散肺逆。

过量辛辣食物则补肝气太过，肝气偏胜又克伐脾气，泻脾气。肝气过盛，导致筋急而爪枯，关节僵硬，指甲干脆。

爱喝可乐的人更容易长蛀牙、脱发。

甘味食物之德性：泻肾、补脾、缓肝急。

过多甜味食物则补脾气太过，脾气偏胜又克伐肾气，泻肾气。肾气被泻太过，引起骨痛而发落，甚至腰膝酸软、耳鸣、耳聋等。

爱喝咖啡的人皮肤粗糙，头发干枯。

苦味食物之德性：泻心、补肾、燥脾湿。

过多苦味食物则补肾太过，肾气偏胜又克伐心气，泻心气。心气被泻太过，引起皮槁而毛拔，毛发和皮肤得不到心血濡养容易干枯和失去光泽。

爱喝醋的嘴唇多皱褶。

酸味食物之德性：泻肝、补肺、收心缓。

过多酸味食物则补肺太过，肺气偏胜又克伐肝气，泻肝气。肝气被泻太过，引起肉胝皱而唇揭，嘴唇皱缩而起皮，肌肉角质变厚而嘴唇外翻。这是因为肝气不足而无力克制脾气，导致脾胃功能亢进。而脾主肌肉，其华在唇。

《黄帝内经·灵枢》

五谷：糠米甘、麻酸、大豆咸、麦苦、黄黍辛

五果：枣甘、李酸、栗咸、杏苦、桃辛

五畜：牛甘、犬酸、猪咸、羊苦、鸡辛

五菜：葵甘、韭酸、藿咸、薤苦、葱辛

凡此五者，各有所宜。

五色合五味，各有所宜：

黄色宜甘，青色宜酸，黑色宜咸，赤色宜苦，白色宜辛。

五味入五脏，各归所喜：

肝色青、宜食甘：牛肉、米饭、枣、葵皆甘；

心色赤、宜食酸：犬肉、麻、李、韭皆酸；

脾色黄、宜食咸：豕肉、大豆、栗、藿皆咸；

肺色白、宜食苦：羊肉、麦、杏、薤皆苦；

肾色黑、宜食辛：鸡肉、黄黍、桃、葱皆辛。

五脏内合五行，外合五色。津液各走其道，以养五脏。

如果任由孩子爱吃的多吃，不爱吃的少吃或不吃，不仅起不到营养作用，反而会导致营养失衡，影响宝宝的生长发育和身心健康。

因为五味五色，有生有克，有补有泻。由于生克制化关系太过复杂，这里直接给出答案：

肝病者，禁食辛：鸡肉、黄黍、桃、葱皆辛；宜食酸：犬肉、麻、李、韭皆酸。

心病者，禁食咸：豕肉、大豆、栗、藿皆咸；宜食苦：羊肉、麦、杏、薤皆苦。

脾病者，禁食酸：犬肉、麻、李、韭皆酸；宜食甘：牛肉、米饭、枣、葵。

肺病者，禁食甘：牛肉、米饭、枣、葵皆甘；宜食辛：鸡肉、黄黍、桃、葱。

肾病者，禁食苦：羊肉、麦、杏、薤皆苦，宜食咸：猪肉、大豆、黄卷、栗、藿。

3. 要多样化：不要挑食、偏食

宝宝的食物尽量做到类别多样、品种多样、搭配多样、颜色多样，以保证全面且均衡的营养。

类别多样：包括谷类薯类、蔬菜水果、肉类鱼类、豆类坚果、菌类藻类。随着宝宝的成长一点点增加辅食，种类一般从谷类、蔬菜、水果开始，逐步过渡到肉类鱼类。必须注意的是，宝宝 3 岁之前不要喂食豆类、坚果、菌类藻类。

谷类可选用大米、小米、面粉、荞麦、燕麦、玉米等；

肉类可选用猪肉、牛肉、羊肉、鸭肉、鱼虾贝类、乳制品、蛋类等；

蔬菜可选用叶菜类、根茎类、瓜茄类等。

由多种食物组成的菜肴或膳食，能帮助人体摄入多种营养素，充分发挥营养素互补的作用。

品种多样：每一类食物可以经不同的烹饪方法制作成不同的食品，如将面粉做成面包或馒头，将大米做成米饭或米粥、将鸡蛋做成蛋羹或蛋花，等等。同样可用几种食物制作成多种食品的菜肴，如八宝粥、水饺、春卷、鸡蛋饼等。

搭配多样：米面搭配、鱼肉搭配、荤素搭配、粗细粮搭配、蔬果五色搭配、水果品种搭配。

每一种食物所含的营养都有一定偏性，如谷类以淀粉为主，是人体葡萄糖的来源；肉类以蛋白为主，是人体氨基酸的来源；蔬菜以各种维生素和纤维为主，是人体肠道菌群食物的来源。没有任何一种食物可提供人体所需的全部营养素，因此必须吃多样化食物，任何挑食、偏食都会妨碍孩子获得全面营养。有些孩子对食物比较挑剔，家长可从同一食品组中选择其他食物代替。

颜色搭配：择色而食，食之道也

颜色是大自然最生动的表情，五颜六色的食物不仅仅是引发食欲的诱饵，更是其展示营养的名片，因为不同颜色的食物意味着不同的营养素。

"人之合于天地之道也，内有五脏，以应五音、五色、五时、五味、五位也。"

五色食物是指日常所吃食物的五种颜色，即红色食物、绿色食物、黄色食物、白色食物与黑色食物。中国传统医学认为"五色配五脏"，人体五脏是指心、肝、脾、肺、肾，"五色配五脏"是指不同颜色的食物分别对不同的脏腑器官有所影响。具体而言，是指红色食物入心、绿色食物入肝、黄色食物入脾、白色食物入肺、黑色食物入肾。

自然界食物中的五色和五味对五脏又有滋养和调节作用。《黄帝内经》把人体五脏盛衰的变化与自然界的季节、食物的五色五味有机地结合起来，用于判断人体脏腑的生理与病理变化，具有十分重要的意义。

在日常的养生保健中，可根据五色、五味对应五脏的生克关系，合理饮食。例如，冬季是藏精气、补肾气的季节，可适当食用黑色食品，如黑芝麻、黑豆、海参等，增加咸味，引导食物归肾经；秋季多食用白色食物，如银耳、白萝卜等，增加辛味以入肺；春季是肝气升发的季节，多食青色食物（深绿色），如菠菜、芹菜等，适当用酸味以养肝；夏季适宜多食用红色食品，如西红柿、樱桃、山楂等，增加些苦味以入心；长夏是万物生长最旺盛的季节，也是健脾的时令，应食用黄色的食物，如山药、蜂蜜、小米等，增加甘味以健脾。

五色、五味的食物吃对了可以补五脏，但过食或少食都会影响五脏的正常功能，甚至会出现疾病的症状。所以，每天的食谱中必须安排不同颜色的食物，才能真正做到营养均衡，搭配合理。

红色系食物——铁元素的天然加油站

红色食物在中医"五行学说"中归属于火，入心经，有推动气血以温养全身等功用，包括红色、赤褐色、橙红色的蔬菜、瓜果等植物性食物，以及各种红肉、肝脏等动物性食物。

具体而言，红色食物有红辣椒、红苋菜、红米、红枣、红豆、红薯、红苋菜、赤小豆、西红柿、西瓜、老南瓜、樱桃、山楂、红苹果、桑葚、柑橘、紫葡萄、胡萝卜、枸杞子、柿子、紫茄子、猪肉、牛肉、羊肉、狗肉、动物血、动物肝等。

红色的蔬菜、瓜果一般多富含胡萝卜素、番茄红素、铁质等。

胡萝卜素也称"维生素 A 原"，被人体吸收后可转化成维生素 A。维生素 A 有保持视力、防治干眼、夜盲等功效。

番茄红素不但能开胃消食，还有助于软化血管、降低胆固醇和血压、预防冠心病等。

铁质，则能帮助人体造血。铁元素有补铁、补血的功效，红枣、红樱桃、红辣椒，都含有丰富的铁元素。

红肉类富含优质蛋白质和钙、磷、铁、锌等元素，是常量营养的来源，用以维持人体的生理需要。

黄色系食物——维生素 C 宝库

黄色食物在中医"五行学说"中归属于土，入脾经，长期适量食用有助于健脾胃、生化气血。

黄色食物主要为植物性食物，常见于谷类、杂粮类、豆类、黄色蔬菜、瓜果等。也有来自动物性食物，主要有禽鸟类蛋黄、鱼卵等。

具体而言，黄色食物有糙米、薏米、玉米、燕麦、荞麦、板栗、黄豆、黄豆芽、黄花菜、黄番薯、韭黄、包菜、花生、柠檬、枇杷、菠萝、南瓜、金瓜口、乳瓜、胡萝卜、香蕉、橙子、梨子、白果、蛋黄、鱼卵子等。

其中，黄色蔬菜、瓜果中富含胡萝卜素、维生素C、番茄红素等物，有抗氧化、防衰老作用。

谷类食物含淀粉、糖类丰富，是人体热量的主要来源。

杂粮类中的玉米、小米、燕麦、荞麦、薏米等，有利于降低血液中胆固醇含量、维护心血管系统健康。

黄豆及其豆制品如豆腐、豆浆、豆腐脑等，富含容易消化和吸收的植物性蛋白质，男女老幼皆宜经常适食。

蛋黄、鱼卵含卵磷脂最多，有健脑作用，能促进少儿智力发育，同时含胆固醇较多，老年人不宜过食。

维生素C：橙子、柠檬等黄澄澄的带点酸味的果蔬都是合成维生素C的高手，每天食用100～150克黄色的瓜果，就能保证一个成年人所需要的维生素C的量。

绿色系食物——富含叶酸和钙

绿（青）色食物在中医"五行学说"中归属于木、入肝经，经常进食有助于清肝利胆，增强肝脏的解毒能力。

具体而言，绿色食物有菠菜、荠菜、芥菜、韭菜、甜菜、油菜、芹菜、西洋菜、西兰花、青椒、青笋、青葱、青豆、豌豆、芦笋、青皮葡萄、青皮香蕉、青皮梨、丝瓜、黄瓜、苦瓜、韭花、茼蒿等。

绿色食物指各种绿叶蔬菜、绿色瓜果，大多富含维生素C、B_1、B_2、叶酸、铁、钙、钾、膳食纤维等营养素。

其中，绿叶蔬菜富含天然叶绿素。叶绿素的作用甚多，现已发现有增加心脏功能、促进肠道蠕动和刺激红细胞生成等一大堆功能。

叶酸是人体组织生长所必需的成分，可保护胎儿神经系统的正常发育，如果准妈妈的血液中叶酸水平较低，婴儿出生时体重较轻，所以准妈妈们特别要多吃绿色蔬菜。

钙是宝宝骨骼和牙齿组成的扛把子，宝宝发育需要量极大，必须补充到位，否则，出现佝偻病是大概率事件。

纤维素能刺激胃液分泌和肠道蠕动，增加食物与消化液的接触面积，有助于人体化吸收食物，促进代谢废物排出。膳食纤维不但可促进肠蠕动防治便秘，且有助于调整糖类及脂类代谢，减少动脉硬化、高脂血症的发生。

富含钾离子的蔬菜都有助于维持心率正常、促进钠从尿液中排泄、保护血管和降低血压作用。

黑色系食物——天然的保健品

黑色食物在中医"五行学说"中归属于水，入肾经，有补肾益精、滋阴养血的功能。这是由于黑色食品营养齐全，多含有 14 种人体必需的微量元素及各类维生素，质优量多，有补益作用。

具体而言，黑色食物有黑木耳、黑芝麻、黑米、黑豆、黑李子、黑鱼、豆豉、酱油、乌枣、乌梅、乌骨鸡、乌豆、发菜、香菇、海参、海带、甲鱼等。

其中，菌菇类、海藻类富含锌、锰、钙、铁碘、硒和多种维生素，能促进骨骼发育、保障生殖功能健全和维持体液酸碱度正常。

香菇中的多糖成分有抑癌、强身的作用。

黑米、黑豆、乌枣、乌骨鸡等有补气血、益肾精的功用。

白色系食物——丰富的营养素

白色食物在中医"五行学说"中归属于金，入肺经，有润肺化痰、补气益心的功效。

白色的蔬菜、瓜果中富含水分、水溶性 B 族维生素和膳食纤维等，能润肺润肤、利尿通便、生津止渴。

具体而言，白色食物有大米、糯米、土豆、山药、面粉、莲子、百合、杏仁、银耳、花椰菜、洋葱、竹笋、冬瓜、莲藕、菱角、蘑菇、椰子、荔枝、龙眼、柚子、白萝卜、鸡肉、鱼肉、贝类、茭白、竹笋、平菇等。

其中，白色的大米、面粉，是人体热量的主要来源。

白色的鱼肉、鸡肉、海鲜等，能提供优质蛋白质，强身壮体。且富含镁、脂肪酸，能舒张血管平滑肌，疏通血管，降低血压。

大部分白色食物貌似是营养结构中的"弱势群体"，它们的糖分、胡萝卜素等营养价值，比不上深色食物，却含有丰富的蛋白质和 10 多种营养素。白色食品中的豆腐、牛奶、奶酪等还是钙质丰富的高蛋白食物。

紫色系食物——碘的储蓄站

这是一组比较特殊且为数不多的食物，代表食物有紫茄子、紫甘蓝、紫苏等，其中以甘蓝和茄子中碘的含量最多，是预防甲状腺疾病的得力助手。

在日常生活中，不同色系的食品最好搭配食用，任何一种色系的食品也不要随便将它们从餐桌上开除，因为它们各自都有不可替代的作用。通常来说，食物的营养遵循着由深到浅的规律，颜色越深，越有营养。即使是同一棵菜，深色的部分也比浅色部分更有营养，例如，颜色较深的樱桃叶所含的胡萝卜素比浅的多6倍，维生素D多4倍。

4. 要选择适合体质的食物：不要单凭口味挑选食物

食物可以养人也可伤人，如宝宝脾胃虚寒，又贪吃生冷食品，很容易引起胃痛或腹泻；如果宝宝内热较重，又嗜好油炸食品，常常会有口舌溃疡或大便干结的问题。这是因为食物属性与宝宝体质不相符合。应选择适合宝宝体质的食物，这就要求家长熟知食物的温凉属性，提供与孩子体质相一致的食物，同时还要根据季节变换调整食物。

食物有五性，即寒、凉、温、热与平性，五种属性。

寒性和凉性食物大多具有清热除烦作用，适用于炎热的气候环境，对阳盛体质具有养育养生作用（如菊花茶的凉性）；还有一些寒凉食物有解毒、滋阴、凉血、泻火、生津等功效，可治疗热证，如手足发热、目赤舌红、口干舌燥、尿黄便秘等。

温性和热性食物大多具有助阳御寒的功效，适合于寒冷的气候环境，对阳虚体质具有养育养生作用。也有一些温热食物有温经、散寒、活血、通络、助阳、补虚的功效，适合治疗寒证，如手足发冷、舌淡、便溏等。

平性食物四季皆宜，可供各种体质的人常年食用，谷类、薯类等主食大多属于平性。

食物有五味，即酸、苦、甘、辛、咸。

酸味食物大多具有坚阴固精、濡筋柔肝的作用；

苦味食物有泻热坚阴、燥湿降逆的功能；

辛味食物具有发散及调理气血的作用；

咸味食物具有补肾填髓、软坚泻下的作用；

甘味食物大多具有滋补健脾的作用。

5. 要养成三餐进食：不要不吃或少吃早餐或午餐，多吃晚餐

一日三餐是人类在进化过程中形成的习惯。人类在上万年的进化过程中将三餐的习惯刻进了血液，机体因而有相应的生理变化，到饭点消化液就开始分泌，所以按点进食的话，食物就能充分消化吸收。如果消化液分泌后不进食，消化液会侵蚀胃肠道，久而久之容易形成消化道溃疡，而在消化液不分泌时进食，会造成消化不良。

胃对食物的排空，以谷类（碳水化合物）最快，蛋白质次之，脂类最慢。一日三餐总热能的摄入有的认为早晚可各占30%，午餐占40%。不吃或少吃早餐会影响身体健康，降低体力和影响大脑的正常活动。如果马马虎虎吃午餐，晚餐就容易吃多。

按照《中国居民膳食指南（2022）》推荐，营养充足的早餐应包括谷薯类、蔬果类、肉蛋类、奶豆及坚果类中的三类及以上，主食应以谷物为主。根据中国疾病预防控制中心营养与健康所发布的《中国居民早餐行为白皮书》，全国有超半数人早餐食物种类不够，仅四成人能吃够3类及以上的食物。

按中医子午流注时间表推演，早上7点到9点是胃经当令，胃肠血流量最大，胃酸分泌旺盛。9点到11点是脾经当令，脾脏血流量最大，消化酶分泌旺盛，此时消化能力为全天最强，应吃饱、吃好。同时应该多吃补脾的甘类食物，因为这个时候吃主食不仅易消化，而且还健脾养胃。

6. 要清淡饮食：不要嗜好油炸食品、糖果冰淇淋及含糖饮料等高能量食品

宝宝一天总热能有一半以上应来自粮食就是主食，来自油脂的热能不应该超过1/4，来自蛋白质的热能应该少于1/6。若过多摄入高油、高蛋白食品，不仅缺乏膳食纤维、影响消化功能，而且会使宝宝热能摄入过高，有引发肥胖和疾病的风险，高油、高蛋白食品还难以消化，容易引起消化道疾病。

7. 培养健康用餐习惯：不要在用餐时看电视、看书、玩耍或大声交谈

就餐环境要安静，培养细嚼慢咽的习惯，轻松舒缓的音乐有利于使人保持愉快的情绪。父母可在餐桌上结合菜肴讲些有促进食欲的话，或介绍营养知识。餐桌不是纠正宝宝不良饮食习惯的场所，应加强平时的教育，不要在就餐时训斥宝宝。另外，在吃饭的时候不要逗引宝宝，要培养宝宝养成良好的就餐习惯，不要在用餐时看电视、看书、玩耍或大声交谈。

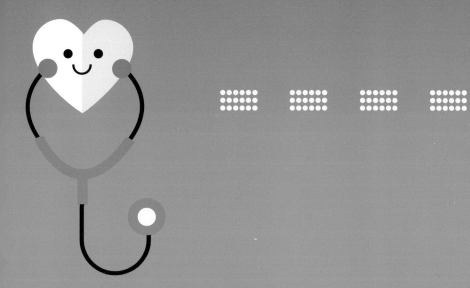

第六章

四季安康的穿衣秘诀
——起居有常

常者：规律，准则。

天行有常，不为尧存，不为桀亡。

——《荀子·天论》

起居有常，不妄作劳，故能形与神俱。

——《黄帝内经·上古天真论》

用大白话翻译，起居有常就是：按时吃，按时睡，按时起床，按需撒尿。

因为天行有常，所以起居亦应有常。

所谓天行有常，就是地球自转日复一日，地球绕太阳公转年复一年，月球绕地球公转月复一月，形成了日周期日节律、月周期月节律、年周期年节律。周而复始，天长地久，雷打不动的日月年的周期和节律，即为天行有常。

自生命诞生以来，地球上的生物为了适应其生存环境，不得已开启了进化模式，目的是为了适应地球、月亮的自转和公转带来的环境改变，包括阳光、温度和湿度的变化，以适应一天24小时的明暗交替，一月28天的阴晴圆缺、一年四季的春夏秋冬。

根据变化的时间周期不同，生物节律也形成了日节律、月节律、年节律的不同，并演绎出生命自身的节律。其中，日节律包括睡眠觉醒周期、进食周期等，月节律包括月经周期、排卵周期、发情周期等，年节律包括春夏秋冬的体温变化周期、血液分布周期、发病周期等，生命节律包括人一生从小到大的生、长、壮、老、死的周期和繁衍。

生物体在漫长的演化过程中形成了与外界环境相协调的生物钟。几乎所有的生物体都依靠生物钟来维持睡眠、进食、情绪等生理过程，以使机体适应昼夜和春夏秋冬的变化，让不同的组织器官在不同的时间段上发挥各自的作用。人类体温、血压、激素水平、代谢快慢、免疫强弱等同样受到生物钟调节。

其中，日节律或昼夜节律对人的影响最为明显，比如清晨心率快、血压高，夜晚逐渐下降。昼夜节律是机体为适应外界环境的昼夜变化而进化成的一种内在变化节律，所有生命活动均按一天的时间顺序、周而复始地发生节律性的变化。地球的昼夜节律催生了动植物界的生物钟，生物钟概念的确立源于二十世纪末科学家在果蝇中发现的生物钟基因，然后在哺乳动物中也发现了生物钟基因。这些发现证实了生物钟存在的物质基础和分子机制。

只有按照昼夜节律、月节律、年节律和生命节律的节奏生活，才算得上是起居有常。人从胚胎就受到这些自然节律的影响，出生以后更是在自然节律中生、长、壮、老、死。这些节律（特别是昼夜节律）一旦被打破，其节律反馈机制就会失调，机体的基因表达、代谢快慢、免疫应答、神经内分泌和肠道菌群比例等都会出现紊乱，疾病就会接踵而至。

生物体的各种行为、生理过程都呈现昼夜节律变化，这种生物节律受到生物钟的调控，可在没有外界信号刺激时自主振荡。在其影响下，哺乳动物具有了明显的进食和禁食周期，产生了营养物质供需的节律性变化。然而，现代生活方式能轻而易举地打破生物的昼夜节律，如打破进食的节律（不吃早餐）、睡眠的节律（熬夜）和运动的节律（夜跑）。殊不知，打破昼夜节律最容易引起恶性肿瘤等疾病。很多猝死的人也是因为打破了以上某种或多种节律才走上不归路的。

只有起居有常，才会百病不生。如果起居无常，就看看那些慢性病缠身的中年人，或猝死的年轻人，好多都没到半百就衰了、死了。所以，人一定要从襁褓开始养成起居有常的习惯，不仅可以远离疾病，还可为健康长寿打下坚实的基础。

起居有常，从穿衣戴帽着手

养育孩子，其实很简单，除了吃就是穿。而养育好孩子，则要讲究吃穿。如何吃，我们已经在前面讲过了，这里我们就来说说如何穿。孩子越小，穿衣越讲究。小孩应随月龄穿衣，随着年龄的增长，再根据月份调整。

俗话说："春不减衣，秋不加帽。"这只说出了四时保养做法中的两个季节。中医有一套独特的四时养生观，讲究的是"春捂秋冻，固护阳气；夏养三伏，护阴养阳；冬养三九，充养阴精"。

宝宝穿衣的总原则：因时、因地、因人而定。

因时：即跟着一年四季的气温变化穿衣，做到冬暖夏凉、春捂秋冻。

因地：即随着生活的地域不同穿衣，各个地区在同一季节的着装厚薄是不一样的。

因人：即根据自己孩子的体质，结合生活所在地和当下的季节穿衣。

第一节　讲究一：因时穿衣

因时穿衣，讲究的是春捂秋冻，固护阳气；夏养三伏，护阴养阳；冬养三九，充养阴精。这是一年四季穿衣的原则和目的，是因时制宜的具体体现。其中包含极为丰富的内容，让我们一一看过去。

一、春捂秋冻、固护阳气

"二四八月乱穿衣"，一个"乱"字道出了人们对春秋天气忽冷忽热的应变之举。说乱也不乱，有经验的人都知道"春捂秋冻，不生杂病"，就是在乍暖还寒的2月到4月不要急于减衣服，不妨捂一捂；到了秋高气爽的8月到9月，也不必急于加衣服，不妨冻一冻。所以也有"冻九捂四"之说。

春捂秋冻是古已有之的一种养生方法，依据的是《黄帝内经》中"春夏养阳，秋冬养阴"的思想。早在元代，著名养生专家邱处机在《摄生消息论》中就说得非常清楚，说春天"天气寒暖不一，不可顿去棉衣，时备夹衣、遇暖易之，一重减一重，不可暴去"，秋季则"寒甚方加棉衣，以渐加厚，不得一顿便多，唯无寒而已"。

春捂： 春不减衣，下厚上薄

春天来了，天气开始转暖，但有些地方的气候一天三变，就像孩子的脸，太阳出来则风和日暖，太阳落山就寒风袭人，昼夜温差大，乍暖还寒。所以，"春捂"提醒人们春天寒冷渐退，还是很冷的，还需厚衣保暖，以防受寒。故有"二月休把棉衣脱，三月还有梨花雪"之说。

中医则从气的阴阳消长进行解释，春天气温变化较大，天气乍暖还寒，说明阳气升而未盛，阴气减而未衰，人体阳气也未完全达到肌表，抵抗寒邪的能力还较弱，特别是小孩要注意保暖，以防受凉受寒，即是"春捂"的寓意。"春捂"既是顺应阳气生发养生的需要，也是预防疾病的保健良方。

开春以后就骤减衣服，极易使风邪入内，引起感冒、支气管炎、肺炎等呼吸道疾病。不信可以看看各地方儿童医院或儿科门诊，每年入春之后是不是人满为患？与其他季节相比，春季受凉感冒、流行性感冒、腹泻、流行性脑膜炎、麻疹、风疹、水痘、腮腺炎的孩子成倍增加。

小孩子的脏器发育尚未健全，身体自我调节的能力弱，抵抗力也弱，有点儿风吹草动就可能受凉，哪经得住这一天三变的天气。所以，宝妈们经常为给孩子穿什么衣服发愁。给孩子穿多了，一跑就出汗，再受风就感冒；给孩子穿少了，一受风也感冒。

高明的做法是，注意天气变化，春天不可过早脱掉棉衣。但也要灵活掌握，中午天热脱一件，早晚天凉加一件，随时间、天气和宝宝动静变化加减衣服。不及时给孩子增减衣物，孩子很容易受凉。还要注意，孩子出汗时还不能马上脱衣服，因为春天风大，出汗脱衣怕受风着凉，最好给孩子准备一条吸汗毛巾，可以随时加进内衣中吸汗隔湿。

注重"下厚上薄"："春捂"捂的地方是有分别的，身体上下"捂"法不一样。可能很多宝妈都不知道，应该"下厚上薄"的捂，妥妥地厚此薄彼的代表。因为中医认为，人体的头部及上半身火力旺属阳，对风寒邪气的抵御能力强，不是"捂"的重点。而下半身火力弱属阴，对风寒的抵御能力差，寒从脚起就是见证。因此，"春捂"应重点捂双脚和双腿，厚裤和厚袜不可减，睡觉时要盖住小胳膊、小腿和小脚丫。否则，就可能出现"一向单衫耐得寒，乍脱棉衣冻成冰"。

"捂不捂"看气温：随着温度计的出现，人们有了可衡量天气寒热的尺度，即气温的度数。对宝宝来说，"春捂"以室外气温15℃为临界温度，低于15℃就需要"捂"，高于15℃则可以"不捂"。或者，昼夜温差大于8℃需要捂。

总之，春季给孩子穿衣既要柔软保暖，又要随天气变化可增可减，还要根据孩子动静能脱能加，特别要捂好宝宝的小脚丫。

秋冻：秋不加帽，夜盖薄被

随着秋季的到来，天气开始转凉，气温逐渐降低。

古往今来，"秋冻"是一种耐寒锻炼的养生方法，是很讲究的。初秋、中秋和晚秋之凉各有不同。初秋，暑热未消，虽然气温开始下降，却并不寒冷，昼夜温差变化不大，无须加衣，老人小孩都可小"冻一下"。仲秋，则气温进一步下降，虽凉却不甚寒，这时是青壮年"秋冻"的较佳时期，可以有意识地让机体"冻一冻"，以免身热汗出，伤阴耗气，但老人小孩就要因人因地而异了。晚秋，昼夜温差变化就很大了，常有强冷空气侵袭，以致气温骤降。无论青壮年还是老人小孩，不可一味强求"秋冻"，而应及时、适当地增衣保暖。

为什么要"秋冻"？为什么人在初秋要让肌肤主动接触冷空气？

这是为了让寒凉的刺激促进肌表，变得更加致密，将夏季散发在外的阳气收敛于体内——以顺秋气之收。通过秋季的寒凉刺激，人体的抗寒能力会得到提升。所以，入秋时节不要急于添衣戴帽，要有意识地进行适度的耐寒锻炼，让身体受点凉，使机体逐渐适应寒冷天气才能提高抗寒能力，达到增强体质的目的，同时也为冬天的到来做好准备。秋季以燥为主气，如果刚刚入秋就着急戴帽加衣，不仅妨碍锻炼御寒能力，还会影响阳气收敛，常见表现就是鼻子出血。

当然，何时戴帽、加衣也要因人而异，体质较好的孩子，可适当穿得少一些，体质较差的孩子，还是要及时增添衣物，尤其注意颈、腹、腿不能受寒。

为什么秋不加帽？中医认为，"头为诸阳之会"，手三阳经和足三阳经均会聚于头，即全身的阳气都在头上相会。所以，头部是气血运行最旺盛的地方，头部比身体的其他部位更能抵御外寒。秋天来临之际，只要气温不低于15℃，就可以让机体感受一下寒凉，不要过早戴帽子，最好做到热不马上脱衣，冷不立即穿棉。

然而，很多宝妈见落叶而知秋，生怕孩子受凉，早早地给宝宝戴上帽子、穿上厚衣，结果却事与愿违，致使其体温调节能力得不到锻炼，御寒能力得不到提高，等进入寒冷的冬天时很难适应。所以，家长不要一入秋就给孩子加厚衣服，穿得过多孩子反而容易生病，要以活动后微微出汗为宜。

为什么立秋后晚上给宝宝盖好被子？与凉爽的夏夜不同，秋天的夜晚自带寒气，加上宝宝睡觉的时候肢体的活动大大降低了，血液循环减慢至维持内脏活动的程度，新陈代谢和体温都有所下降，所以宝宝睡觉需要用被单、毛毯之类来保温。如果还开窗睡觉，不盖被子，受寒风侵袭就是必然的事了，出现头痛、肌肉痛、疲乏无力、流鼻涕、流口水等问题就在所难免。

家长需要特别注意的是，小孩子一般不会描述，但身体有症状他会不舒服，经常表现出的是哭闹不休。做父母的一定要有一些基本常识，比方孩子流鼻涕或打喷嚏，就要引起重视，想想是不是受凉了，不要等到发烧咳嗽了才手忙脚乱地去医院。

二、夏养三伏，护阴养阳

夏季阳盛阴衰，宝宝阳气外发，皮肤腠理开泄，如果贪凉，过多乘凉饮冷，容易损伤宝宝的阳气。要想保持宝宝阴阳之气的平衡，必须护阴养阳，顺从自然界夏主长的规律。孩子纯阳之体，更要注意护阴。

夏令三伏，是一年中日照最强、气温最高、湿度最大的季节。对人而言，夏季腠理疏松，气血多流于体表，也是出汗最多、感觉最闷的时间。特别是三伏天，最容易生病。因为三伏天热气逼人，潮湿闷人，宝宝很容易受热邪和湿邪双重侵扰，容易出现大汗淋漓、睡眠不足、胃口不佳、体力消耗过多等问题，耗伤阴气，耗散阳气，生病就是顺理成章的事了。

如何帮助孩子平安地度过闷热的夏天，对很多家长是一个不小的考验。古人在夏天以静坐来修身，以静心来除热，现代人用空调来降温，拿冷饮来消暑。而对于孩子来说，没有办法做到静心除燥，这就需要家长帮助孩子做到以下几点，才能保护宝宝平安度过炎炎夏日。

第一：夏不敞胸，热不凉背；

第二：夏不露宿，坐不当风；

第三：蔽日遮阳，避暑纳凉。

夏不敞胸，热不凉背

大热天一般都不会穿太多，有些人甚至穿太少，除了必须遮挡的地方，能不穿就不穿。但对孩子来说就不能穿太少了，哪怕汗出不止，也要穿上护胸挡背的衣服。因为胸腔为心肺的庇护所，而且前胸是聚阴气汇阴经的场所，后背则是聚阳气汇阳经的场所。

普及一下中医经络知识：胸骨上有5个任脉的要穴——璇玑、华盖、紫宫、玉堂、膻中，其中玉堂穴为肝经、心经、肺经三条阴经的交会穴，而任脉为阴脉之海，就是最阴之脉，所以前胸是阴经阴脉汇集之处。背为督脉（脊髓的位置）、足太阳膀胱经（里脊的位置）之所居，督脉为"阳经之海"，统摄一身之阳气。若夏天敞胸露背，不仅心阴、肺阴得不到呵护，一身的阳气也易散出，身体的阳气被宣发太过，外界的寒邪就很容易侵入体内。

当风寒之邪侵袭人体，足太阳膀胱经首当其冲，这时候宝宝容易得感冒，可出现咳嗽气喘、气短乏力、声音低弱、自汗怕风等肺阳不足的表现；也可能出现胸闷、胸痛、心悸、畏寒、肢冷等心阳不足的表现。所以，夏季护胸挡背的目的就是护阴养阳，一定要做到夏不敞胸，热不凉背，否则损伤阴阳二气而致病，或使旧病复发或加重，会严重影响孩子的生长发育。

对于汗多的孩子，宝妈们一定要做到勤换衣服，即"夏月汗多宜换着"，这可是孙思邈在《孙真人卫生歌》中说的，他还在《千金要方》中解释道："湿衣及汗衣，皆不可久着，令人发疮及风瘙。"

古代就有一种前挡胸、后挡背的夏装——羞袒，既透气，又吸汗，能最大限度地散出热量。可见，古人特别看重夏天穿衣护卫阳气。

在炎热的夏天，有很多家长给孩子洗过澡后，不是马上给宝宝穿上衣服护着前胸后背，而是让宝宝赤裸着玩，而且还开着空调或开着门窗，晚上睡觉还给宝宝垫好凉席，带个肚兜就把宝宝放凉席上睡。很多年轻的宝妈根本没有意识到，空调的凉风或屋里的穿堂风会直吹宝宝前胸后背，凉席则直接凉着背心。结果，很多宝宝越是天热越流清鼻涕，反而是受凉感冒，弄得家长百思不得其解。

夏天天气闷热，出汗本来再正常不过，这是应夏气以养长。但空调的出现使得夏天出汗成为一种"奢侈"，也使孩子的成长环境缺少了夏季的闷热，这对孩子来说并非好事，夏天不出汗，积攒了一整个春天的阳气散发不出去，留在体内就是一种负能量，早晚会暴雷。这就应了古人所说的"逆之则伤心，秋为痎疟，冬至重病"。

一个世纪之前，地球上是没有空调的，只有蒲扇和凉席，中国古人靠静心调息来退热除烦。元代著名养生家丘处机在《摄生消息论》中解释说，夏季"宜调息静心，常如冰雪在心，炎热亦于吾心少减；不可以热为热，更生热矣"。所以20世纪之前的人比现代人至少少了一种病，就是空调病。而且中国古人用凉席都非常讲究，只在三伏天用，进伏前和出伏后就不再使用了。这些都是非常智慧的，希望年轻的父母们给孩子养成夏不敞胸、热不凉背的习惯。

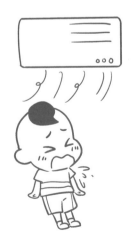

夏不露宿，坐不当风

夏天睡觉时，如果露宿室外，或当风卧，或睡地上，还不盖着点儿，早晨起来感到虚乏无力甚至腹痛腹泻都是轻的，严重的直接手足麻木，或者半身不遂。

这是因为夏季夜间露宿室外，以天为被，以地为床，直接感受天地之气。天地之气在夏季的夜晚一样是寒凉的，而人体的毛孔和腠理在夏季稀疏，夜间带有寒气的风能够直接进入体内，不仅引起血管收缩，而且降低体温和抵抗力，着凉感冒算轻伤，半身不遂也不重，真有直接死亡的。所以，即使再热，也不能睡在室外，更不能睡在风大的地方。大人如此，小孩更应如此。

蔽日遮阳，避暑纳凉

蔽日遮阳，就是避免阳光直接照射，是古人避暑纳凉、降低体温的有效方法，当然也能防止晒黑晒伤，但不能等同于现代概念的"防晒"。现代意义的防晒，主要防的是阳光中的紫外线，而蔽日遮阳的含义要宽很多。当然，现代人无须刻意蔽日遮阳，因为衣食住行的环境比古代好太多了，虽不是人人有车，但人人居有定所应该不是问题。所以做到蔽日遮阳已经不是难事了，难的是如何防止日光中的紫外线晒伤和晒黑的问题。而骄阳似火的夏季，太阳光中的紫外线最为强烈。

现代人对紫外线之恐惧，不亚于古代人对瘟疫的恐惧，躲之防之唯恐不及。而紫外线防不胜防，除太阳直射出的紫外线，大气中的水分、灰尘及地面等都可反射紫外线。相比紫外线的天然"反光板"海面、沙堆、雪地，紫外线的人造"反光板"城市的高楼大厦更为可怕。在高楼林立的城市大街上，紫外线照射要比茂密的树林和宽阔的草地强烈得多。因为林立的高楼大厦相当于立体多面反射板，特别是街边的橱窗，可反射高达85%的紫外线。对城里人来说，走在大街上仅用防晒伞、防晒帽和防晒衣是不够的，更多的人还必须涂抹防晒霜，现在还出了儿童专用防晒霜。可见，现代人对紫外线的防范意识有多强。

小孩子皮肤嫩薄，夏天特别要注意，不要让孩子的肌肤在太阳光下直晒、暴晒，以免晒伤。当皮肤直晒暴晒后，日光中的紫外线首先损伤表皮细胞，破坏皮肤的保湿功能，使皮肤变得干燥粗糙，还活化酪氨酸酶，加速色素合成，让皮肤变黑；其次损伤真皮细胞，造成真皮层水肿、发炎，表现出来就是被晒得发红，严重时出现水疱。因此，如何防晒是夏季的必修课。

日常生活的衣服也有防晒作用，细纤维织物优于粗纤维织物，高密度织物优于低密度织物，厚布优于薄布，深色优于浅色，涂层/染色布优于基础布。

衣物的颜色也影响防晒效果，红色＞橘色/浅绿色＞天蓝色＞白色。

深红色、藏青、黑色等深色服装是最理想的防晒服装。

紫外线的三个波段

紫外线的波长在一个很宽的范围内，200～420纳米的光波统称紫外线（UV），可细分为长波（UVA）、中波（UVB）和短波（UVC）三个波段。

短波紫外线简称UVC，波长为200～290纳米，被大气臭氧层几乎完全吸收，都不用人去遮挡，老天就已经帮人类把UVC挡在大气层外了。

短波紫外线经玻璃折射后可进入室内，所以又称为"室内紫外线"。

中波紫外线简称UVB，波长为290～320纳米，可以到达真皮浅层，导致皮肤晒红。大部分UVB被臭氧层吸收，同时可被玻璃、遮阳伞、衣服等阻隔。可以用撑伞戴帽、穿长袖长裤的办法遮挡掉UVB。

中波紫外线是引起皮肤泛红、发炎及晒伤的主要原因，但可以被云层、玻璃、遮阳伞、衣服等阻隔，又称"户外紫外线"。一般情况下，防中波紫外线靠"全副'捂'装"就足够了。

长波紫外线简称UVA，波长为320～420纳米，可以穿透真皮层，能深入皮肤全层，导致皮肤晒黑。

长波紫外线则不受这些阻挡，无孔不入，而且对皮肤造成的伤害更严重。因长波紫外线可穿透真皮层，不但会激发色素合成使肤色"变黑"，还对胶原、弹力纤维甚至成纤维细胞有杀伤力，是造成皮肤老化、细纹产生的祸首。

从防晒效果、便利性和安全性角度来看，硬防晒（通过穿戴）优于软防晒（通过涂抹），即使地面上和空气中反射的紫外线，硬防晒也可以完全阻断。但软防晒通过涂抹防晒产品防护，不必穿戴过多衣物，既清凉舒适，又能充分展现自身的形象。

软防晒指涂抹防晒霜等身体防晒产品，又分为物理、化学和生物防晒。

物理防晒是采用二氧化钛和氧化锌等物理遮盖的方式，阻挡、反射或散射掉紫外线，达到防晒的目的。

化学防晒又称紫外线吸收剂，通过二苯酮、水杨酸乙基己酯等吸收有害的紫外线而实现防晒。

生物防晒剂所含谷胱甘肽、维生素E、烟酰胺等物质，则能通过清除或减少紫外线照射所产中间产物生活性氧基团，从而阻断或减缓组织损伤或促进晒后修复，起到间接防晒的作用。

目前市场上防晒产品几乎都含有上述防晒成分，三种防晒产品各有优缺点，在日常生活中可根据自身肤质、生活环境和防晒程度，选择合适的防晒霜。

三、冬养三九，充养阴精

冬主收藏，肾主藏精，三九养阴。"冬至当日属九"，即从冬至当天开始计算，即进入了数九时节。三九天是一年之中最寒冷的时节，阴气极盛。此时补充人体阴精，可以累积各种生命活动所需要的物质。

冬季，是四季中最冷的季节，大多数的动植物均处于冬眠状态。人也应该顺应自然规律，做到避寒就温，敛阳护阴，以合"养藏之道"。因为冬季昼短夜长，光照时间短，气温寒冷，起居调养首先做到保暖，特别是在寒风刺骨的北方，如果不注意防寒保暖，寒气刺激机体，侵入血液，影响代谢，伤人阳气，最容易受寒生病。

要想平安地度过寒冬，必须重视保暖，特别是孩子的头、背、腹、足等部位需要重点保暖。只有身体足够暖和了，血液循环才会正常，氧气、营养、废物的运送才会顺畅，才能达到"养藏"的目的。

寒从脚下起，热从头上散。在冬季头部散热最快，出门在外，一定要给孩子戴一顶帽子，正所谓"头戴一顶帽，抵件小棉袄"。同时，养树护根，养人护脚，要给宝宝穿保暖的鞋袜，暖头暖脚，胜吃补药。最好加一件棉背心，保证胸背温暖，维护心和肺的功能，增强机体抗寒能力，减少受寒感冒的风险。防寒要从头做起，从脚暖起，否则"冬伤于寒，春必病温"。

总之，"春夏之时，阳盛于外而虚于内；秋冬之时，阴盛于外而虚于内"，所以要春夏养阳，秋冬养阴，"以从其根，而培养之"。

第二节　讲究二：因地穿衣

一、地理环境影响人的饮食起居和生活习惯

在中华大地上，按东、西、南、北、中五个方位划分，五方的气候各不相同。

《黄帝内经·素问》说："东方生风、南方生火、中央生湿、北方生寒、西方生燥。"形成了东南温热、西北寒凉、中原潮湿的气候分布，因为暖流总是从南向北舒展，寒潮则总是自北向南碾轧。当南国已百花盛开时，北国仍冰雪风霜。实质上，特定的生存环境造就特定的生活习惯，从而又造就了特定的土生人群。

地域不同，气候、环境、生活方式及饮食习惯也存在差异，机体的生理和病理特点也不尽相同。人类最原始的养生理念来源于生存过程中本能的趋利避害。在春捂秋冻时要区别对待，比如南方的春天，宝妈可根据气温变化提前给宝宝减衣，以免耗气伤阴，而北方则要一直捂到气候变化不大、气温稳定、春寒完全消失时为止。

2500 年前的《黄帝内经》早就指出：

> 东方之域，天地之所始生也。鱼盐之地，海滨傍水。其民食鱼而嗜咸。皆安其处，美其食，鱼者使人热中，盐者胜血，故其民皆黑色疏理，其病皆为痈疡，其治宜砭石。故砭石者，亦从东方来。
>
> 西方者，金玉之域，沙石之处，天地之所收引也。其民陵居而多风，水土刚强，其民不衣而褐荐，其民华食而脂肥。故邪不能伤其形体，其病生于内，其治宜毒药。故毒药者，亦从西方来。
>
> 北方者，天地所闭藏之域也，其地高陵居，风寒冰冽。其民乐野处而乳食，藏寒生满病，其治宜灸。故灸者，亦从北方来。

南方者，天地所长养，阳之所盛处也，其地下，水土弱，雾露之所聚也，其民嗜酸而食。故其民皆致理而赤色，其病挛痹，其治宜微针。故九针者，亦从南方来。

中央者，其地平以湿，天地所以生万物也众。其民食杂而不劳，故其病多痿厥寒热，其治宜导引按跷，故导引按跷者，亦从中央出也。

故圣人杂合以治，各得其所宜。故治所以异而病皆愈者，得病之情，知治之大体也。

生活在不同地理环境、气候因素中的人，会因地域的不同形成不同的生活方式、饮食特点，且不同地域的气候也会造成疾病、寿命的差异，甚至同一地区由于地势高下不同，人的寿命亦不相同："高者其人寿，下者其人夭。"

二、冷分南北西东中，穿衣随地域调整

有一种冷叫"北风那个吹"，代表北方的冷。北方的冬天，户外凛冽干冷，屋里却暖气如春，室内外温差非常大。另有一种冷是"阴冷阴冷的"，代表南方的冷，南方的冬天完全浸润在湿冷中。有人戏称："北方的干冷是物理攻击，多穿衣服就可轻松防御；南方的湿冷是魔法攻击，穿再多衣服都没用。"相较之下，南方的湿冷更难熬，照顾宝宝穿衣、洗澡、睡觉都更不容易。

还有一种冷是西部的冬天，由于"多风，水土刚强"，故"不衣而褐荐"，需要以致密挡风的皮毛为衣以御风寒。不论南北西东，宝妈们要多费心，在方方面面构筑好防线，让宝宝安然过冬。

三、穿衣要遵守"三分寒"原则

孩子好动是天性，他们的新陈代谢本来就旺盛，加上不停地跑动、做游戏、玩耍，体温一般比成人略高。因此，宝宝总的穿衣原则是三分寒，要"能少勿多"，以宝宝的颈部温暖、背上无汗为宜。南方的冬季室内外温差不大，有些宝妈老担心宝宝受冷，总给宝宝穿得厚厚的，宝宝一动就出汗，汗湿内衣如果不及时更换，反而更容易受凉感冒。

晚上睡觉该给宝宝穿多少更是件麻烦事，穿太多怕宝宝出汗、踢被子，穿太少又怕宝

宝着凉。有些家长为了防止宝宝踢被子，用棉被包裹孩子，还用绳子捆上几道。孩子在出生的头一个月这样做倒也符合中国的老习惯——打"蜡烛包"，有利于襁褓中的婴儿适应陌生环境。出满月的孩子再被捆着睡觉，就会妨碍孩子的四肢发育，严重的甚至会影响髋关节发育。所幸的是，现代社会的物质极为丰富，人类已经发明了睡袋这个好东西，晚上让孩子睡在睡袋里，既防踢又保暖。

总之，不同地域的人在饮食穿衣、生活起居等方面要根据所处生活的环境进行适当调整，必须做到"节饮食""适寒暑"，方能"安居处"而"长生久视"。

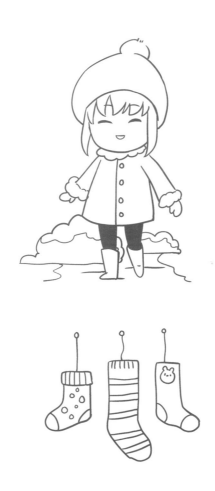

第三节　讲究三：因人穿衣

生、长、壮、老、死是人类的宿命。始生为幼，三四为小，七龆八龀，九童十稚。长大之前靠父母照理，长大以后则各人自理。

从生气微小的新生儿到婴幼儿，再到小儿童子，虽禀性纯阳，但阴气未足，腠理不密，筋骨柔脆，就像就像草木萌芽，体脆神怯。小孩所以容易感受寒热邪气，需小心呵护养育。

婴幼儿期的孩子腠理不密，即皮肤薄，肌肉少，免疫力弱，很容易被外界的风寒或致病菌感染，加上婴幼儿既不耐寒邪，又不耐壮热，所以患病后死亡率比成人要高。所以，穿衣更需要周密细致，既要随月龄穿衣，更要随月份穿衣。

宝妈们给宝宝添加衣服，一定要记住一个最基本的准则，就是看月龄、看体重。做事严谨的人会认为光看月龄不够，应该同时参考体重，这是对的。因为体重偏低的宝宝身体里没有足够的脂肪来保暖，需要多加一件衣服帮助保暖；体重偏重、体格壮实的宝宝，就相对要少穿一件，以免捂出汗后受风着凉。

一、怎么知道宝宝的衣服穿得合不合适？

手暖无汗

5岁以下的孩子，由于发育还不完善，本来就易虚易实，易寒易热，如果孩子体质再差些，就很容易生病了。宝宝穿的衣服合不合适，够不够保暖，要以宝宝不出汗、手脚不凉为标准。穿得多了容易捂出一身汗，特别是好动的宝宝。出汗后受风就容易感冒，结果事与愿违。宝妈可以根据天气预报、实际的气温变化和感觉，有计划地给宝宝增加衣服。

通常宝宝穿着只要比成人多一件就行，大些的宝宝可以有意少穿一件，特别是秋季，要让宝宝适当地感受一些凉意，以锻炼御寒能力，这样宝宝不仅不容易生病,体质还能增强。

不会走路的宝宝，穿的衣服应该和大人安静状态下一样厚薄，衣服要柔软舒适。当孩子会走会跑后，就要比成人少穿一件。活动时要比不活动时适当少穿些。

不能受凉的小肩颈、小肚肚、小脚丫

小儿腠理不密，本来就容易感受寒邪，如果不护卫好小肩颈、小肚肚、小脚丫这三个部位，寒邪就会从这三处长驱直入，引起感冒发烧。所以，无论是春天还是秋冬，以及夏天的空调屋里，一定要给宝宝穿有领有袖的衣服，最好带小肚兜护着小肚肚，还要穿上小袜子，以免受凉拉肚子，肩颈受凉冷上身，脚丫受凉冷下肢。如果宝宝上下都有受凉，离感冒发烧就不远了。特别是肩颈部位受凉，不仅容易感冒，而且容易向下发展成肺炎，向上发展为脑炎。

给孩子备衣基本原则

贴身内衣要讲究：保暖内衣选择质地柔软的棉内衣，不仅可以吸汗，而且还能让空气保留在皮肤周围，阻断体热丢失，孩子不易生病。

袜子要干爽透气：很多家长错误地以为袜子越厚保暖效果越好，其实如果袜子厚但不吸汗的话，就会很容易潮湿，孩子的脚底就会发凉，整个身体的温度也会受影响，所以，给孩子选择袜子的标准是纯棉质地，透气性好。

出门戴帽子：冬天保暖，夏天防晒。孩子头部的血管比较丰富，如果头部受凉，孩子身体的热量就会散发得较快，很容易着凉感冒。冬天选择帽子时，一定要选择保暖、御寒性能好、手感柔软的帽子；夏天选择帽子则要轻薄透气，让晒太阳成为一种享受。

二、晒太阳是一门很讲究的学问

晒太阳真的是一门学问，一年四季的晒法不一样、晒时也不相同。如何有效地利用阳光的效能是有技巧的。宝妈们只有做足功课，才能够充分享受太阳光的赠予，既有效促进孩子生长，又不让孩子被晒伤。

技巧一：晒太阳的时间

在北方的夏季，应该在上午 9 ~ 10 点或下午 4 ~ 5 点到户外晒太阳，这两个时间段的照射特点是紫外线中的 A 光束成分较多，有益于维生素 D 的合成。每次晒 15 ~ 30 分钟，避免在上午 10 点到下午 4 点晒太阳。

技巧二：晒太阳的空间

阳光中的紫外线是不能透过玻璃的，在室内隔着玻璃晒太阳不能帮助宝宝获得维生素D，只能感受到阳光的温暖，要在户外温暖舒适的阳光下活动，才能帮助宝宝获得维生素D。

总之，不同季节、气候、地区、海拔的紫外线照射量不同，加上宝宝的年龄、体质的不同，其体内合成维生素D的水平亦会不同。

技巧三：晒太阳要注意

晒太阳是维生素D最便捷的来源，多晒太阳可以促使机体生成维生素D（阳光维生素），促进钙吸收，预防维生素D缺乏性佝偻病。

但3个月以内的婴儿不能晒太阳！由于母乳和牛乳中维生素D的含量相对不足，维生素D又是钙磷吸收和骨代谢的关键物质，故需要时可以直接补充维生素D制剂。等宝宝大一点后，也可以通过食物获取，吃富含维生素D的食物，如海鱼、肝脏、蛋黄等。

宝宝的皮肤较薄，即使短时间直接暴露在阳光紫外线下也可能导致晒伤。然而，6个月内的宝宝不能抹防晒品，只能物理防晒，只好辛苦宝妈给宝宝打遮阳伞、用带遮阳篷的婴儿车、戴有宽大帽檐的遮阳帽或穿透气性好的浅色长袖衣裤、防晒衣等，但不要穿黑色服装。

6个月以上的宝宝，可以使用对长波紫外线（UVA）和中波紫外线（UVB）都有防护作用的儿童防晒霜、防晒油，这样就能让宝宝的小胳膊、小腿直接暴露在阳光下。市面上有物理或化学的各类儿童防晒霜，但我只推荐食用的橄榄油来防晒！

从未服过鱼肝油、钙片的孩子，特别是营养不良的小儿，应先服一段时间的维生素D制剂，以防在晒太阳时突然发生抽风。有些孩子晒太阳时，会出现体温升高、恶心、呕吐、头痛、头晕以及食欲减退或睡眠障碍等症状。不要再晒了，去查查有没有生病。

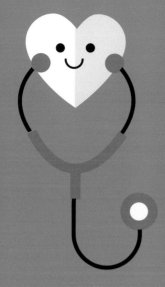

第七章

了解西医西药
如何抗感冒

小儿发热是家长最容易发现的症状，是孩子生病最常见的信号，也是儿科门诊最多见的就诊起因。小儿发热就诊最考验儿科大夫，一旦接诊，必须先搞清楚孩子为什么发热，才能给予有效治疗。因为小儿发热原因多种多样，加上小儿独特的生理和发育特点，变化迅速，极易传变，各年龄段小儿发热的特点又不同，经常造成诊治上的困难。

　　孩子最初为什么发热，谁也说不清楚，孩子肯定说不清，家长也不会知道是什么原因，就是知道也没有办法处理，否则就不会来就医了。医生一开始也不可能知道，只有通过医院一系列的检验检查，等拿到结果才能做诊断。大多数情况，通过相关检查有可能找到病因，但医院也不能保证一定能找到病因。很多疾病其实是靠医生的经验得到治愈的。所以，医生水平的高低有时候决定着孩子发热治疗的有效和无效。因为引起发热的原因实在太多，就看医生能不能发现引起就诊患儿发热的是哪一种。

　　现代医学认为，引起发热的病因超过200种。根据美国《UpToDate临床顾问》2021年更新的"儿童不明原因发热的病因"内容，其病因被归为三大类：感染性疾病、结缔组织病和肿瘤。其中，感染性疾病是最多最常见的病因，一半以上的发热是感染引起的（其中接近六成为病毒或细菌感染），不到10%是风湿性疾病引起的发热（最常见的是幼年型特发性关节炎），肿瘤相关疾病引起的发热占6%左右（最常见的为白血病和淋巴瘤）。其实，可以根据致病因素，把小儿发热的原因分为感染性和非感染性两大类，而根据发病的缓急又可分为急性发热和慢性（长期）发热两大类。

第一节　小儿发热看西医如何诊断

一、发热定义

发热是指人体体温升高超出日常范围，或升高超出一天体温正常波动的上限。

在生理情况下，人的体温受昼夜节律、环境温度、性别、年龄、情绪和进食等因素的影响而有所波动。由位于下丘脑前部的体温调节中枢进行调控，体温一般清晨低，傍晚高，一天中有 0.5℃的温差，

健康人体温相对恒定，波动范围一般小于 1℃。小儿正常体温可在一定范围内波动：腋温为 36.5 ~ 37.2℃；肛温为 36.5 ~ 37.7℃；舌下温度较肛温低 0.3 ~ 0.5℃。目前大多数儿科临床采用腋表测温，因为方便，而且不易引起交叉感染。

临床将腋温大于等于 37.3℃、肛温大于等于 38℃诊断为发热。

以腋下温度为例，现代医学将发热分为：

低热为 37.3 ~ 38℃　　中热为 38.1 ~ 39℃

高热为 39.1 ~ 41℃　　超高热为大于 41℃

发热是机体的一种防御性反应，对机体影响有好有坏，如外感发热初期，体内的免疫系统被激活，白细胞会增多，抗体生成活跃，肝脏的解毒功能增强，属于机体抵抗疾病的防御反应，有利于歼灭入侵的病原体。

是一种临床常见症状和体征，诊断时，需要对发热的类型进行鉴别，所以不要一发热就用退热药。[①]

需要注意的是，不同宝宝的基础体温存在差异；不同测量工具测量同一个体同一部位，

---

① 中国 0 至 5 岁儿童病因不明急性发热诊断和处理若干问题循证指南 (标准版). 罗双红等 . 中国循证儿科杂志 . 2016,11(02):81-96.

体温结果也会有所不同；同一测量工具测量同一个体的不同部位，体温结果也不同。影响小儿体温的因素还有以下几种。

（1）季节与体温：小儿夏季的体温略高于春秋冬三季的体温；每日上午与下午的体温略有差异。

（2）活动、哭闹、进食后、衣被过厚、室温高，亦可使体温暂时升高达37.5℃左右；反之，若饥饿、热量不足或保温条件差，则体温可降至35℃以下。

（3）测量时间：不同体温测量部位的测量时间不同，肛表2分钟，腋表5分钟，口表3分钟，过久或过短的测试均可影响其体温测量的准确性。

一个月以下的婴儿，特别是新生儿期，皮下脂肪较薄且肌肉不发达，体温调节中枢发育不完善，因哺乳哭闹或环境温度改变等，都可引起患儿体温较大波动。

3岁以下的婴幼儿期，从母体获得的免疫力逐渐消失，后天免疫功能尚未健全，抵抗力低下，容易患病。早期多表现为发热，因脑的兴奋与抑制系统动态平衡不稳定，易发生高热惊厥。高热可见于重度感染的情况，最常见于中枢神经系统（CNS）感染的患儿。

3岁以后随着年龄的增大，孩子对疾病有一定的抵抗力，发热时的症状接近成人，会出现头痛、乏力、四肢酸痛等表现。

二、感染性发热

感染性发热是人体对外来病原体感染的一种防御性的炎症反应，最为常见。引起感染性发热的病原体有病毒（如普通感冒、流行性感冒等），有细菌（如肺炎、中耳炎、扁桃体炎等），还有真菌、非典型病原菌（支原体、衣原体等感染）、寄生虫病等。引起发热的范围可以是全身性感染，也可以是局部性感染。限于篇幅，这里只介绍两种常见的感染——病毒感染和细菌感染。

1. 病毒感染

发热是大多数感染的特征性表现，小儿急性期发热绝大多数与病毒感染有关，初期多为上呼吸道感染，症状包括流鼻涕、打喷嚏、流眼泪等。

上呼吸道感染俗称"感冒"，简称"上感"，包括鼻、咽、喉的感染，主要症状就是发热，是小儿常见疾病之一，临床上主要有以下几种急性病症。

（1）普通感冒：由病毒感染而起，也可称为急性鼻炎。

（2）急性病毒咽喉炎：咽喉疼痛，讲话困难，以及发热咳嗽症状。

（3）急性疱疹性咽峡炎：多由柯萨奇病毒引起，其主要表现为明显的咽喉疼痛。

（4）急性感染性结膜炎：主要由腺病毒以及柯萨奇病毒引起，主要表现为发热流泪，以及畏光等。

（5）急性扁桃体炎：病原体多为溶血性链球菌，其次为流感嗜血杆菌，以及葡萄球菌。

急性上呼吸道感染多呈自限性，发生的概率比较高，尤其是儿童的发生概率最高，每年大约有 6 ~ 8 次。急性上呼吸道感染的主要病原体是病毒，主要有冠状病毒、呼吸道合胞病毒、鼻病毒、副流感病毒、流感病毒、腺病毒等；少数是细菌，尤其以溶血性链球菌为主，其次是革兰氏阴性细菌。

正常时，上呼吸道存在着许多病毒和细菌，由于上呼吸道黏膜的保护作用，以及人体的免疫能力，这些病毒和细菌能与人和平共处，并不诱发疾病。当人体受凉、过度劳、惊恐、过饱的时候，身体抵抗力降低，这些病毒和细菌乘虚而入，就可能引发各种疾病。

急性上呼吸道感染多发于春冬季节。中医常讲小儿感冒与着凉有关，这是有一定道理的，因为着凉是最初的诱因，是造成病毒或细菌感染的环境因素（外因）。急性上呼吸道感染的严重程度与小儿患者的年龄及免疫力（内因）有关系。免疫力低的孩子容易被感染，而且感染后很容易加重。另外，现代小儿容易被喂养过度，出现消化不良（中医称积食或停食），亦可使身体抵抗力降低，特别容易出现积食加上感的情况。

小儿普通感冒

孩子往往比成人更容易感冒，所幸的是绝大多数的时候是普通感冒。成人每年可能得1 ~ 3 次感冒，而孩子每年可能经历 5 ~ 8 次感冒，往往在感冒后三天内就有可能发热，若治疗不及时或不对症，很容易发展为严重症状，有的孩子的病情可能持续很长时间。

一般在感冒初期会出现流鼻涕的症状，这是最普遍的，其次还有打喷嚏、鼻塞、咳嗽、嗓子痛、喉咙痒等，这些症状大多在一周后会自行消失。现代医学有一个术语，叫"自限性"，就是说普通感冒不用治疗也会自己好（即自愈），只是需要一周左右的时间，前提是感冒没有引起其他病变，即没有引起肺炎、中耳炎、鼻窦炎等。

小儿普通感冒的发病率特别高，早期症状以打喷嚏、流鼻涕、头痛、嗓子痛为主，有的会出现比较严重的全身症，如发热、乏力、头痛身痛、四肢酸痛等。这些症状可由 200多种不同病毒引起，麻烦的是这些病毒都在不断变异，所以迄今为止没有抗感冒病毒的特效药。

最常见的感冒病毒是鼻病毒，有 100 多种血清型，在儿童和成人感冒中占比高达 50%。其他病毒也可引起儿童感冒，如冠状病毒（肺炎）、EB 病毒（传单）、呼吸道合胞病毒（2岁以下儿童的毛细支气管炎）、副流感病毒、腺病毒（咽结膜热）、柯萨奇病毒 A（肠道病毒）、巨细胞病毒等。

* 有些病毒可引发机体产生持久免疫，如鼻病毒、腺病毒、流感病毒和肠道病毒。
  但由于病毒具有多种血清型，产生的免疫很难预防之后的感冒。

* 有些病毒则不引发机体产生持久免疫，如冠状病毒、呼吸道合胞病毒和副流感
  病毒。得过的孩子仍然可能再次感染同一病毒，但二次感染的症状都比较轻，
  病程也比较短。

* 有些病毒还可引发小儿发热及严重疾病，如单纯疱疹病毒、水痘—带状疱疹病毒、
  某些肠道病毒等。

普通感冒的症状因人而异，与年龄和致病病毒有关，归结起来主要有七类感冒症状：
① 疼痛、不适（包括咽痛、头痛、关节痛、肌肉痛、疲乏不适等）；② 发热；③ 卡他症状（如
流涕、流泪）；④ 鼻部症状（如鼻充血、鼻塞、喷嚏）；⑤ 声嘶；⑥ 消化道症状（如腹痛、
腹泻等）；⑦ 呼吸系统症状（如咳嗽、咳痰）。

* 对于婴儿，发热与流涕是常见表现。其他表现可能包括易激怒、喂养困难、
  食欲下降和睡眠困难。

* 对于幼儿，发热是普通感冒早期的主要表现。

* 对于学龄前和学龄儿童，打喷嚏、流鼻涕、咳嗽是主要症状。

急性上呼吸道感染大多是病毒性的，以上症状是不同病毒感染早期都有的症状。那些
引起麻疹、风疹、幼儿急疹、猩红热和流行性脑脊髓膜炎等传染性疾病的病毒，起病时也
都有类似症状和体征。这些疾病如不能及时确诊，延误治疗，后果会很严重的。

普通感冒的西医西药治疗包括一般治疗、对症治疗和对因治疗。

一般治疗：就是卧床休息，多喝水，清淡饮食，以恢复体力和免疫力。预防传染他人，
防止继发细菌感染。依赖患儿自身的免疫系统来制衡病毒的繁殖和毒力，最终自愈。

对症治疗：针对高热、头痛、全身酸痛的症状，西医用解热镇痛药来控制症状，主要
用布洛芬和对乙酰氨基酚（扑热息痛）来退热止痛；用抗组胺药如氯苯那敏来控制卡他症
状；用缩血管药如伪麻黄碱来缓解鼻塞；用镇咳药如右美沙芬、祛痰药如氨溴索等来缓解
咳嗽、咳痰。西医也不主张用抗生素，因为抗生素对普通感冒并无益处，相反，还可能会
导致不良后果。

对因治疗：针对感染的病毒可用金刚烷胺、利巴韦林等抗病毒药。但病毒变异较大，
这些药都是非特异性的，疗效有限；如果继发细菌感染，才能用抗生素之类的药物，否则
不推荐使用抗生素治疗。因为抗生素不能缓解感冒症状，不能缩短感冒病程，不能预防感
冒并发症，只能增加细菌耐药性、药物不良反应和药物不良事件等风险。

很多时候，上呼吸道感染早期会发热，用解热镇痛药对症治疗后很快能退烧，但烧退

了又起来，然后再用药再退，药去又烧。这样反反复复发热，很可能是病毒感染继发了细菌感染，如急性中耳炎、鼻窦炎和肺炎。一旦感冒发展成肺炎、中耳炎或鼻窦炎，就需要抗感染治疗了。这时候的治疗，就不是治感冒，而是治感冒引起的各种炎症如肺炎，抗生素就可以上了。

正常情况下，3 岁前的幼儿可能会有一次患肺炎的经历，或有两次患中耳炎或鼻窦炎的经历。相比成人，小儿患感冒更为频繁，其发病率平均来看每年在 5 ~ 8 次，比成年人多一倍，而且症状持续时间更长。

因为普通感冒都是病毒引起的，西药没有治疗感冒的特效药物，恰巧感冒病毒引起的是一种能够自愈的病，所以小儿普通感冒也是可以自愈的，不算大毛病，没有什么大不了，有没有特效药好像也没什么影响。无论国内外的医生，都很乐意让感冒的病人回家休息，多喝水，多睡觉，不用药、自己好！

但不是所有孩子得了感冒都可以自愈的，搞不好会因感冒引发严重的肺炎、扁桃体炎或中耳炎等。所以，感冒早期，如果能采用中医中药治疗，多可以避免可能的麻烦。前提是接受中医、相信中医、认识好的中医大夫！

小儿季节性流感

流行性感冒，即流感，是一种急性呼吸道疾病，也是儿童常见的传染性疾病，传染性强，发病率高。主要由两类流感病毒感染引起，即甲型流感病毒和乙型流感病毒，偶尔由丙型流感病毒引起。在世界范围内，每年的不同时节，都会在不同地区有不同程度的流感暴发，呈季节性分布，如温带气候地区的流感主要发生在冬季。流感的传播性取决于病毒的感染性及人群的易感性，有特征性时程。

流感初期引起的上呼吸道感染，与普通感冒症状类似，有发热恶寒、无汗、头痛、鼻塞、喷嚏、咽痒咳嗽、四肢酸痛等症状。但与普通感冒不同的是，流感还有肌痛、身痛、寒冷或高烧等症状，可能迅速发展为肺炎、脑炎或肠炎等其他病症。

流感虽然是急性的，但也是自限性的，通常情况不严重，一旦严重就可能导致各种并发症，容易造成死亡。这就有点吓人了！关键是流感还传染！每个孩子的体质不一样，带来的后果就不同，严重不严重全靠运气了。这也是流感与普通感冒的不同之处。

小儿患流感的概率比成年人高，有些患重症流感或并发症的风险也高。由于流感病毒是不断变异的，所以流感病毒流行时，无论是否接种了季节性流感疫苗，一旦感染都要抗病毒治疗。对于确诊或疑似流感的孩子，抗病毒的药物治疗应尽早开始，最好在发病后48小时内启用，否则很难起效。即便如此，抗病毒治疗也只能将流感症状缩短约1天的时间，但能够降低肺炎的发生，减少死亡。

也就是说，小儿一旦患上流感，治疗的关键在于给药及时，如果等病毒检测结果出来再给药就晚了。所以不必等结果，可以先把抗病毒药用上。如果发病超过48小时还没有给药的话，就迟了，抗病毒药再好也不起效了。不是药没用，是病毒复制太多，那一点药根本不起作用。只是，除抗甲型流感的奥司他韦外，目前尚无治疗乙型流感、丙型流感和其他流感的特效药物。

在医院门诊，对于确诊或疑似非重症流感孩子（年龄小于12岁），首选口服抗病毒药奥司他韦，因为奥司他韦是在儿童中研究最充分的抗病毒药；对于7岁以上儿童，也可选择吸入性抗病毒药扎那米韦。只有在患儿无法口服或吸入药物的时候，才考虑静脉给予单剂抗病毒药帕拉米韦。

对于流感的相关症状，如发热、头痛、咽炎、肌痛、咳嗽和鼻炎等，需要进行对症治疗。对症治疗与普通感冒相同，发热头痛的治疗以解热镇痛抗炎药为主，儿童首选对乙酰氨基酚，其次是布洛芬（非甾体类抗炎药）。需要注意的是，不可以用阿司匹林来退烧。对于继发细菌感染，如细菌性肺炎、急性中耳炎和鼻窦炎，才可以用抗生素！单纯的流感病毒感染，服抗生素是没用的，因为抗生素只杀灭细菌，不影响病毒。

一旦出现呼吸困难、神志改变、疾病进展、临床恶化、脱水、慢性疾病加重，或出现严重的并发症，如心肌炎、脑炎或下呼吸道并发症，就必须马上去医院！

对于流行性感冒诊治，中医有上千年的经验，并在防治过程中做出了巨大的贡献。流行性感冒，在中医并无此病名，根据其临床表现可归结为中医的"时行感冒"或"时疫感冒"。与中医"风温""湿温""疫疠""时气""疫气"近似，属于"温病学"范畴。若以病因辨证，则有"风、寒、湿、热"四大病因，具有季节性、地域性的特点。

2. 细菌感染

小儿感冒后容易发生中耳炎

小孩子感冒后如果还是高热不退，而且持续性哭闹和烦躁，一定要注意有没有耳朵不舒服。会说话的孩子还好，哭闹时会捂着耳朵喊疼或说不舒服，不会说话的婴幼儿就只能哭闹不止、烦躁不安了。如果有耳痛、耳闷、耳胀，可能是感冒引发了中耳炎。中耳炎多有高热，有的还伴有呕吐，但这些都不算严重，如果能及时就医可以避免听力下降、鼓膜穿孔，或脑膜炎等严重并发症的发生。

因为，耳朵、鼻子和咽喉其实是相通的，中耳的鼓室并不完全密封，它通过一个斜行的"密道"与外界相通。这个"密道"叫咽鼓管，它一端连接鼓室，一端连接鼻咽部，而鼻咽部位于鼻孔的后方、口咽部的上方。咽鼓管的作用是调节鼓室压、引流鼓室中的分泌物，防止逆行。感冒后，鼻腔黏膜会充血、肿胀，使鼻涕增加，容易堵塞咽鼓管。感冒后，鼻涕中携带有病毒或细菌，就能通过咽鼓管进入中耳腔，从而引发中耳炎。

儿童感冒后较成人更易发生中耳炎，是由于儿童咽鼓管较成人短、平、直，婴儿期咽鼓管咽口位置更低，咽鼓管软骨较软，其硬度和弹性不足，参与咽鼓管开放协调有限，所以更易发生急性中耳炎。

中耳炎发病机制复杂，疾病早期往往没有明显的症状，极易被宝妈宝爸忽视而延误病情。中耳炎若不能早期发现和治疗，会影响孩子的智力、听力和语言能力的发育，甚至引起听力损失。感冒后出现中耳炎的孩子50%以上都不到5岁。所以，当孩子出现持续的耳朵疼的时候，家长一定要带孩子及时就医。

小儿感冒后容易发生鼻窦炎

许多小孩感冒几天后，烧退了，症状减轻了，却开始鼻塞或流黄鼻涕，持续十多天都不好，甚至又出现高烧，这就可能是病毒性感冒后继发细菌感染鼻窦黏膜，引起鼻窦的炎症反应。鼻窦炎的发病特点是先好转，后加重，症状特点是鼻涕黏稠，很难流出。

患鼻窦炎的孩子往往鼻子被脓鼻涕堵得严严实实，只能张嘴呼吸，有的还出现咳嗽、面部疼痛等症状。

鼻窦炎有时可引起严重后果，特别是体温持续超过39℃的情况，孩子可能会出现面部和头部突然剧烈疼痛，或视物困难或复视，思维不清晰，单眼或双眼肿胀或发红，严重的还可能出现呼吸困难、颈部僵硬等危象。出现这些情况的时候，千万不要自行给患儿用感冒药或抗过敏药或抗生素，正确的做法是及时去医院就医，否则会加重病情。

小儿感冒后容易发生肺炎

小儿感冒除可能发展成鼻窦炎、中耳炎外，更易发展为重症的呼吸道感染，如肺炎、支气管炎。致病源可能是鼻病毒、呼吸道合胞病毒、副流感病毒、甲型流感病毒，及新型冠状病毒等。因为许多病毒可进入鼻腔、口腔、咽部或气道，引起感冒症状，如打喷嚏、流鼻涕、咳嗽、咽痛、头痛、发热。当孩子感冒症状持续时间超出了普通感冒的预期时间（两周），而且症状不但不改善反而加重，就应考虑其他诊断了，包括肺炎、支气管炎等。

肺炎是一种肺部感染，可由细菌或病毒引起，5岁以下的小儿肺炎更可能由病毒引起，5岁以上的儿童肺炎多由细菌引起。也就是说，孩子年龄越小，病毒性肺炎的可能性越大；孩子年龄越大，细菌性肺炎的可能性越大，轻则咳嗽和发热，重则呼吸困难，对于婴幼儿尤为难治。

6个月至5岁的婴幼儿肺炎主要由病毒感染引起，在出现肺炎之前都会有上呼吸道症状，即感冒在先。治疗病毒性肺炎有一个原则，无论急性起病还是缓慢起病，只要是病毒引起的，都不能用抗生素治疗。治疗病毒性肺炎同时还有一个问题——没有特效西药。也就是说，病毒性肺炎西医无药可治，医院一般只给一些支持治疗，所谓支持治疗就是头痛医头、脚痛医脚的对症治疗。只有甲型流感病毒引起的肺炎才有奥司他韦这一种特效药。

5岁以上儿童的肺炎主要由细菌感染引起。细菌性肺炎的最常见原因是肺炎链球菌，其次是非典型病原菌，如支原体、衣原体等。治疗肺炎链球菌引起的肺炎，现在已经有了非常有效价廉的抗生素——阿莫西林（青霉素类）。治疗非典型病原菌引起的感染，也有了特异性强的抗生素——阿奇霉素（大环内酯类）。

3. 急性发热

用科学术语说，急性发热是指发热在2周以内，体温升高超出一天中正常体温波动的上限。

感染性发热大多起病急、病程相对较短，故多为急性发热或短期发热。绝大多数为病毒感染所致，为自限性，多喝热水即可自愈。对大多数发热儿童来说，开始发热后的7天内，若发热病因明确，即可开始针对性治疗；若普通病毒感染（感冒）则是自限性的，发热3~5天后，体温会自行恢复正常。

有些严重感染早期诊断困难，儿童的病情变化又快，如果延误诊断与治疗，可能造成严重并发症，包括各种严重细菌感染、各种病原体感染的肺炎、泌尿系统感染、胃肠炎等，治疗不及时或治疗不当，可能带来严重后果，包括残疾甚至死亡。

小儿严重的细菌感染包括脓毒症、败血症、菌血症、细菌性脑膜炎、细菌性肺炎、细菌性泌尿系统感染、细菌性胃肠炎、皮肤软组织感染、化脓性骨髓炎、化脓性关节炎和中耳炎等。

小儿严重的病毒感染包括疱疹病毒感染、病毒性脑炎、病毒性脑膜炎、手足口病、川崎病等。

三、非感染性发热

非感染性发热是指发热不是因为感染引发的，没有引起感染的致病菌，与病毒、细菌或真菌都没有关系，即引起发热的不是外因，而是内因，多与自身的免疫反应有关。

非感染性疾病引起的发热也很多，可能源于变态反应性疾病，如风湿热、药物热、疫苗反应等；或结缔组织病，如红斑狼疮、皮肌炎等；或大量组织坏死或破坏，如大面积烧伤、急性溶血、血管栓塞、白血病、恶性网状细胞增生症、霍奇金病、恶性淋巴瘤及其他恶性肿瘤等。另外还可能是甲状腺功能亢进、肾上腺皮质功能亢进、先天性外胚层发育不全、暑热症、间脑综合征、脑出血等原因造成的。常见的小儿非感染性发热疾病，主要有Still病、肿瘤热和药物热，较少为自身免疫性和自身炎症性疾病。

1.Still 病

有一种每天发热的病，叫系统性幼年型类风湿关节炎，属于系统性幼年型特发性关节炎，旧称Still病。就是一阵一阵的高热，专业术语为"间歇式高热"或"峰形高热"。患儿通常非常虚弱，每天都出现高热的情况，但体温每天都能自行恢复正常。还有个非常典型的症状，就是一过性皮疹。另外随着年龄增加，还会出现关节炎的症状。这种Still病接近自身炎症性疾病，存在多种关节及关节外症状和体征。早期常见关节痛，关节以外最常见的症状是每日发热和斑点状橙红色皮疹。

2. 肿瘤热

儿童期最常见的恶性肿瘤是急性淋巴细胞白血病/淋巴细胞性淋巴瘤（ALL/LBL），约占所有儿童期恶性肿瘤的1/4，发生率是急性髓系白血病的5倍，有B细胞系（85%）、T细胞系（10%～15%）和NK细胞系（小于1%）三种类型。2～5岁是发病高峰年龄，半数以上的儿童在诊断ALL/LBL时存在发热。如果孩子出现持续性肤色苍白、发热、出血/瘀斑、骨痛、肝脾肿大和/或淋巴结肿大，应考虑ALL/LBL。

出现反复发热、对治疗无反应、大汗淋漓或不明原因体重减轻这一系列症状时，一定要小心，最好去医院查一下有没有患上白血病。发热可能由感染导致，也可能是白血病本身所致全身症状。

3. 药物热

药物热是药物的不良反应，药物的不良反应仅有3%～5%表现为发热。药物热最典型的特征是——用药时出现、停药后消失。

理论上任何药物都可能引起发热，几乎所有药物都能通过超敏反应机制引起发热。有些特别的药物容易发生药物热，也被报道得最多，这些主要是抗菌药物（β-内酰胺类、磺胺类药物、米诺环素）、抗肿瘤药物（化疗和免疫治疗）、抗癫痫药物、抗胆碱能药物、拟交感神经药（苯丙胺类、可卡因）、神经阻滞类药物（氯氮平），以及甲状腺激素和别嘌醇这些特殊药物。其中，抗菌药物（包括抗生素）是小儿发热经常用到的治疗药物，需要特别注意。

发生药物热的时间有长有短，自开始用药到出现药物热的时间，从数小时到数月不等。

大多数患儿在开始用药后数周内发病，也有在长期用药的某个阶段出现药物热。

停药是唯一的确诊方法。药物热大多会在停用药物后 3 ~ 4 天内消退，但也有例外。如果用的药不止一种，就要一一停掉：根据医生经验，先停一种最有可能导致药物热的药，如果还持续发热，再依次停用其他药物。需要注意的是以下几点：

★同时停用所有药物可能消除发热，但也可能让患儿已有疾病加重，而且不能确认致病药物。

★如果疑似抗菌药物引起的药物热，治疗又需要继续，可以换用其他类别的抗菌药物进行治疗。

★药物热最常见的是癌症化疗后出现的发热，发热往往在化疗后的 3 ~ 4 天开始出现，可能持续一周或更长。引起发热的药物就是抗癌治疗用的化疗药物。

4. 慢性发热

热程持续两周以上，几乎每天都有发热的，才能称得上是慢性发热或长期发热。

在长期发热儿童中，有 50% 为感染性疾病（如结核分枝杆菌感染、寄生虫感染），病原随各地流行情况有所不同；有 30% ~ 40% 为风湿性疾病、免疫性疾病和肿瘤性疾病；有 10% ~ 20% 的病因可能始终不清楚。

随发热时间的延长，感染性疾病所占比例逐渐减少，风湿性疾病、免疫性疾病和肿瘤性疾病所占比例增加。

第二节　西药治疗小儿感冒：都用什么药、分哪些类型?

感冒不是事，发烧成坏事；

治标不治本，小事变大事。

小儿发热大多因感冒或流感而起，以发热、恶寒、鼻塞、头痛、咳嗽为主要症状。一般起病急，容易变化，有的治疗不及时还会发展成其他疾病。

治疗感冒的西药（简称抗感冒药）主要是针对感冒引起的头痛发热、咳嗽流泪、鼻塞流涕、咽喉肿痛、全身酸痛、乏力等症状，以退热、控制感冒症状为主，严重的还需要抗炎、抗病毒治疗，但这些治疗并不缩短病程。

治疗小儿感冒，最需要注意的是儿童的生理特点。儿童时期是一个快速的发育期，"脏腑娇嫩、形气未充"，易于患病，病情的发生和变化都很快。而且孩子的脏腑水嫩柔弱，对于疾病侵袭的抵抗力和药物攻伐的耐受力都较低。如果用药不当，如反复或长期使用感冒药物，极易伤及小儿胃肠道和内分泌系统，影响消化吸收功能，不仅影响食欲，而且导致免疫功能和发育异常。在现代医疗环境下，出现的各种过敏问题，如过敏性鼻炎、皮炎、皮疹、哮喘、紫癜等，都是免疫功能异常的表现。

请宝妈们记住以下三大点。

感冒药没有预防感冒的作用！

感冒药不当服用会加重病情！

感冒药盲目联用致重复用药！

"问药师"公众号创始人冀连梅药师有一段文字，把西药感冒药的作用说得非常清楚：西药感冒药只是帮助缓解症状，不会缩短病程。复方感冒药是治标不治本的药，即只能控制感冒表现出来的发烧、咳嗽、流鼻涕等症状，不会缩短感冒病程，而用单纯治标的药控制症状并不能让感冒好得快。那为什么很多人会热衷于吃感冒药，而且觉得感冒药是有用的呢？这是因为感冒药里所含的成分的确能缓解感冒引起的咳嗽、流鼻涕等症状，让孩子感觉更舒服一些，但却不能根除感冒的病因，感冒的痊愈只能依靠提高自身免疫力将体内的病毒打败，而感冒药对病毒本身毫无作用。实际上，不论吃不吃这类药，病毒引起的普通感冒都需要 7 天左右的病程才能痊愈，所以感冒是一种自限性疾病，就是不用治，它自己能好！

美国食品药品管理局（FDA）对儿童复方感冒药的建议。

（1）2 岁以下儿童禁用。

（2）4 岁以下儿童不推荐使用。

（3）4 ~ 6 岁的儿童要在医生的指导下使用。

（4）6 岁以上的儿童才可以根据需求自行使用。

一、治疗感冒的复方西药中都有几类药物

西药抗感冒药，主要治疗感冒引起的发烧和卡他症状（流涕、打喷嚏、咳嗽咳痰）。其不同配方为感冒不同时期的不同症状、病情的轻重提供了多种选择。个体与个体之间存在体质差异，不同患者对不同感冒药的反应也存在差异，选用时应该针对病症个体化选用，以避免不良反应发生。

西药治疗感冒药有至少五大类药物，按功效划分，主要有解热镇痛抗炎药、抗过敏药、缩血管药、镇咳药、祛痰药五类。少数组方还有一些其他成分，如抗病毒药、兴奋剂等。治疗感冒用的解热镇痛抗炎药可缓解头痛发热，抗过敏药可缓解流泪流涕，缩血管药可缓解鼻塞，镇咳药可缓解干咳，祛痰药可缓解咳痰困难。这五类药针对了感冒的主要症状，唯独没有针对恶寒或怕冷的治疗用药。只有治疗感冒的中成药（见第八章第二节）和有些中西药复方制剂中，含有散寒解表的药物成分，对恶寒有治疗作用。

如果将以上五类药物成分进行不同组合，就可以组成不同类型的抗感冒药，有包含五大类成分的全组方药，也有包含四大类或三大类成分的选择性组方药（见本节第二部分）。不同组方的抗感冒药在治疗上各有侧重，可以根据感冒症状、病情轻重、患者个体状况进行选择。

1. 解热镇痛抗炎药

解热镇痛抗炎药，学名非甾体类抗炎药（NSAIDs），具有退烧止痛的作用。这一类药有很多种，最常用的有阿司匹林（水杨酸类）、布洛芬（芳基丙酸类）、对乙酰氨基酚（乙酰苯胺类）、吲哚美辛（吲哚类）、双氯芬酸（芳基乙酸类）、吡罗昔康（烯醇酸类）、萘丁美酮（烷酮类）、舒林酸（异丁酚酸类）等。这些解热镇痛药能够缓解感冒引起的发烧、咽痛、头痛和全身酸痛等症状。详见退烧药

儿童可用的退热药布洛芬和对乙酰氨基酚（扑热息痛）就属于解热镇痛抗炎药，两种药是世界卫生组织推荐的可用于儿童的退烧药。有些地方还在用有严重毒副作用的口服尼美舒利颗粒（已被制止）、阿司匹林、安乃近滴鼻（已被制止），甚至肌内注射安痛定（国外已撤市）等药物退热，这给小儿的治疗带来很大的风险。宝妈们必须高度重视这个问题，**千万不能给孩子用安乃近、阿司匹林、尼美舒利、安痛定以及含氨基比林之类的药来退烧！**

2. 抗过敏药

抗过敏药，学名抗组胺药，具有抗组胺和抗胆碱的作用，说白了就是能够减少腺体的分泌，使上呼吸道的分泌物（眼泪、鼻涕）变稠。用它的目的是为了缓解感冒引起的流泪、流鼻涕、打喷嚏、发痒（鼻子、咽喉、眼睛）等症状，是普通感冒药的首选。感冒药中用得最多的是第一代抗组胺药马来酸氯苯那敏（扑尔敏），其次是苯海拉明、盐酸曲普利啶、异丙嗪。第二代抗组胺药，如氯雷他定、特非那定、西替利嗪，抗组胺作用强，无抗胆碱和中枢抑制作用，但感冒药中很少使用。可能是因为感冒后需要休息，第一代抗组胺药嗜睡的副作用正好契合了这个需要，负负得正，正好加强了抗感冒的效果。

正是因氯苯那敏和苯海拉明都有引起嗜睡、困倦、乏力和头晕（抑制中枢神经系统）的作用，所以服药期间不能驾驶机、车、船，不能从事高空作业、机械作业及操作精密仪器等，最好保证休息。"白加黑"中的苯海拉明仅在黑片中有、白片中没有就是为了达到"白天用白片不瞌睡，晚上用黑片睡得香"的效果。然而，氯苯那敏和苯海拉明可能会引起眼内压升高、尿潴留等不良反应，患有青光眼、膀胱颈部梗阻、前列腺肥大、甲亢的患者，应慎用含有此类成分的感冒药。

3. 缩血管药

缩血管药，能够减轻鼻黏膜充血，缓解鼻塞，即缓解感冒引起的鼻腔或鼻窦阻塞。最常用的是伪麻黄碱，其次是甲基麻黄碱和去氧肾上腺素。伪麻黄碱和甲基麻黄碱有类似肾上腺素的作用，可以收缩血管。与肾上腺素作用于全身血管不同，伪麻黄碱、甲基麻黄碱和去氧肾上腺素则作用于某些局部血管，主要能收缩鼻黏膜的血管。感冒初期，鼻黏膜会

充血水肿，引起鼻塞和流涕的症状。伪麻黄碱等可使水肿的鼻黏膜血管收缩，这样鼻塞和流涕的症状就减轻了，感冒的其他症状（流鼻涕、打喷嚏）自然得到缓解。

伪麻黄碱，为麻黄碱的同分异构体，麻黄碱与伪麻黄碱的分子结构是一样的，但在空间的形状不一样，就像左右手一样，成镜像。甲基麻黄碱是在麻黄碱分子上加了一个甲基基团，所以没有麻黄碱的心脏副作用。而麻黄碱更像肾上腺素，可以兴奋中枢神经、加快心率、升高血压，所以抗感冒药不用麻黄碱，而用伪麻黄碱或甲基麻黄碱。这三种成分均出自中药麻黄，也就是说，中药麻黄含有这些成分。

不过，伪麻黄碱和甲基麻黄碱还是可以激动 α1 受体使血管收缩，引起尿潴留和血压升高，有高血压、青光眼病人不宜使用。另外，它还会引起甲亢患者头痛失眠，加重前列腺肥大患者排尿困难等。有时出现中枢兴奋所致的不安、失眠等，晚上服用宜加镇静催眠药以防失眠。孕妇和运动员慎用，6 岁以下儿童禁用。

4. 镇咳药

镇咳药是通过抑制大脑咳嗽中枢来压制咳嗽，解除感冒时的咳嗽症状，常用的有右美沙芬、可待因、氯哌斯汀（咳平）、二氧丙嗪（克咳敏）等。

用得最多的右美沙芬，它属于非依赖性中枢镇咳药，其镇咳作用与可待因相似，但没有可待因的成瘾性，对呼吸中枢无抑制作用，也无镇静镇痛作用，适用于治疗没有痰的干咳。针对咳干症状，可以选用含有镇咳药的感冒药。

痰多患者在用右美沙芬的同时要加祛痰药，才能避免痰液堵塞呼吸道。因为咳嗽是人体自身的一种自我保护反应，通过咳嗽能够把痰液排出。用药物镇咳反而会阻碍痰液排出，痰液不被排出就会堆积在呼吸道，造成呼吸道的堵塞，严重时可引起窒息。

所以，无论是感冒引发的咳嗽，还是慢性支气管炎、肺炎引起的咳嗽，只要痰多就不应该用含右美沙芬、可待因、氯哌斯汀、二氧丙嗪的感冒药，而应该用含祛痰药的感冒药。

5. 祛痰药

祛痰药按作用方式可分为三类。

一是刺激性祛痰药，适用于喉腔和气管内发痒，欲咳而咳不出者。

愈创甘油醚：刺激胃黏膜，反射性引起支气管黏膜分泌增加，降低痰的黏性。

氯化铵：刺激黏膜，反射性增加分泌物，稀化痰液，使痰液易于排出。

二是改变呼吸道黏膜腺体分泌的祛痰药，适用于痰黏而不易咳出者。

氨溴索、羧甲司坦：增加浆液腺的分泌，减少黏液腺的分泌，从而降低痰液黏度。

溴己新：抑制黏液腺分泌，促进黏膜纤毛运动，裂解黏痰的多糖纤维，以降低痰液黏度（儿童禁用）。

三是黏液稀释剂，适用于分泌大量黏稠痰液的呼吸道感染者。

乙酰半胱氨酸：分子中所带的巯基可断裂痰液糖蛋白中二硫键，从而降低痰液的黏度。

针对有痰的咳嗽，特别是痰液黏稠、不易咳出的感冒，可以选用含祛痰剂的感冒药。

祛痰药常与镇咳药合用，用于感冒痰多咳嗽的情况，可以缓解感冒时的咳嗽症状，但不缩短感冒的病程。

6. 其他成分

兴奋剂：部分抗感冒药含有咖啡因这种兴奋剂。咖啡因有协同解热镇痛药治疗头痛的作用，同时有降低抗组胺药的嗜睡副作用。

抗病毒药：抗感冒药中的抗病毒药主要就是金刚烷胺，一种对甲型流感病毒（亚洲 A–II 型流感）有一定作用的抗病毒药，但必须在感冒初期给药，才有一定的抗病毒作用，或能缩短病程，但抗病毒的效果非常有限。而且金刚烷胺对儿童的神经系统及肝脏肾脏都有损伤，还有药物过敏的风险。所以，国家食品药品监督管理总局在 2012 年 5 月的通知中指出，5 岁以下儿童不推荐使用金刚烷胺。

其他如冠状病毒、呼吸道合胞病毒、副流感病毒、鼻病毒、柯萨奇病毒引起的感染，尚缺乏针对性抗病毒药物。所以，对于感冒病毒，目前还没有有效的抗病毒药。现有的其他抗病毒药也都不与感冒西药组合成复方制剂，而是单独使用。所以，除金刚烷胺以外，抗感冒西药的复方制剂不再加其他抗病毒药。如 2019 年底到 2023 年，国内外在治疗新冠病毒感染时，抗病毒药都是单独用的。

二、抗感冒药的复方制剂有哪些类型

儿童患感冒时，最常见的症状是发烧，宝妈们最先想到的肯定是退烧。要想退烧，首选当然是退烧药。那些药名中就带有"退热"字样的药很容易搜到，如小儿退热灵、儿童退热片、小儿退热口服液、小儿柴桂退热口服液、儿感退热宁口服液，殊不知，这些都不是单一成分的退烧药，全是复方药，而且既有西药抗感冒药，又有中药治感冒药，单从药品名称看，绝大多数家长可能很难区分哪些是西药、哪些是中成药。

更要命的是，有的家长考虑很周全，既然宝宝感冒发烧，光用退烧药是不够的，往往还会加上抗感冒的药，如小儿氨酚黄那敏之类的药。殊不知大多数抗感冒药中含有退烧药对乙酰氨基酚，如果家长们没注意到感冒药品里的具体药物成分，同时给孩子用退烧药和抗感冒药，就会导致对乙酰氨基酚过量。

对乙酰氨基酚本身作为退烧药使用时，在推荐的剂量下是安全的，但当和其他含有相同成分的儿童复方感冒药同用时，就会导致对乙酰氨基酚过量。这个药一旦过量就是灾难，因为对乙酰氨基酚容易造成孩子的肝损伤，严重的会造成肝衰竭甚至死亡，如案例三。

抗感冒西药大多是含解热镇痛抗炎药的复方制剂，以对乙酰氨基酚为主。纵观含退烧药对乙酰氨基酚的抗感冒药，品种接近70种，都是复方制剂，都含有2种或以上的西药成分，最多含有7种西药成分，少数还加有中药。中西药复方制剂含有的西药成分不超过5种，中药组分可能有5种以上。

这里把含有退烧药对乙酰氨基酚的抗感冒药按主要成分进行分类，就什么情况下用哪种复方抗感冒药进行一一梳理，以便宝妈宝爸们知道不同的复方药有什么区别，在用药时做到心中有数。

抗感冒最主要的西药成分有三大类：解热镇痛抗炎药、抗过敏药和缩血管药，在这个基础上，有的再加上镇咳药或/和祛痰药，总共五类针对感冒症状的有效药物。其余的，如维生素和咖啡因之类的成分，属于辅助成分，并非用以缓解感冒症状，所以不纳入分类。因此，我将抗感冒药的复方制剂分为以下四大类：

第一类：由"解热镇痛抗炎药+抗过敏药+缩血管药"三大类药物组成，在此基础上加或不加镇咳药与祛痰药。

第二类：由"解热镇痛抗炎药+抗过敏药"两大类药物组成，在此基础上加或不加镇咳药、祛痰药、抗病毒药与中药。

第三类：由"解热镇痛抗炎药+缩血管药"两大类药物组成，在此基础上加或不加镇咳药与祛痰药。

第四类：由"解热镇痛抗炎药"这类药物上加或不加镇咳药。

1. 第一类抗感冒药：解热镇痛抗炎药+抗过敏药+缩血管药+其他药

在"解热镇痛抗炎药+抗过敏药+缩血管药"三种药的基础上加或不加镇咳药与祛痰药，这类复方制剂最多，而且多为不加镇咳药与祛痰药的，也有单加镇咳药或祛痰药的，以及镇咳祛痰药都加的。不同组合的复方药针对的病症不同，家长在选药用药时必须非常注意，一定仔细阅读说明书里的组成成分。

（1）解热镇痛抗炎药+抗过敏药+缩血管药

组成特点：不含镇咳药、祛痰药。

适用于：有发烧、头痛、鼻塞、流鼻涕、流眼泪、眼睛痒、鼻子痒、皮肤痒等症状的感冒。

不适宜：有较重咳嗽、咳痰症状的感冒。

药品通用名：氨酚伪麻氯汀、氨酚氯雷伪麻、氨酚曲麻、复方氨酚葡锌、复方氨酚肾素、复方氨酚苯海拉明、氨酚伪麻那敏、儿童复方氨酚肾素、氨咖麻敏、特酚伪麻等。

（2）解热镇痛抗炎药＋抗过敏药＋缩血管药＋镇咳药

组成特点：不含祛痰药。

适用于：有发烧、头痛、干咳、鼻塞、流鼻涕、流眼泪、眼睛痒、鼻子痒、皮肤痒等症状的感冒。

不适宜：有咳痰、痰多、咳黏痰的感冒。

药品通用名：酚麻美敏、复方氨酚甲麻、美息伪麻拉明等。

其中：酚麻美敏有十几个商品名，如果看到以下商品名，其实都是同一种药，

千万别以为不一样！不一样的只是药品的商品名，药品的组成和功效都是一样的！

酚麻美敏的众多商品名：泰诺、恺诺、康得、立林、派得、苏复、氨酚伪麻美那敏

使力克、雷蒙欣、蓓力德、日理达、彤贝得、童安阁、童安信

氨麻美敏、美扑伪麻、新帕尔克、日夜百服宁、祺尔百服宁

（3）解热镇痛抗炎药＋抗过敏药＋缩血管药＋祛痰药

组成特点：不含镇咳药。

适用于：有发烧、头痛、痰多不易咳出、鼻塞、流鼻涕、流眼泪、眼睛痒、鼻子痒、皮肤痒等症状的感冒。

不适宜：有干咳且较重的感冒。

药品通用名：复方氨酚溴敏、复方氨酚愈敏等。

（4）解热镇痛抗炎药＋抗过敏药＋缩血管药＋镇咳药＋祛痰药

组成特点：五种全汇。

适用于：有发烧、头痛、较重咳嗽、痰多不易咳出、鼻塞、流鼻涕、流眼泪、眼睛痒、鼻子痒、皮肤痒等症状的感冒。

药品通用名：复方氨酚美沙、复方氨酚甲麻、复方甲麻、复方酚咖伪麻等。

这类复方把治疗感冒症状的5类药全部汇齐了，可覆盖感冒的主要症状，既可减轻上呼吸道黏膜充血，消除鼻塞、流涕、眼鼻瘙痒、喷嚏、流泪等感冒前期症状，又可治疗感冒引起的头痛、发烧、四肢酸痛和咳嗽咳痰等中、后期症状。

2. 第二类抗感冒药：解热镇痛抗炎药 + 抗过敏药 + 其他药

（1）解热镇痛抗炎药 + 抗过敏药

组成特点：不含缩血管药、镇咳药和祛痰药。

适用于：有发热、头痛、四肢酸痛，以及流鼻涕、打喷嚏等机体过敏症状。

不适宜：有鼻塞、咳嗽咳痰症状的感冒。

药品通用名：氨酚拉明、氨酚那敏、氨酚黄那敏、氨酚咖那敏、氨酚异丙嗪、
复方氨酚那敏、氨咖黄敏、氨咖愈敏等。

（2）解热镇痛抗炎药 + 抗过敏药 + 抗病毒药

组成特点：不含缩血管药、镇咳药和祛痰药。

适用于：有发热、头痛、四肢酸痛，以及流鼻涕、打喷嚏等机体过敏症状。

不适宜：有鼻塞、咳嗽咳痰症状的感冒。

药品通用名：氨金黄敏、氨酚烷胺那敏、氨酚烷胺咖敏、小儿(复方)氨酚烷胺等。

（3）解热镇痛抗炎药 + 抗过敏药 + 解热镇痛药

组成特点：有 2 种解热镇痛药、不含缩血管药、镇咳药和祛痰药。

适用于：有发热重、头痛、四肢酸痛，以及流鼻涕、打喷嚏等机体过敏症状。

不适宜：有鼻塞、咳嗽咳痰症状的感冒。

药品通用名：阿酚咖敏、酚氨咖敏等。

（4）解热镇痛抗炎药 + 抗过敏药 + 中药

组成特点：含有 2 种西药、2 种及以上中药。

药品通用名：感冒清、维 C 银翘、复方感冒灵、复方银翘氨敏、复方虎杖氨敏、
复方氨酚葡锌、复方北豆根氨酚那敏、"明通"治伤风等成方。

千万小心含有西药的中成药以及含有中药的西药抗感冒药，即含中西药的复方感冒药，一定要看全药品的成分，避免与成分相同的西药同服！切记！切记！

3. 第三类抗感冒药：解热镇痛抗炎药 + 缩血管药 + 其他药

（1）解热镇痛抗炎药 + 缩血管药

组成特点：不含抗过敏药、镇咳药和祛痰药。

适用于：有发热、头痛、四肢酸痛、鼻塞、打喷嚏等症状的感冒。

不适宜：有流鼻涕、流眼泪、眼睛痒、鼻子痒、皮肤痒、咳嗽咳痰症状的感冒。

药品通用名：氨酚肾素、氨酚伪麻、咖酚伪麻。

（2）**解热镇痛抗炎药＋缩血管药＋镇咳药**

　　组成特点：不含抗过敏药和祛痰药。

　　适用于：有发热、头痛、四肢酸痛、鼻塞、打喷嚏、干咳严重等症状的感冒。

　　不适宜：有痰多难咳出、流鼻涕、流眼泪、眼睛痒、鼻子痒、皮肤痒的感冒。

　　药品通用名：氨酚伪麻美芬。

（3）**解热镇痛抗炎药＋缩血管药＋镇咳药＋祛痰药**

　　组成特点：不含抗过敏成分，不引起嗜睡。

　　适用于：中、重度感冒引起的发热、头痛、鼻塞、流涕、咳嗽咳痰、

　　　　　　咽喉痛、四肢或全身酸痛等症状。

　　不适宜：有流鼻涕、流眼泪、眼睛痒、鼻子痒、皮肤痒等过敏症状的感冒。

　　药品通用名：酚美愈伪麻等。

4. 第四类抗感冒药：解热镇痛抗炎药＋其他药

　　组成特点：不含抗过敏药、缩血管药和祛痰药

　　适用于：有发热、头痛、四肢酸痛的感冒初起症状，或有干咳症状（含镇咳药）

　　不适宜：有流鼻涕、流眼泪、眼睛痒、鼻子痒、皮肤痒、咳痰症状的感冒，

　　　　　　特别是痰多难咳出者不能用。

　　药品通用名：（加镇咳药）氨酚沙芬、氨酚待因＊、氨酚双氢可待因；

　　（未加镇咳药）酚咖、氨酚咖黄烷胺、氨酚甲硫氨酸、对乙酰氨基酚维生素 C

在服用感冒药时一定要认真阅读说明书

　　小儿用药首先考虑的是安全，要优先选用属"儿童专用"的药物。买感冒药时一定要仔细阅读说明书，阅读说明书是考验宝妈宝爸的时刻。这里教孩子爸妈重点关注几个点：

　　（1）特别要注意感冒药含有什么成分，不同药名的感冒药有没有相同的成分。如果有，就不能一起用！避免重复用药！

　　（2）无论有没有药学知识，都要看一看不良反应、禁忌和注意事项。家里最好常备小儿感冒药。

　　（3）切忌"恨病用药"，几种感冒药合用。因为，组成抗感冒药的药物种类和品种有限，多数制剂存在相同的成分，几种感冒药合用，非常容易重复用药。

　　（4）用前一定详细看懂药品说明书，避免重复用药，以免过量用药引发严重的副作用。

表 6 含对乙酰氨基酚的抗感冒西药总览

类别 - 主干		通用名
解热镇痛抗炎药 + 抗过敏药 + 缩血管药 + 其他药		氨咖麻敏、氨酚曲麻、氨酚伪麻那敏、氨酚伪麻氯汀、氨酚氯雷伪麻、特酚伪麻、儿童复方氨酚肾素、复方氨酚肾素、复方氨酚苯海拉明
	+ 镇咳药	酚麻美敏、复方氨酚甲麻（维生素）、美息伪麻拉明
	+ 祛痰药	复方氨酚溴敏、复方氨酚愈敏
	+ 镇咳药 + 祛痰药	复方氨酚美沙、复方氨酚甲麻（咖啡因）、复方甲麻、复方酚咖伪麻
解热镇痛抗炎药 + 抗过敏药 + 其他药		氨酚拉明、氨酚那敏 *、氨酚黄那敏 *、氨酚咖那敏、氨酚异丙嗪、氨咖黄敏（复方氨酚那敏）、氨咖愈敏 *（+ 祛痰药）
	+ 抗病毒药	氨金黄敏 *、氨酚烷胺那敏、氨酚烷胺咖敏、小儿氨酚烷胺（复方氨酚烷胺）*
	+ 解热镇痛药	阿酚咖敏、酚氨咖敏 #
	+ 中药	感冒清、维 C 银翘、复方感冒灵、复方银翘氨敏、复方虎杖氨敏、复方氨酚葡锌、复方北豆根氨酚那敏、"明通"治伤风
解热镇痛抗炎药 + 缩血管药 + 其他药		氨酚肾素、氨酚伪麻、咖酚伪麻
	+ 镇咳药	氨酚伪麻美芬 *
	+ 镇咳药 + 祛痰药	酚美愈伪麻
解热镇痛抗炎药 + 其他药	+ 镇咳药	氨酚沙芬、氨酚待因 *、氨酚双氢可待因
	+ 辅助药	酚咖、氨酚甲硫氨酸、对乙酰氨基酚维生素 C、氨酚咖黄烷胺（+ 抗病毒药）

* 根据国家药监局的要求（见公告一），相关药物的小儿制剂说明书在 2021 年进行了补充。
# 根据国家药监局的要求（见公告二），相关药物已停止生产、销售和使用。

表7 第一类抗感冒药：解热镇痛抗炎药 + 抗过敏药 + 缩血管药 + 其他药

通用名	组成	
	解热镇痛抗炎药 + 抗过敏药 + 缩血管药	+ 辅助药
氨咖麻敏	对乙酰氨基酚、马来酸氯苯那敏、盐酸伪麻黄碱	咖啡因
氨酚曲麻	对乙酰氨基酚、盐酸曲普利啶、盐酸伪麻黄碱	水杨酰胺、咖啡因
氨酚伪麻那敏	对乙酰氨基酚、马来酸氯苯那敏、盐酸伪麻黄碱	
氨酚伪麻氯汀	对乙酰氨基酚、富马酸氯马斯汀、盐酸伪麻黄碱	
氨酚氯雷伪麻	对乙酰氨基酚、氯雷他定、硫酸伪麻黄碱	
特酚伪麻	对乙酰氨基酚、盐酸伪麻黄碱、特非拉丁	
复方氨酚肾素	对乙酰氨基酚、马来酸氯苯那敏、盐酸去氧肾上腺素	咖啡因 维生素 B_1
儿童复方氨酚肾素	对乙酰氨基酚、马来酸氯苯那敏、盐酸去氧肾上腺素	维生素 B_1
复方氨酚苯海拉明	对乙酰氨基酚、盐酸苯海拉明、盐酸麻黄碱	咖啡因
		+ 镇咳药 + 辅助药
酚麻美敏	对乙酰氨基酚、马来酸氯苯那敏、盐酸伪麻黄碱	氢溴酸右美沙芬
美息伪麻拉明	对乙酰氨基酚、盐酸苯海拉明、盐酸伪麻黄碱	无水氢溴酸右美沙芬
复方氨酚甲麻（维生素）	对乙酰氨基酚、马来酸氯苯那敏、消旋盐酸甲基麻黄碱	氢溴酸右美沙芬 维生素 C
		+ 祛痰药 + 辅助药
复方氨酚溴敏	对乙酰氨基酚、马来酸溴苯那敏、盐酸去氧肾上腺素	盐酸溴己新 咖啡因
复方氨酚愈敏	对乙酰氨基酚、马来酸氯苯那敏、盐酸甲麻黄碱	愈创木酚磺酸钾 咖啡因
		+ 镇咳药 + 祛痰药 + 辅助药
复方氨酚美沙	对乙酰氨基酚、马来酸氯苯那敏、盐酸甲基麻黄碱	氢溴酸右美沙芬、愈创甘油醚

通用名	组成	
	解热镇痛抗炎药 + 抗过敏药 + 缩血管药	+ 镇咳药 + 祛痰药 + 辅助药
复方酚咖伪麻	对乙酰氨基酚、马来酸氯苯那敏、盐酸伪麻黄碱	盐酸氯哌丁、菠萝蛋白酶咖啡因
复方甲麻	对乙酰氨基酚、马来酸氯苯那敏、盐酸甲基麻黄碱	氢溴酸右美沙芬愈创木酚磺酸钾咖啡因
复方氨酚甲麻（咖啡因）	对乙酰氨基酚、马来酸氯苯那敏、盐酸甲基麻黄碱	氢溴酸右美沙芬愈创木酚磺酸钾核黄素磷酸钠咖啡因

表8 第二类抗感冒药：解热镇痛抗炎药 + 抗过敏药 + 其他药

通用名	组成	
	解热镇痛抗炎药 + 抗过敏药	+ 辅助药
氨酚拉明	对乙酰氨基酚、盐酸苯海拉明	
氨酚那敏	对乙酰氨基酚、马来酸氯苯那敏	
氨酚黄那敏	对乙酰氨基酚、马来酸氯苯那敏	人工牛黄
氨酚咖那敏	对乙酰氨基酚、马来酸氯苯那敏	咖啡因
氨咖黄敏（复方氨酚那敏）	对乙酰氨基酚、马来酸氯苯那敏	咖啡因、人工牛黄
氨酚异丙嗪	对乙酰氨基酚、盐酸异丙嗪	
氨咖愈敏	对乙酰氨基酚、马来酸氯苯那敏	愈创甘油醚、咖啡因
		+ 抗病毒药 + 辅助药
氨金黄敏	对乙酰氨基酚、马来酸氯苯那敏	盐酸金刚烷胺、人工牛黄
氨酚烷胺咖敏	对乙酰氨基酚、马来酸氯苯那敏	盐酸金刚烷胺、咖啡因

通用名	组成	
	解热镇痛抗炎药 + 抗过敏药	+ 抗病毒药 + 辅助药
氨酚烷胺那敏	对乙酰氨基酚、马来酸氯苯那敏	盐酸金刚烷胺
小儿氨酚烷胺 （复方氨酚烷胺）	对乙酰氨基酚、马来酸氯苯那敏	盐酸金刚烷胺、咖啡因 人工牛黄
		+ 解热镇痛药 + 辅助药
阿酚咖敏	对乙酰氨基酚、马来酸氯苯那敏	阿司匹林、咖啡因
酚氨咖敏	对乙酰氨基酚、马来酸氯苯那敏	氨基比林、咖啡因
		+ 中药 + 辅助药
感冒清	对乙酰氨基酚、马来酸氯苯那敏	南板蓝根、大青叶、金盏银盘、岗梅、山芝麻、盐酸吗啉胍、穿心莲叶
维 C 银翘	对乙酰氨基酚、马来酸氯苯那敏	金银花、连翘、荆芥、淡豆豉、淡竹叶、牛蒡子、芦根、桔梗、甘草、维生素 C、薄荷素油
复方感冒灵	对乙酰氨基酚、马来酸氯苯那敏	金银花、五指柑、野菊花、三叉苦、岗梅、咖啡因、板蓝根
复方银翘氨敏	对乙酰氨基酚、马来酸氯苯那敏	连翘挥发油、维生素 C、银翘浸膏、荆芥挥发油、薄荷油
复方虎杖氨敏	对乙酰氨基酚、马来酸氯苯那敏	千里光干膏粉、虎杖干膏粉
复方氨酚葡锌	对乙酰氨基酚、葡萄糖酸锌、盐酸二氧丙嗪	板蓝根浸膏粉
复方北豆根氨酚那敏	对乙酰氨基酚、马来酸氯苯那敏	咖啡因、北豆根提取物、金银花提取物、野菊花提取物
"明通"治伤风	对乙酰氨基酚、马来酸氯苯那敏	人参、酸甘那草可汀、咖啡因、葛根、麻黄、桂枝、白芍、大枣、生姜

表 9　第三类抗感冒药：解热镇痛抗炎药 + 缩血管药 + 其他药

通用名	组成	
	解热镇痛抗炎药 + 缩血管药	+ 辅助药
氨酚肾素	对乙酰氨基酚、盐酸去氧肾上腺素	
氨酚伪麻	对乙酰氨基酚、盐酸伪麻黄碱	
咖酚伪麻	对乙酰氨基酚、盐酸伪麻黄碱	咖啡因
		+ 镇咳药
氨酚伪麻美芬	对乙酰氨基酚、盐酸伪麻黄碱	氢溴酸右美沙芬
		+ 镇咳药 + 祛痰药
酚美愈伪麻	对乙酰氨基酚、盐酸伪麻黄碱	氢溴酸右美沙芬 愈创甘油醚

表 10　第四类抗感冒药：解热镇痛抗炎药 +/- 其他药

通用名	组成	
	解热镇痛抗炎药	+ 镇咳药
氨酚沙芬	对乙酰氨基酚	氢溴酸右美沙芬
氨酚待因	对乙酰氨基酚	磷酸可待因
氨酚双氢可待因	对乙酰氨基酚	酒石酸双氢可待因
		+ 辅助药
酚咖	对乙酰氨基酚	咖啡因
氨酚甲硫氨酸	对乙酰氨基酚	甲硫氨酸
对乙酰氨基酚维生素 C	对乙酰氨基酚	维生素 C
氨酚咖黄烷胺（+ 抗病毒药）	对乙酰氨基酚	盐酸金刚烷胺、咖啡因 人工牛黄

国家药监局公告

国家药监局 2021 年 04 月 23 日发布了《关于修订氨酚麻美口服溶液等 14 个品种药品说明书的公告（2021 年第 57 号）》，内容如下。

为进一步保障公众用药安全，国家药品监督管理局决定对氨酚麻美口服溶液、氨酚麻美糖浆、小儿氨酚烷胺颗粒、氨酚伪麻那敏咀嚼片、小儿复方氨酚烷胺片、小儿氨咖黄敏颗粒、氨金黄敏颗粒、氨咖愈敏溶液、儿童复方氨酚肾素片、氨咖黄敏口服溶液、氨酚伪麻那敏分散片（Ⅲ）、小儿氨酚那敏片、小儿氨酚黄那敏片、小儿氨酚黄那敏颗粒等 14 个品种药品说明书进行修订。现将有关事项公告如下：

一、本品的上市许可持有人应依据《药品注册管理办法》等有关规定，按照说明书修订要求（见附件），提出修订说明书的补充申请，于 2021 年 7 月 21 日前报国家药品监督管理局药品审评中心或省级药品监督管理部门备案。

修订内容涉及药品标签的，应当一并进行修订；说明书及标签其他内容应当与原批准内容一致。在备案之日起生产的药品，不得继续使用原药品说明书。药品上市许可持有人应当在备案后 9 个月内对所有已出厂的药品说明书及标签予以更换。

二、药品上市许可持有人应当采取有效措施做好使用和安全性问题的宣传培训，涉及用药安全的内容变更要立即以适当方式通知药品经营和使用单位，指导医师、药师合理用药。

三、临床医师、药师应当仔细阅读药品说明书的修订内容，在选择用药时，应当根据新修订说明书进行充分的获益／风险分析。

四、患者及其监护人用药前应当仔细阅读说明书，应严格遵说明书及医嘱用药。

五、省级药品监督管理部门应当督促行政区域内本品的药品上市许可持有人按要求做好相应说明书修订和标签、说明书更换工作，对违法违规行为依法严厉查处。

特此公告

修订要求

氨酚麻美口服溶液等 14 个品种药品说明书修订要求

品种名单：氨酚麻美口服溶液、氨酚麻美糖浆、小儿氨酚烷胺颗粒、氨酚伪麻那敏咀嚼片、小儿复方氨酚烷胺片、小儿氨咖黄敏颗粒、氨金黄敏颗粒、氨咖愈敏溶液、儿童复方氨酚肾素片、氨咖黄敏口服溶液、氨酚伪麻那敏分散片（Ⅲ）、小儿氨酚那敏片、小儿氨酚黄那敏片、小儿氨酚黄那敏颗粒等 14 个品种。

一、警示语

增加警示语："不建议家长或监护人自行给 2 岁以下婴幼儿使用本品，应在医师或药师的指导下使用。"

二、注意事项

（1）增加"不建议家长或监护人自行给 2 岁以下婴幼儿使用本品，应在医师或药师的指导下使用。"

（2）增加"应严格按照药品说明书用法用量使用，避免用药过量。"

（3）将"不能同时服用与本品成分相似的其他抗感冒药"改为"应避免合并使用含有相同或相似活性成分的抗感冒药。"

公告二

值得注意的是，2021 年 11 月 16 日，国家药监局发布了《关于注销小儿酚氨咖敏颗粒等 8 个品种药品注册证书的公告（2021 年第 138 号）》：

根据《中华人民共和国药品管理法》第八十三条等有关规定，国家药品监督管理局组织对小儿酚氨咖敏颗粒（37 家公司）、氨非咖片（13 家公司）、复方氨基比林茶碱片（4 家公司）、氨林酚咖胶囊（3 家公司）、氨咖敏片（3 家公司）、丁苯羟酸乳膏（2 家公司）、小儿复方阿司匹林片（1 家公司）、氨非咖敏片（1 家公司）等 8 个品种开展了上市后评价。

经评价，国家药品监督管理局决定自即日起停止上述 8 个品种在我国的生产、销售、使用，注销药品注册证书。已上市销售的产品，由药品上市许可持有人负责召回，召回产品由所在地省级药品监督管理部门监督销毁或者依法采取其他无害化处理等措施。

特此公告

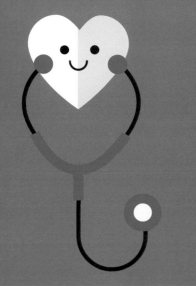

第八章

中医如何让中成药
既治标也治本

感冒虽小，感觉事大；

头痛脑热，咳嗽发烧；

中药成药，辨证施治。

中医认为，无论小儿因何发热，究其根本无非有外因和内因两种原因，外因与天气变化有关，内因与患儿体质有关。小儿发热以外感发热为主，内伤虚实之热其次，常常兼而有之，如食积加上外感引起的发热。所以，中医在治疗发热时，首先要区分是外感发热（外因，相当于西医的感染性发热）还是内伤发热（内因，相当于西医的非感染性发热）。

一方面，天气变化代表外因，如四季更替，春气温和，夏气暑热，秋气清凉，冬气冰冽，四时之气皆可伤人。冬时严寒，若不避寒就温，保暖不够，必感其寒。"不避寒就温"有违自然规律，"保暖不够"就是与自然规律不协调，用现代的话说就是冒犯"天规"，医圣张仲景称之为"触冒之者"，必感其寒。感寒之病"则名伤寒"，俗称感冒。冬季骤凉，患风寒感冒的孩子就多；秋季干燥，则多见风燥感冒；夏季暑湿为患，孩子容易患暑湿感冒。

另一方面，小儿体质代表内因，患哪一种感冒，感冒后怎么变化，与每个人的体质密切相关，风热感冒与风寒感冒可能因体质不同、周围环境改变而互相转化。比如素体阳虚的孩子，在空调环境下则容易得风寒感冒；气虚体质的孩子在夏季易感受暑湿，出现气虚兼暑湿感冒。而阳气强盛的孩子受寒之后，可能由风寒感冒转为风热感冒。

所以，感冒虽小，病情可能很复杂，不可擅自用药，特别是中成药，因为治疗感冒发烧的中成药（简称感冒成药），比西药退烧药和抗感冒药多太多！一眼望去，密密麻麻。

药名中含"感冒"字样的中成药就有20多种，含"小儿"或"儿童"字样的感冒成药还有20多种，单含"感"字的感冒成药也有十多种。这些药放在一起，不仅让没有医药学知识的家长们头大，就是中医医院的很多医生和药师也蒙圈。谁能马上说清楚"感冒清颗粒"与"感冒清热颗粒"与"感冒退热颗粒"，以及"小儿感冒颗粒""小儿感冒宁颗粒""小儿感冒舒颗粒"之间的区别？

估计大多数家长连想都不会想，自然以为这些都是感冒药，哪种都可以，买来就可以用，用了就应该好。然而，现实很骨感，很多感冒就是在随意用药后加重的，然后引发了更严重的疾病，让很多家长悔之不迭。之所以如此，还是因为中医药学博大精深，辨证用药太过复杂。单是小小的感冒，用药都是在辨证的基础上审慎潜方。中成药的组方非常讲究，其治疗用意各不相同，虽然药名相近，功效可能正好相反。

中医辨证，不仅要看感冒发生的原因，还要看病人的体质和出现的症状，同时还要考虑患病的季节和地理位置，然后根据不同组合的症状将感冒分成不同的证型，最终是基于辨证来论治。所以，没有通治感冒的单一方药，也没有通治感冒的某种中成药。但中医治病潜方是有规可循的，即方从法出，法随证立。

因为，治疗感冒的中成药也是在中医理论指导下，以中医方剂为依据，以中药饮片为原料，按规定生产工艺和质量标准加工制成的一定剂型，供临床医生辨证使用，或医生根据患者需要让其直接购买的一类药品。如果不是在中医的医师或药师指导下用药，大概率是会用错药的。用错药的后果可想而知，可以自己脑补一下。

第一节　小儿发热看中医如何辨证

小儿发热的治法与病因、病机关系环环相扣，所以，治疗小儿发热之前，必须先知道为什么发热，即发热病因。小儿发热的病因，中医与西医一样，也分内因与外因，即分外感发热和内伤发热，但中医的内外之意略有不同。

中西医对病因的不同看法

西医考虑病因时，把外因描定在致病的病原体上，内因盯在免疫功能上。认为外因发热源于各种致病菌，如病毒、细菌、真菌和不典型致病菌等对人体的感染，所以其对因治疗采用抗感染药，其中主要是抗菌药物（包括抗生素和合成抗菌药）、抗真菌药和少数抗病毒药，必须指出的是，除流感病毒外，抗病毒的药都不是特效的，即抗病毒无特效药。所以，西医治疗小儿发热多用退热药、抗菌药或抗病毒药，常出现体温退而复升的现象。

中医考虑病因时，要考虑的因素更多，考虑外因或外邪时，除了致病体外，还会考虑气候与环境的影响，以及人体对不同外邪的反应，即人感受外邪之后的变化。外感之"感"从心，病原体是不会有心的。中医在谈外因的时候是要考虑人的感受和反应的，是一种多维度的思维，即要考虑多种因素，包括遗传因素（男女、民族）、体质因素（虚弱强实、痰湿阴阳、老幼病残）、习惯因素（生活起居、饮食偏好）、地气因素（东南西北中地域气候对人体的影响）、天时因素（一年四季、春冬受寒凉而感冒的，夏秋中暑湿而感冒）等。

因此，中医治疗发热时

首先，要辨外感与内伤：即要搞清楚发热是外因造成的还是由内因引起的。因为，外感发热与内伤发热的治法迥异，如果把内伤发热当外感发热来治，不但不能祛病，反而会加重病情，所谓"差之毫厘，失之千里"。

外感发热，即人体受外在因素的影响而发热。所谓外在因素就是自然界不同能量状态的存在，即风气、寒气、暑气、湿气、燥气、火气。这六种不同状态的能量可能对人体造成的伤害，中医称之为六淫邪气。所谓邪气，是指给人体带来伤害的能量。其中，风为百病之长，小儿外感发热多以风邪为主。风邪都从口鼻皮毛而入，首先犯肺，引起卫表失和，肺气失宣，发为热病。

内伤发热，即人体自身的内环境出了问题而发热，如肺胃实热（肺炎、食积）、阴虚内热、气虚发热，是由于人自身的情绪过激、饮食过量和起居过时等不良习惯造成的。

其次，要辨表里与虚实：若发热恶寒，则邪居肌表，多见于外感表证，属病之初期；若寒热往来，则邪居半表半里，多见恶寒与发热交替出现；若壮热烦渴，则为正盛邪实，属里热炽盛。

在中医看来，小儿的生理特征是稚阴稚阳、形气未充、脏腑娇嫩。

稚阳未充，即肌肤疏薄，易于感触；稚阴未长，即脏腑柔嫩，易于传变，入里化热，变生热证，继而伤阴、伤阳，出现危证；形气未充，即内脏精气未足，阴精阳气皆不足，即脏器发育未成熟，经脉未盛，卫外机能未固，即免疫力低下。

以上生理特征决定了小儿的病理特点，即易虚易实、易寒易热、发病容易、传变迅速。易寒易热的特点决定了小儿无论外感阳邪热气（受热了）、阴邪寒气（受凉了），还是内伤饮食（不消化），都易热化，这就是小儿容易发热的根由。

因为，小儿纯阳之体，阳常有余，阴常不足，特别是肺部的卫外功能未全，抵抗能力薄弱，遇四时气候变化，冷热失常，容易感冒发烧或外感发热，病变部位主要在肺，多为肺炎。加上小儿脾常不足，如果饮食不节，加上感冒，则脾胃运化失司，致使乳食停滞不化，阻滞中焦，造成感冒夹滞，即感冒加消化不良。还有，小儿神气怯弱，筋脉未盛，如果高烧不退，引起惊风和抽搐，中医称之为热扰神明，感冒夹惊，严重的可能危及生命。

所以，在中医看来，小儿发热的病因复杂，外可因感受触冒风、寒、暑、湿、燥、火六淫邪气，内可伤于饮食不节、起居不当，如果同时出现外感与内伤之证，病情特别容易反复或复发。只是小儿大多没有基础病，病因相对单一，但严重程度却不一定轻。特别是发热过久或体温过高，会对机体产生非常严重的影响，可引起腹胀、便秘、高热惊厥，甚至昏迷等症状。所以，发热是小儿最常见、最棘手的病症！

一、外感发热的病因与治疗原则

外感发热是人体感受外在邪气引起的发热，是最常见的发热病症，亦是中医病名，属中医的"感冒"范畴。

小儿外感发热是儿科的常见病、多发病，因外感发热就诊的人数排儿科疾病的榜首，被称为"儿科第一证"。多是受了风、寒、暑、湿、燥、火六淫邪气之一所致，也有同时感受两种邪气甚至三种邪气后出现体温升高，往往伴有恶寒、面赤、烦躁、咳嗽、咽痛、脉数或指纹紫暗等病证。严重的可出现高热或"壮热"，导致心悸、神昏、抽搐、惊厥等重症。

小儿外感发热起病急、进展快，起初还只是受凉后流鼻涕、打喷嚏之类的表证（有一分恶寒便有一分表证），很快就开始有发烧、咳嗽、嗓子痛之类的寒热错杂之证。用中医的话说就是表邪未尽，邪已传里，致表里同病，导致营卫失和、脏腑阴阳失调。

中医认为，小儿纯阳之体，外感六淫邪气皆可从而化火，特别受了风寒以后，很快就会从阳化热。所谓化火化热，可以理解为感染引起的炎症和发热。

单就感冒而言，人体外感六气后，可能发生风寒感冒、风热感冒、暑湿感冒或时疫感冒等不同类型的感冒发热，究竟孩子会得哪一种感冒，是因人、因地、因时而异的。但无论哪种类型，均可根据小儿不同的生理病理特点，以及气候季节变化，在中医理论指导下辨证，然后运用解表退热、和解退热、清解退热、祛湿退热等治疗原则，灵活运用中药经方验方进行治疗，则能"当其感冒、浅在肌肤"之时，"表之则散、发之则祛"，实现"病斯痊矣"。

外感发热的主证与兼证

治疗小儿外感发热，首先抓主要矛盾，即辨清主证是什么，然后抓次要矛盾，即辨清兼证是什么。根据症状（发热与恶寒、痰白与黄）和体征（舌红与淡、苔黄与白）辨清是寒、是热、是暑还是湿引起的病症，以分辨出外感发热的证型。

根据《小儿感冒中医诊疗指南》：外感发热的主证有风寒感冒、风热感冒、暑湿感冒和时疫感冒四种证型，兼证则有夹痰证、夹滞证和夹惊证三种。这里没有包括瘟疫。

主证证型

风寒感冒：证见恶寒重，发热轻，清涕，白痰，口不干，舌苔薄白，脉浮紧。

风热感冒：证见发热重，恶寒轻，黏涕，黄痰，口干，咽痛，舌薄黄，脉浮数。

暑湿感冒：为季节性感冒，多为夏季发病，证见发热，恶寒，鼻塞，流涕，头身困重，脘闷，口腻，苔黄（白）腻，脉濡数。其与中暑症状相似，也有发热、乏力、恶心、腹泻等，同时兼有感冒症状，怕冷、鼻塞、流涕等。

时疫感冒：即季节性流感，特点是发高烧，且起病急、病情重，兼有感冒的其他症状，即流鼻涕、打喷嚏、咳嗽咳痰等，属于中医温病的范畴。

兼证证型

夹痰证：感冒症状＋咳嗽加剧，痰多，喉间痰鸣，舌苔厚腻，脉浮滑或滑数。

夹滞证：感冒症状＋腹胀满，不思饮食，口气秽臭，恶心呕吐，吐物酸腐，大便酸臭，或腹痛泄泻，或大便秘结，舌苔垢腻，脉滑。

夹惊证：感冒症状＋惊惕、惊叫，烦躁不宁，甚至骤然双目凝视，肢体抽搐，口唇发绀，舌质红，脉浮弦或弦数。

瘟 疫

包括瘟病、疫病和疠病，是外感发热中最危险的一类

《温疫论》："夫温疫之为病，非风、非寒、非暑、非湿，乃天地间别有一种异气所感"。

吴雄志老师在《太阴肺湿热瘟病（冠状病毒性肺炎）防治指南（第二版）》中，对中医的温病、瘟病、疫病、疠病的实质内涵进行了清晰解释，即：

温病是热性病，以现代医学的炎症反应为核心，多指感染性疾病，如风热感冒、风寒感冒继发的细菌感染；

瘟病是具传染性的温病，老年人与婴幼儿等免疫力低下人群易感染，治疗不及时或治疗不当可导致死亡，如季节性流感、温疫；

疫病是具有明显传染性和致死性的邪疫，分为风、寒、湿、燥、温五种，即风疫、寒疫、湿疫、燥疫、温疫，若两种或以上的邪疫同时存在，成为杂疫。被传染后，正常成年人也难免一死，如 2021 ～ 2022 年新冠病毒及其变异病毒株引起的新冠肺炎，变异后的新冠病毒毒性有所减弱，但传染性增加；

疠病指具有高传染性与高致死性的疫病，密切接触者不论免疫力高低都容易被传染，重症患者容易死亡，甚至数日内快速死亡，有的发病数分钟内死亡，常导致古人所谓的绝户、荒村。如 14 世纪的鼠疫和 20 世纪初的西班牙型流感大流行，一次大流行就死了几千万人，还有 2019 年底爆发的新冠肺炎疫情，其原始病毒株的毒性最强、致死率最高，迄今已导致近 700 万人死亡。

瘟病是在温病的基础上增加了传染性，疫病是在传染基础上增加了致死性，疠病则是传染性强、致死性高的一类疫病，最为凶险。无论是瘟病、疫病还是疠病，其基础病都是温病，所以，中医治疗瘟疫或者温疫，主要参照治疗温病的理论和方法。

温病包括温热病与湿热病两类。

温热病以变质性炎症为主，以组织细胞的损伤与坏死为病理特征。

湿热病以渗出性炎症为主，以组织炎性渗出与水肿为病理特征，常常后遗纤维化。

这是由于每个人的体质不同造成的。有的人体质偏寒、有的人体质偏热，所以，同样一种感染，如新冠病毒，不同人的临床表现会不同，有的人表现为湿重、有的人表现为热重，中医辨证也就分出湿热和温热两种不同的证，所用的治疗药物也相应不同。这就是中医辨证施治的基础。

二、内伤发热的病因与治疗

1. 食积发热

小儿百病，食积为先；

食积为本，发热为标；

食积不除，百病生焉。

食积发热是饮食停聚中焦，积而不化，郁而化热，内热不能被及时消导，从而引起发热的症状，是儿科常见证候，散见于"厌食""积滞""疳证"等症。

小儿的生理特征使之容易出现积食发热。

中医认为，内伤多源于七情——喜、怒、忧、思、悲、恐、惊，即七情致病。但小儿发热很少受情绪影响，反而因脏腑娇嫩、稚阴稚阳、形气未充，会致易饥易饱、易寒易热、易惊易恐。也就是说，小儿的各个器官功能还没有发育好，非常嫩，明代万全在《幼科发挥》中形容："有如水面之泡、草头之露。"因此，小儿因脏腑未实则易饥易饱，气血未定则易寒易热，神气未全则易惊易恐。

小孩子都是火体，即所谓的"纯阳之体"，体质偏热，一言不合就容易上火。"上火"就是出现阳盛火旺的现象。特别是孩子的肠胃还处于发育阶段，消化功能尚未健全，自身调节能力弱，食物偏肉或搭配不科学，容易出现消化不良，即小儿积食的情况，食积往往化热而"上火"，甚至出现发热现象，即所谓的内伤发热。

食积发热外因饮食不节，内因脾胃虚弱，脾胃运化不及，使饮食停聚胃中，积而不化，郁而化热，形成一种内热，这种内热不能被及时消导，给身体造成一种发热的症状，这就是饮食不化而生热的结果。

小儿食积发热多发生于学龄前幼儿，是现代育儿较常遇到的麻烦，而且随着生活水平的提高，发病率陡增。临床常表现为体温升高，或手足心热，或午后潮热，或身热不扬，或烦躁不安，面红耳赤、脘腹胀满、口臭、舌苔黄腻。

西医对小儿食积发热尚无明确的共识，通常食积发热的症状可见于发热、肠系膜淋巴结炎、障碍性进食困难等多种疾病情况。由于无食积相关诊断，更缺乏针对性的解决方案，对此只能采取常规对症治疗，治标不治本，病情控制不佳，所以小儿食积的西药疗效不太理想。

大多数小儿食积发热只要节制饮食，加强锻炼，合适穿衣，即可解决，可不药而愈，算不上病。稍微严重一点的，还可通过中药药浴、灌肠、捏脊、拔罐、针灸等中医治疗，轻松搞定。中医对食积发热的治疗不仅有理论，还有方法，且历史悠久，无论是推拿、放血等外治法，还是中药方剂等内治法，均对食积发热有显著疗效。

小儿食积的内因

小儿处于迅速发育的生长阶段，新陈代谢功能旺盛，所以对水谷精微（营养物质）的需求是非常迫切的，需要足够强大的脾胃运化功能才可与之协调。但是小儿脾胃娇弱，其形态结构都未发育成熟，运化功能弱也就在所难免。这就形成了机体对脾的需求过大而实际上脾胃功能又不给力，出现"脾常不足"的情况，饮食稍微不节制，就容易伤脾胃，常因消化不良导致积食。

据现在解剖学和生理学研究发现，我们的胃在婴儿时期是水平的，开始行走后才逐渐变为垂直。而且，新生儿时期的胃只能容纳 30 ~ 60mL 的食物，随着年龄逐渐增大，1 岁宝宝的胃就能容纳 250 ~ 300mL 的食物，到了 5 岁，可以容纳 700 ~ 850mL 食物，成年以后，胃则可容纳 2000mL 以上。

婴幼儿时期，胃的平滑肌尚未发育完善，贲门和胃底部肌肉较松弛，容易呕吐和溢乳。加上，小儿胃液分泌不足，肝与胰腺分泌的消化液也不足，且消化酶的活性较低，分泌不稳定，特别容易发生消化不良。另外，小儿肠道菌群尚未建立完全，一不小心可能失调，也容易消化不良。

所以，小儿消化系统发育的不完善，脾胃功能滞后于小儿发育需求，是小儿容易发生积食的内在原因。

小儿食积的外因

小儿乳食不节，家长喂养不当，以及调护不周，都是小儿积食的导火线。

（1）小儿饮食不节

"饮食自倍，脾胃乃伤"。暴饮暴食或过量饮食，会使脾胃超负荷运载，导致食积。

现代饮食色香味美，诱人垂涎。小儿的自制力差，脾胃又弱，碰到喜欢的饮食很难不多吃多饮，碰到不喜欢的食物可能连碰都不碰，就有可能饥一顿饱一顿；更多的时候是玩疯了，到饭点了还没有回家，即便在家也停不下来去吃饭，等玩累了早过饭点了，客观造成进食不规律。而胃的工作时间和胃液的分泌则具有一定的规律性，如果破坏了胃肠道正常的"作息状态"，就会影响胃肠的消化能力，从而引起消化不良，甚至引发胃病。

另外，很多孩子喜欢边吃饭边看电视，注意力全在电视上，根本不在食物上，这会大大降低食物对大脑的刺激，导致消化液的分泌减少，胃肠蠕动减弱。进餐时胃肠需要充足的血液供应来保证消化吸收，而看电视时大脑同样需要较多的血供，于是流向胃肠道的血液就不得不分出一部分供应大脑，从而使流向胃肠道的血液减少，最终影响胃肠道的运动和消化能力。大量的血液不在胃肠而在大脑，这当然会影响胃肠对食物的消化和对营养的吸收。

（2）家长喂养不当

现在的物质生活越来越丰富，吃的绝对管够，不怕吃不饱，就怕不吃了。然而，家长养育孩子的知识绝对不够，很多家长"爱子"心切，认为孩子正长身体，营养必须跟上，生怕孩子吃少了，有的还不怕苦不怕累地追在孩子屁股后面一口一口地喂。强迫进食的结果适得其反，往往让孩子吃得过多、不消化。加上各种零食不断，合不合适的儿童零食都买。小儿脾胃娇弱，恣意进食生冷、肥腻、坚硬的食物，都容易损伤小儿的脾胃，引起积食。这就是喂养不当。

（3）家长调护不周

小儿体温调节能力尚未完全发育成熟，平时穿衣着服是最考验宝妈的。冬天穿多了出汗，出汗后受凉；穿少了受冷，受冷后着凉。夏天屋里屋外温差不比冬天小多少，从空调屋进进出出，宝宝的衣服如果不及时增减，也会受冷着凉的。夏日炎热，如果空调温度过低，易损伤阳气，小儿特别容易腹部受凉，影响脾胃运化功能，出现食积或积食之类的消化不良等症状。再严重一些，干脆就感冒发烧了。在消化不良基础上的感冒发烧，是小儿最常见的一种情况，治疗非常棘手，中医治疗采取一边消食一边解表的原则，有些还需要清热。

2. 疳积发热

疳积是积滞和疳证的总称，为中医儿科四大症（痘、麻、惊、疳）之一，多见于五岁以下的小孩，主要由于饮食不节、喂养不当伤及脾胃，或脾胃虚弱，运化失常，升降失职，不能生化水谷精微，使乳食停积，致使营养失调、肌肤失养。以气虚发热、血虚发热、阴虚发热、痰湿郁热为主证。主要表现为形体消瘦，气血不荣，毛发憔悴，精神委顿，腹部胀大，或青筋显露，或凹下如舟，食性怪癖等症状，严重影响小儿生长发育，易伴有其他疾患，故应及早诊治。

现代医学认为，小儿疳积是一组慢性消化、代谢功能紊乱综合征，发病年龄在 1 ~ 5 岁，主要由于喂养不当，或因脾胃受损而导致全身虚弱、面黄肌瘦、头发枯萎等慢性病证。不过随着人们生活水平的提高，引起疳证的病因又不同于古代。古时候，人们生活水平较低，疳积主要因营养不良而起。现在，随着人们生活水平的提高，独生子女的增多，家长又缺乏喂养知识，盲目地加强营养，加重了孩子脾胃的负荷，伤害了脾胃之气，反倒使孩子食欲下降，食而不化。所以，现在的疳积多由喂养不当造成。

小儿疳积的诊断标准参照《中医病证诊断疗效标准》与《中医儿科学》制定。

主症：

（1）饮食异常，大便干稀不调，或肚腹膨胀等明显脾胃功能失调；

（2）形体消瘦，体重低于正常平均值的 15% ~ 40%；

（3）面色不华，毛发稀疏枯黄；

（4）严重者形体干枯羸瘦，体重可低于正常值的 40% 以上。

次症：

（1）可兼有精神不振；

（2）或好发脾气，烦躁易怒；

（3）或喜揉眉擦眼；

（4）或吮指磨牙等；

（5）舌脉：舌苔腻，脉细滑。

总之，小儿疳积发热现在临床已很少见，只作一种发热来介绍，家长们作为一个了解，知道总比不知道好。

三、生理性发热的原因与应对

还有一种发热，可能现在的父母连听都没听说过，就是变蒸热。这是一种生理性发热，是每个孩子在婴儿时期要经历的一种生理性发热。由于现代医学没有这个概念，这种生理性发热也不需要治疗，所以，无论是西医学的教科书还是现代中医学的教科书，都没有这个说法。

但是，在中医古籍中，特别是关于小儿疾病的中医古籍，对变蒸热都有非常详尽的描述和解释。这对初为人母人父的宝妈宝爸们，应该有一定的帮助。知道宝宝在发育期有一种生理性发热，可以减少年轻父母因为无知而产生的不必要的紧张。

婴儿期的变蒸热：

> 变蒸者，日异而月不同；
>
> 曰变者，变易也；曰蒸者，发热也；
>
> 变蒸非病也，乃儿生长之次第也。

宝宝在一岁之内都会出现四肢发热的现象，很有可能不是生病。这是由于婴儿生长发育太快造成的，是生理性发热，古人称变蒸热。变蒸热无须用药，无须退热，自己会好。有的孩子会在这一时期出现发热不吃奶，上嘴唇还长出像鱼眼睛的白泡，古人称其为变蒸珠子。这也不是生病，都是婴儿在快速生长过程中的一种身体反应，也不必用药，一般孩子会有一些微汗，等过一周或半个月就会好的。

中国古代医家早就认识到，小儿自诞生之后的一年期间，即婴儿期，其生长发育有一个特殊时期，就是由于生长发育太快而出现的一种非病态的发热现象，即所谓"有变蒸之热"。早在东汉，中国第一部儿科专著《颅囟经》中就提到变蒸："凡孩子自生，但任阴阳推移。即每六十日一度变蒸，此骨节长来四肢发热……"隋朝巢元方在《诸病源候论·变蒸候》中也有论述："小儿变蒸者，以长血气也。变者上气，蒸者体热。"且发现婴儿期的这种变化与脏器发育的次第密切相关，明朝万全在《幼科发挥·变蒸》中专门指出："变蒸非病也，乃儿生长之次第也。"这种次第符合中医理论中阴阳五行的相生关系。

所以，变蒸是一种生理现象，以"微发热"为主要临床表现，约 32 日发生一次，在婴幼儿 576 日以内均可以见到，是一种客观存在。变蒸周期以 32 日为期，一种解释认为，人有五脏六腑，易有六十四卦。易卦有阴阳，脏腑亦有阴阳，脏属阴以配三十二阴卦，腑属阳以配三十二阳卦。五脏六腑合心包以应十二经，一脏一腑各以三十二日一小变、六十四日一大变……所以变蒸一期凡三百八十四日合十二变，以应六十四卦爻之数。

宋朝钱乙借用人体骨骼和牙齿的生长发育规律，解释了为什么32日为一周期。他在《小儿药证直诀·变蒸》中说："小儿在母腹中，乃生骨气，五脏六腑，成而未全。自生之后，即长骨脉，五脏六腑之神智也……变者，易也。又生变蒸者，自内而长，自下而上，又身热，故以生之日后，三十二日一变。变每毕，即情性有异于前。"钱乙的观点在后世被医家大量重复述引，为解释周期机理最为广泛的说法。

变蒸之十二变

一变：32天1个月，生肾生志：生足少阴肾癸水，肾之精也。

二变：64天2个月，生膀胱：生足太阳膀胱壬水。而肾与膀胱一脏一腑之气成矣。此天一生水也，水之精为瞳子，此后始能认人矣。所以婴儿2个月后开始认人。

三变：96天3个月，生心生喜：生手少阴心丁火。

四变：128天4.6个月，生小肠：生手太阳小肠丙火。而心与小肠一脏一腑之气足矣。此地二生火也，火之精为神，此后能嬉笑矣。

五变：160天5.7个月，生肝生哭：生足厥阴肝乙木。

六变：192天6.9个月，生胆：生足少阳胆甲木。而肝与胆一脏一腑受气足而神合矣。此天三生木也，木之精为筋，此后能坐矣。

七变：224天8个月，生肺生声：生手太阴肺辛金。

八变：256天9.1个月，生大肠：生手阳明大肠庚金。而肺与太阳一脏一腑之气足矣。此地四生金也，金之精为声，此后始能习人语矣。

九变：288天10.3个月，生脾生智：生足太阴脾己土。

十变：320天11.4个月，生胃：生足阳明胃戊土。乃脾胃一脏一腑之气足矣。此天五生土也，土之精为肉，脾胃主四肢，此后能匍匐矣。

十一变：352天12个月，生手厥阴心包络。

十二变：384天13个月，生手少阳三焦配肾，肾主骨髓，自此能坐能立能行矣。

变蒸已足，形神俱全矣。正如蚕之眠，不如是不足成人矣。

婴儿凡经十二变，筋骨手足渐坚，知觉运动渐发，终为壮其筋骨、长其精神、生其意志。故变蒸所生者，五脏之知觉运动也。生后六十日瞳人就而能识母，二百一十日筋骨成而能坐，三百日掌骨成而能匍匐，三百二十日生骨气，一岁期焉。齿生发长，神志有异于前也。故曰：齿者肾之余也、爪者筋之余也、神者气之余也。

对于变蒸热，古代医家早已形成了一套诊断体系，多以魏晋隋唐时期的四症作辨识，即耳朵屁股冷、"变蒸珠子"、目睛颜色的变化和"脉乱"，出现这些症状即可诊断为"变蒸"。对于变蒸热，古代医家都不主张用药治疗，也不用灸刺，只需要静静地等待，默默地守护，让宝宝自然平安度过。婴儿如果不能顺利变蒸，或者变蒸时用药过度，会对小儿形体发育、脏器功能发育和神志发育产生不良影响。所以，如若变蒸兼夹病邪，需要辨证，才能对症治疗。

第二节　用中成药治疗小儿感冒：如何辨证

在中医看来，感冒初起，热在肌表，没有入里，病位表浅，故为表证。

所谓表证，以恶寒恶风、发热或自觉无发热、头身疼痛、脉浮、苔薄白为主要表现，或有鼻塞、流清涕、喷嚏、咽喉痒痛、微咳等症。这些症状是由于外邪客于皮毛肌腠，阻遏卫气的正常宣发所致。

治疗表证时，多采用宣发、透达、解肌、发汗的方法，用解表药发散表邪，使热从汗解，以达到透邪外出的目的。应当最终缓解表证。所以，中医治疗感冒发烧不是直接退热，而是通过解表发汗，即达退热的目的。

所谓解表就是通过有宣发、透达、解肌、发汗作用的药物驱邪外出，使机体从病理状态（感冒症状）回归生理状态（无感冒症状）。这里的"邪"可以对应病原体及其引起的感染，病原体可以是病毒，也可以是细菌、非典型致病菌（如支原体之类）。中药解表发汗的作用主要表现在改善机体的微循环，通过激活免疫细胞，特别是天然免疫细胞，如自然杀伤细胞（NK细胞），增加细胞因子的产生，如干扰素，从而激发自卫能力和自身修复能力，最终杀死、排出入侵的病毒或细菌，使机体恢复健康。

凡以解表为主的药组成、并用于治疗表证的中成药统称为解表类中成药。解表中成药具有发汗、解表、透疹等作用，在临床上广泛用于治疗表证。《新编国家中成药》有关解表中成药的品种有245种，其中解表散寒、解表清热、解表散风、解表化湿、解表退热、解表宣肺的中成药有52种，剂型涉及丸、散、片、颗粒、胶囊等。根据这些解表类中成药的药性，可将其分为辛温解表、辛凉解表两大类。

辛温解表类主要包括：紫苏叶、生姜、桂枝、荆芥、辛夷花、麻黄、防风、细辛、白芷等。

辛凉解表类主要包括：薄荷、桑叶、升麻、牛蒡子、葛根、菊花、柴胡、蔓荆子、木贼等。

这些中药都味辛，且富含挥发油，特别是发散风寒的药，含挥发油高达90%以上，发散风热的药，也含50%以上。可见，挥发油在解表功效中占有重要地位，也是这些中药辛味的来源。另外，有的还含有生物碱（如麻黄）、黄酮（如葛根）、氨基酸（如羌活）等成分，这些成分也有一定的解表作用，是解表剂的药效来源。

解表中药无论辛凉与辛温都有发散作用，主要通过刺激汗腺分泌，改善末梢循环，或改善发热症状或降低恶寒怕冷症状，从而也改善了机体内环境，让病毒无法生存和复制；同时，能促使免疫细胞吞噬并杀灭的病毒，再通过体液（如汗液和尿液）将之排出体外。

所以，中医治疗感冒的药物以解表为主，按其功效可分为辛温解表、辛凉解表、扶正解表、祛湿解表、透疹解表和消食定惊解表六大解表类别。其中，辛温解表、辛凉解表、祛湿解表、消食解表，加上清热解毒之法，在小儿发热治疗中最为常用。

古代中医医家

中医诊断发热有外感发热和内伤发热之异，少有单纯性表证患者，多数患者伴有不同程度的入里化热症状，单纯解表不足以治疗此类疾病。故治疗发热亦有汗法、和法、清法、下法之别。

治疗外感发热多选用汗法，以解表退热，并将其归为实邪。

治疗内伤发热则比较复杂，需先别虚实。

针对实热当用清法，以驱散体内热邪（各种炎症），积热者可用下法、吐法或消法。

针对虚热则用补法，血虚者补血，阳虚者温阳，气虚者益气。

针对寒热往来则用和法，以和阴阳、表里、气血及脏腑。所谓寒热往来，说明邪郁于半表半里。

清代医家汪昂在《医方集解》中就说过：病在表者，宜汗宜散，病在里者，宜攻宜清，至于表证未除，里证有急者，则当和表里而兼治之。翻译成白话就是：

（1）外感初起，热在肌表者，当用解表药发散表邪，使热从汗解；

（2）由于里热积滞而发热者，当用泻下药攻其积滞，使热从泻下而解；

（3）如阴虚、血虚而发热者，当补血养阴以退热。

一、治疗风寒感冒：辛温解表中成药

风寒感冒是因人体感受了寒冷空气、受凉受冻后出现的发热恶寒、头痛、无汗、鼻塞流涕、喷嚏、咳嗽、咽痒、咽红、舌淡、苔白、脉浮紧等一系列症状或体征。以春冬季节及气候异常时发病率高。

风寒感冒是日常生活中较为常见的疾病，属于西医的上呼吸道感染类疾病，多为病毒感染。早在2500年前的《黄帝内经》中就对受寒感冒有清晰描述："人之伤于寒也，则为病热，"因寒邪入内而易化热。

冬天，天寒地冻，多北风，气温低，人体表被冷空气刺激后，肌肉及血管收缩，血流减少，即中医所说的肌表为寒邪所束。中医认为，风寒之邪束于肌表则卫阳受遏，即免疫力降低；同时冷空气随呼吸进入肺部，即中医的风邪犯肺，使得肺气不能宣发，然后出现气促、发热、无汗、恶寒、头痛、喉痒、喷嚏、咳嗽等症状。所以，风寒感冒大多是冬天受寒所得，这是事实，但也不尽然。

现代人在夏天反而更容易得风寒感冒，这要拜空调所赐。夏天天热，毛孔张开易于出汗。然而，现代生活中处处都有调节室温的空调，公交车、地铁、商场、酒店、饭店、办公室和居家。当全身透热、挂满汗水的小宝进到室内车内，空调吹出来的凉风倒是让人感觉冰凉清爽，同时这股冰凉在毛孔大开的情况下直达皮下，直入肺部，这对身体来说就是寒邪。人体是靠出汗来调节体温的，当大汗淋漓时冷风一吹，人体的出汗调节机制受到抑制而出不来汗，自然以发烧来散热，这就是夏天风寒感冒的原因。

所以，无论冬天、夏天都可能患上风寒感冒，其特征是怕冷、无汗、鼻塞、流清涕，后脑后脖子疼，转动不灵活。风寒感冒如不及时有效治疗，会引起发热甚至高热，对孩子的身体健康造成不可逆的损伤。西医采用退烧抗炎，以及祛痰止咳对症治疗，没有特效西药；中医则用宣肺散寒、发汗解表的办法来治疗小儿风寒感冒，治以辛温解表、疏风散寒之药。中成药疗效灵验，用对了可覆杯得愈。

什么情况下使用辛温解表药

如果宝宝发烧的同时，流的是清鼻涕，还手心脚心凉，没有汗，如果舌苔发白，十有八九是着凉了，受寒了。这时候就可以用辛温解表的中成药。

辛温解表法是中医汗法的一种，主要用于治疗风寒表证，多采用辛温发汗中药给予治疗，利用的是药性之温以散寒、药性之辛以行滞。治疗的关键在于发汗解表，通过发汗祛邪外出，毛孔是邪气的出路之一。

发汗作用在于开泄腠理，使由表入里的邪气由里向外随汗而解，所以出汗是祛邪外出的标志。所谓的邪，在这里包括病毒、细菌及其感染引起的炎痰物质。

风寒感冒：风寒束表证

主证：恶寒重，发热轻，无汗，鼻塞，流清涕，喷嚏，咳嗽，痰稀白，面色白，头身痛，肢节酸痛，口不渴，咽无红肿疼痛，舌淡红，苔薄白，脉浮紧，指纹浮红。

简单地说就是，怕冷严重，发热温度不太高，咳痰较容易，鼻涕和痰均为白色，不黏稠。

兼证：夹痰证、夹滞证、夹惊证。

治法：辛温解表——散寒驱邪。

辛温解表药

特性：解表中药的药味辛、药性温。

功效：发散风寒。

中药：麻黄、桂枝、羌活、荆芥、防风、苏叶、生姜、白芷、辛夷、苍耳子、藁本、细辛、香薷等。

主方：荆防败毒散加减。

经方：麻黄汤、桂枝汤、葛根汤、九味羌活汤。

中成药：儿童清肺、小儿清感灵、宝咳宁等成方，或用治疗成人风寒感冒中成药，如表虚感冒、表实感冒、感冒疏风、感冒清热等成方，酌情减量。

二、治疗风热感冒：辛凉解表中成药

风热感冒主要是因风热毒邪侵袭机体所致，夏季为风热感冒的多发季节，主要由于外感风热而致。发热是"热毒"引起的主要临床表现，同时也是西医中感染性疾病的主要炎性反应，相当于西医学中的细菌性上呼吸道感染，或病毒性上呼吸道感染继发细菌感染。

风热感冒的主要症状包括微恶风、发热重、盗汗、头胀痛、咳嗽、咽喉肿痛、痰黏或黄、口渴、鼻塞、舌尖边红以及苔薄微黄等。对比风寒感冒，可看出风热感冒为发热严重，一般为高热，怕冷轻，咳痰较为困难，痰为黄色，鼻涕黏稠。

风热感冒在儿科中较多见，见于咽炎、扁桃体炎、细菌性上感、病毒性上呼吸道感染中后期（继发细菌感染）。

什么情况下使用辛凉解表药

如果宝宝高热，同时还有黄痰、脓鼻涕、舌红苔黄、咽干口渴、心率快（脉数）、不怕冷、咽喉红肿或咳嗽等情况，这时候就可以用辛凉解表的中成药。这些症状属于中医的风热犯表证，或可能是风寒化热表证；没有中医知识的父母，建议及时带孩子就医。风热感冒在西医多属于细菌性上呼吸道感染、急性咽喉炎或急性扁桃体炎之类的细菌感染性疾病。

风热犯表证属于温病初期，风寒化热表证则是伤寒入里化热的传变表现（病毒感染继发细菌感染）。伤寒传变与温病初期的病邪（致病菌）不同，但二者都需用辛凉解表药以驱邪（抑菌杀菌抗病毒），只是所用的辛凉解表之法有所区别。中医认为，温病之温邪为阳邪，治疗以辛凉清解为主；伤寒化热为寒热夹杂，治疗以辛温加苦寒的思路，只是要根据寒热轻重来调整辛温与苦寒药的比例，所以有温病辛凉解表法和伤寒辛凉解表法之分。

温病辛凉解表法是指运用辛散合清凉类药物，以祛除上焦、肺卫及其连属清窍所受温热邪气；伤寒辛凉解表法是指运用辛温合苦寒类药物，以祛除三阳经气分所受寒邪和郁热邪气。

辛凉解表法可追溯到两千多年前，张仲景《伤寒杂病论》中的大青龙汤、越婢汤、麻杏石甘汤和白虎汤，这四个经方即辛凉解表法的源头，由"金元四大家"之一的刘完素提出辛凉解表的概念，其代表方"防风通圣散"完整体现了辛凉解表的思想，后在温病治疗中得以完善，标志性成就体现在吴鞠通的《温病条辨》中。后世医家在温病用药基础上，锤炼出各种效验方。在此基础上，现代医家又进一步开发形成新的中成药，如银翘解毒、金花清感、小儿退热、小儿感冒舒等成方。

风热感冒：风热犯表证、风寒化热证

主证： 发热重，微恶风寒，咽痛，有汗或少汗，鼻塞，流黄浊涕，喷嚏，咳嗽，痰稠色黄，面色红赤，哭闹不安或烦躁不宁，头痛，口渴欲饮，咽红肿痛，小便黄赤，舌质红，苔薄黄，脉浮数，指纹浮紫。

兼证： 夹痰证、夹滞证和夹惊证。

治法： 辛凉解表——清热驱邪。

辛凉解表药

特性： 解表中药的药味辛、药性凉。

功效： 疏散风热。

中药： 柴胡、蝉蜕、葛根、菊花、薄荷、升麻、桑叶、木贼、金银花、淡豆豉、蔓荆子、牛蒡子等。

经方： 大青龙汤、白虎汤、越婢汤、麻杏石甘汤、防风通圣散。

中成药： 小儿清咽、小儿解表、小儿退热、小儿感冒、小儿感冒宁、小儿感冒舒、小儿宝泰康、小儿清肺止咳、小儿清热止咳、小儿柴桂退热、小儿豉翘清热等成方。

三、治疗暑湿感冒：消暑化湿中成药

暑湿感冒多见于夏季，属中医的"暑病"范畴，多指暑温、中暑、感冒之类的病症，在中国南方常见，尤其是夏季的三伏天，不仅温度高，还湿度大，湿热交加、上蒸下煮的天气，对小孩的影响极大。因小儿脏腑娇嫩，肌表为暑湿所遏，腠理闭郁，容易引起暑湿证或暑湿感冒，出现头身困重、四肢沉重、身热汗出、头晕目眩等症状；由于湿易伤脾，容易出现食欲不振、腹胀或腹泻等胃肠道症状。如在太阳下或通风不良、潮湿的环境中久留，则易中暑，轻则影响身体健康，重则危及生命。

暑湿感冒对应于现代医学的中暑的热射病、热痉挛，以及急性胃肠炎等疾病，是夏季的常见病。暑湿感冒的临床表现有别于一般感冒，缠绵难愈，治疗颇为棘手。

中医治疗暑湿感冒有独特的优势，通过发汗解表、清暑化湿的治法，可轻松解除暑湿带来的困扰。目前市场上常见的治疗暑湿感冒的中成药有藿香正气、六合定中、清暑解毒、十滴水、保济丸等成方。

什么情况下使用消暑化湿药

如果在夏天，气候闷热潮湿，宝宝出现出汗后仍然发热，同时还有腹泻或呕吐、胸闷肚子疼、鼻塞流浊涕、烦躁口渴或不想吃东西，加上舌苔黄腻、脉濡数，若有这些症状，就可能是中暑了。如果不是在夏天出现以上症状，也是因为受了湿热，这时候就可以用祛湿清暑的中成药。

中医认为，舌苔黄腻为暑湿内蕴之象，脉濡则湿、脉数则热。外感暑湿之邪，湿热伤表，致气运不畅、表卫不和，气失宣畅、湿浊内阻，阻碍全身气机。气机逆乱、中阳不升，使暑湿上犯清窍，则见头晕头疼、头重如蒙、昏昏欲睡；湿阻中焦，气机不利，则见脘痞腹胀；胃失和降而胃气上逆，则见恶心呕吐；湿困脾胃，脾失健运，可有泄泻；暑邪入里，正邪相搏，则见发热；暑阳伤津耗气，则见心烦口渴，尿短赤。

用发散风寒药或解热镇痛药都不对暑湿之证，而应当用解暑、祛湿、清热之药，才能外解暑热、内化湿浊，奏表里同治之功。

暑湿感冒：暑湿 / 热袭表证

主证： 夏季发病，高热，汗出热不解，恶心呕吐腹泻，头重身重困倦，头晕头痛，鼻塞，喷嚏，面色红赤，哭闹不安或烦躁不宁，咽红肿痛，渴不多饮，纳果，口中黏腻，小便短赤，舌质红，苔黄腻或白腻，脉数或濡滑，指纹紫滞。

兼证： 夹痰证、夹滞证和夹惊证。

治法： 消暑化湿。

消暑化湿药

特征： 消暑化湿中药的药味芳香，药性偏温。

功效： 发表、化湿、消暑。

主方： 新加香薷饮加减。

中药： 藿香、佩兰、香薷、草果、苍术、厚朴、厚朴花、砂仁、豆蔻、草豆蔻、扁豆衣、荷叶、淡竹叶。

中成药： 十滴水、保济、紫金、藿香正气、暑湿感冒、暑热感冒、甘露消毒、玉叶解毒、清暑解毒、清暑益气、六合定中、柴连、芙朴感冒、加味藿香正气等成方。

四、治疗食积感冒：消食解表中成药

食积与外感疾病

食积是儿科的常见病、多发病，主要是由饮食不节导致食物停滞胃肠。

中医认为，脾胃互为表里，胃主受纳，脾主运化，将吃进去的食物（水谷肉蛋奶）转化为营养物质（气血精微）。脾胃运化失常就会引起食积，如果同时还受风受寒或受热，就会出现发热。各种感冒都可能伴有食积，而食积感冒属于以上感冒的兼证之一夹滞证。

小儿的很多常见疾病，与内伤饮食有关。中医"金元四大家"之一的"东垣老人"李东垣，在约八百年前就提出一个观点，认为"内伤脾胃，百病由生"。这个观点放到现在依然正确，也解释了为什么食积的小儿常出现发热、流涕、咽喉肿痛等外感疾病的症状。

中医认为，肺具有宣散卫气的功能，卫气是由脾胃运化而产生的水谷精微所化生，当食积损伤脾胃后，肺卫之气（免疫力）虚弱，不足以抵抗外邪，机体易受到外邪的侵袭而引发外感；同时，饮食积滞化热，外邪与内热相合致病，故而食积患儿易外感。

所以，若要小儿安，三分饥与寒。不要给孩子吃太饱、穿太多。

怎么知道孩子有没有食积

看食欲： 食积的没有胃口、食欲旺盛——想吃但吃一点就饱，人很瘦。

看舌苔： 食积的舌苔厚、苔黄。

闻气味： 食积的口腔异味（胃气不降）。

看睡姿： 食积的喜欢趴着睡，睡觉不踏实。

摸手心： 食积的手心发热、出汗，手背不热。

看眼袋： 喜欢吃肉食的孩子，下眼袋大，有暗红色。

当然了，孩子积食时通常还伴有其他临床症状，如腹胀、嗳气，严重的甚至出现恶心、呕吐，还有的孩子会出现便秘，或者大便味道特别臭，甚至有酸腐味。这些情况家长要多注意，及时发现，及时调理，以绝后患。

什么情况下使用消食解表药

宝宝发烧的同时，如果出现不饿、不想吃、吃不下，肚子硬硬的，总是不舒服；大便不正常，一天拉几次，或者几天才拉一次，甚至有打酸腐嗝、呕吐等情况，就可能是感冒赶上消化不良，有食积了，这时候就可以用消食解表的中成药。

食积感冒：内伤食积证 + 外感风寒 / 风热

即：内伤食积证（消化不良），加上外感风寒（病毒感染）或外感风热（肺炎支原体、细菌感染）。

主证： 停食停乳、食欲下降或不思饮食、嗳气、呕吐酸腐、腹胀腹泻、大便酸臭或便秘（消化不良），舌红、苔厚腻（苔可黄可白）。伴有手心腹部热、脉滑、唇红、指纹紫滞、夜卧不宁等现象。

兼证： 发热鼻塞、咳嗽痰多、头痛身楚、胸脘胀满、恶心呕吐；或夜寐不安、夜啼易惊、惊风抽搐等症。

治法： 消导、解表

消食解表药

特性： 消食药 + 辛凉 / 辛温化湿解表药。

功效： 疏风解表、导滞消食。

中药：

　　消食药： 谷芽、麦芽、山楂、青皮、枳实、槟榔、大黄、六神曲、鸡内金、莱菔子等。

　　辛凉 / 辛温 / 化湿解表药： 见本节一、二、三项下。

中成药： 保婴丹、救急散、午时茶、小儿百寿丸、小儿至宝丸、小儿七星茶等。

五、治疗时疫瘟疫：清瘟辟瘟中成药 + 清热解毒中成药

在中医看来，时疫、瘟疫是因"非其时有其气"所致，即主要原因是时令之气不正常，如春季行夏令之气（类似暖春）、冬季行春令之气（类似暖冬）等。明代医家吴又可在《温

疫论》中这样论述道："瘟疫之为病，非风非寒非暑非湿，乃天地间别有一种异气所感。"认为瘟疫不是因为感受一年四季正常的风寒暑湿燥火之气，而是这六气之外的气，一种非正常能量所致的病。所以，中医注意到了瘟疫与气候异常有关，也与患者的体质有关。

时疫是因四时的异常天气引起的疾病，多发而传染者为时疫，可以理解为大号季节性流感。

瘟疫则为天地邪气：中人人病，中物物伤。这种天地邪气并非四时风、寒、暑、湿、燥、火的异常，而是天地间的败气，可直达内脏，起病由内而外、从里出表，表里俱可发热，且传变复杂，表里交错，具表而再表、里而再里的传变特征。清·戴天章在《广瘟疫论》中指出：知为瘟疫而非伤寒，则凡于头痛、发热诸表证，不得误用辛温发散；于诸里证，当清、当下者，亦不得迟回瞻顾矣。

大疫成就大医

医圣张仲景在瘟疫中写就的《伤寒杂病论》是中医四大经典之一。东汉末年，张仲景宗族的200多人在10年间死亡了三分之二，其中因疫病死去的占七成。医圣在伤心哀痛之余，写成了传世经典《伤寒杂病论》。

1232年的瘟疫，成就了李东垣的"普济消毒饮"。当时的人将药方刻在石碑上以流传，全活甚众。明清时期，也因大疫成就了许多名医名方，如吴又可的达原饮、叶天士与吴鞠通的银翘散、余师愚的清瘟败毒饮等，这些救疫名方现在仍然在用。

在此次新型冠状病毒肺炎疫情防治中，中医通过对"疫"病症候的正确认识，把握了"湿、热、毒、瘀"的基本病机，及时有效地开发出了"三方三药"的治疗方案，成功治愈了轻重症的新冠病人，彰显了中医药的特色和优势。

三药具体包括金花清感颗粒、连花清瘟胶囊（颗粒）、血必净注射液，三方则是清肺排毒汤、宣肺败毒方、化湿败毒方。"三药三方"作为治疗COVID-19的推荐药物，已被广泛用于临床，其组成（如麻黄、生石膏、金银花、连翘、黄芩、苦杏仁等中药）大多具有清瘟、辟瘟、化湿、解毒的功效。"三药三方"的适用范围覆盖COVID-19的整个病程，包括医学观察期，轻度、中度、重度和危重度期。一方面缓解发热、咳嗽、疲劳、咯痰、腹泻、食欲不振、胸闷气短和肌肉酸痛等临床症状；另一方面，加快了病毒清除率、缩短核酸转阴时间、促进肺部炎症吸收、改善胸部CT影像特征并提高临床治愈率等。

三药之一金花清感颗粒，是由北京市中医药管理局组织专家在参考《伤寒论》《温病条辨》《瘟疫论》等经典古籍基础上，结合临床专家的经验，以治疗身热不解的麻杏石甘汤及治疗温热疫病的银翘散为基础优化而成，具有疏风宣肺、清热解毒之功。主要用于新冠早期疫邪偏于表所引起风热犯肺证。

金花清感颗粒为治疗甲型 H1N1 流感而研发的中成药，其主要成分为金银花、石膏、炙麻黄、知母、连翘、苦杏仁、黄芩、牛蒡子、薄荷、青蒿、浙贝母、甘草，具有疏风宣肺、清热解毒之功效。段燦等观察金花清感颗粒联合西医治疗轻型 COVID-19 后发现，金花清感颗粒可改善患者的发热、乏力、咳嗽、咳痰临床症状，缓解焦虑情绪，降低住院率，进而得出金花清感颗粒对轻型 COVID-19 治疗有效。

三药之二连花清瘟胶囊（颗粒），具有清瘟解毒、宣肺泄热的功效，适用于发热或高热，恶寒，肌肉酸痛，鼻塞流涕，咳嗽，头痛，咽干咽痛，舌偏红，苔黄或黄腻等。亦由麻杏石甘汤和银翘散为基础加减化裁而来。2020 年 2 月，被列入国家卫健委《新型冠状病毒肺炎诊疗方案（试行第六版）》，2020 年 4 月以岭药业生产的连花清瘟胶囊（颗粒）被国家药监局批准可用于轻型、普通型 COVID-19。

连花清瘟胶囊/颗粒（以下简称连花清瘟）是应用中医络病理论指导研发的治疗流感的中药复方制剂，由连翘、金银花、炙麻黄、炒苦杏仁、石膏、板蓝根、绵马贯众、鱼腥草、广藿香、大黄、红景天、薄荷脑、甘草 13 味中药组成。方中麻杏石甘汤主宣肺泄热，以解肺络之热毒，银翘散辛凉透表、清热解毒，大黄清热泻火、凉血解毒，藿香芳香化湿、辟秽逐邪，红景天清肺化瘀、益气养阴。

三药之三血必净注射液，是以经典方剂血府逐瘀汤为基础化裁而来，是原国家食品药品监督管理局（CFDA）批准的国家二类新药，通过抗病毒、抗休克、抗内毒素、抗氧化、抗炎、免疫调节及改善凝血功能等途径，改善 COVID-19 重症患者的低氧血症、脓毒症休克、急性呼吸窘迫综合征等，能提高患者的治愈率。

血必净由红花、当归、丹参、赤芍、川芎提取加工而成，具有活血化瘀，疏通经络，溃散内毒的作用。除了注射液剂型，还有血必净微丸剂型和泡腾片等剂型。

另外，三方之一的清肺排毒汤，以经典方剂麻杏石甘汤、小柴胡汤、五苓散、射干麻黄汤为基础方化裁组合而来，具有散寒祛湿、理肺排毒的功效，主要适用于发热恶寒，周身酸痛，困乏肢重；或咳嗽少痰，喘憋气促；或口淡无味，食欲不振，恶心、呕吐，大便不爽等。2020 年 2 月 7 日，国家卫健委和中医药管理局推荐各地使用清肺排毒汤，在第六至第十版《新型冠状病毒肺炎诊疗方案》中亦作为推荐方剂。

清肺排毒汤涉及麻黄、炙甘草、杏仁、生石膏等 21 味中药。其中麻杏石甘汤为解表剂，具有辛凉宣泄、清肺平喘的功效；五苓散为祛湿剂，具有利水渗湿、温阳化气的功效；射干麻黄汤为祛痰剂，可温肺散寒，化饮涤痰；小柴胡汤为和解剂，以祛邪为主，兼补正气。清肺排毒汤中各个处方组合在一起协同作用，与 COVID-19 治疗原则基本相符，被列为临床治疗期推荐处方，适用于轻型、普通型、重型和部分危重型患者。

三方之二化湿败毒方，是国家首批中医医疗队在武汉金银潭医院及方舱医院"边救治，边总结"中形成，以《伤寒论》和《金匮要略》为基础，由麻杏石甘汤、藿香正气散等经典方加减组合而成，能够有效抑制病毒复制，改善临床症状及提高核酸转阴率。临床研究显示，西药治疗基础上联合使用化湿败毒方能够显著缓解重型 COVID-19 患者炎性反应，降低不良反应发生率。

化湿败毒方在麻杏石甘汤、藿朴夏苓汤、宣白承气汤、葶苈大枣泻肺汤、达原饮等经方的基础上优化裁而成，主要用于重型 COVID-19 的治疗。组方中麻黄、藿香和生石膏共为君药，以发汗驱寒、芳香化湿、宣肺平喘；杏仁、法半夏、厚朴、苍术、草果及茯苓相合为臣药，以助君药燥湿健脾，且能够运气通畅，助邪外出；黄芪、葶苈子、赤芍、大黄相伍为佐药；甘草配赤芍为使药。通过药物 - 归经网络研究发现，化湿败毒方中有 10 味中药相对特异性的归属于肺经。

三方之三宣肺败毒方，作为治疗 COVID-19 的一线用药，由张伯礼院士和刘清泉教授在麻杏石甘汤及麻杏薏甘汤的基础上优化拟定，具有宣肺化湿、清热透邪、泻肺解毒的功效，主要用于湿毒郁肺证的轻型及普通型 COVID-19 患者。该方由生麻黄、苦杏仁、生石膏、生薏苡仁、青蒿、茅苍术、广藿香、虎杖、干芦根、葶苈子、化橘红、马鞭草、生甘草组成。方中麻黄宣肺平喘，杏仁降气止咳平喘，二者共同疏畅气机；藿香芳香化湿，虎杖清热解毒，二者也是宣降组合；青蒿清热凉血消暑，苍术燥湿健脾，橘红理气宽中，葶苈子、生石膏清热泻火，芦根、马鞭草、生薏苡仁渗湿利水。13 味中药配伍共同发挥宣肺止咳、解毒化湿之效。

什么情况下使用清瘟辟瘟药

瘟疫是由温邪引起的以发热为主的一类外感热病，传变迅速，可以由表入里、由浅入深，多以热症为主，可伴有不同兼证。针对瘟疫进展的不同时期，治疗的方法也会不同。

瘟疫初期，小儿多舌苔白，邪在表、热不深，可用辟瘟类中药，如紫金丹、红灵散之类的中成药辟瘟解毒。

瘟疫中期，舌苔会有改变，可能由白转黄，邪气逐渐入里，如果孩子出现头痛高烧、咳嗽气促、疹出不透时，可用清瘟类中药，如宣肺败毒颗粒、五粒回春丸等中成药，以清瘟解毒。

瘟疫后期，瘟毒深重，出现瘟疹紫黑、黄疸、神志异常等症状表现，此时病情严重且危及生命，可在清瘟药基础上加用清热解毒类中药，如化湿败毒＋清开灵、清肺排毒＋双黄连等中成药，以加大清热解毒力度，以解毒泄热。

什么情况下使用清热解毒药

很多以清热解毒为主的中成药，有很好的消炎退热的作用，但没有解表疏风的功效。所以，在感冒发热时，清热解毒类中成药不能单独使用，必须与解表中药一起使用，或在表证已经解除、仍有内热的情况下使用，才能达到最佳治疗效果。一般用在感冒的进展期或瘟疫病的中后期，患者出现高热的时候，用清热解毒中药，注意应该没有怕冷的表现。常用的有儿感退热宁、小儿热速清、小儿解热、小儿双清、小儿导赤、消食退热、万应等成方。

清热解毒中药的现代解读

清热解毒中药的性味多苦寒，可清解热毒或火毒。"热毒"或"火毒"主要由火热壅盛所致，常见于温热病和热毒炽盛的病症，如痈肿疔毒、丹毒、痄腮、咽喉肿痛、蛇虫咬伤、水火烫伤等。

我个人认为，清热解毒中药所解之"毒"相当于各种炎症，包括外源性，如病毒或细菌感染所致的炎症，以及内源性，如氧自由基、细胞因子等所致的炎症，即感染性炎症和非感染性炎症。炎症是机体受到各种损伤因子刺激后，组织细胞产生的防御反应，病理过程是炎症区组织液渗出、组织变性或增生，临床表现为红肿热痛和机能障碍。现在许多常见疾病都属于炎症范畴，如各种感染、心血管疾病、自身免疫性疾病、创伤修复、肿瘤等都有炎症的身形。

清热解毒中药具有非选择性抗炎作用，只要是体内的炎症，无论是感染引起的，还是非感染引起的，选择相应的清热解毒中药，就能起到解毒消炎的作用。在缺乏抗病毒特效药、耐药菌横行、越来越多抗生素无效的今天，这种非选择性抗炎作用的清热解毒中药，成为最佳选择。而且，清热解毒中药对因炎症引起的发烧症状，还有意想不到的退烧作用，前提是用对药。只可惜西医大夫不知道清热解毒中药是名副其实的消炎药。

时疫瘟疫：起病急骤，全身症状重

主证：高热寒战，头晕头痛，鼻塞，喷嚏，咳嗽，面目红赤，哭闹不安或烦躁不宁，咽红肿痛，无汗或汗出热不解，肌肉骨节酸痛，腹胀腹痛，或有呕吐、泄泻，舌质红或红绛，苔黄燥或黄腻，脉洪数，指纹紫滞。

兼证：夹痰证、夹滞证和夹惊证。

治法：清瘟辟瘟 + 清热解毒。

清瘟辟瘟药

特性： 清瘟辟瘟药的药味辛，药性寒。

功效： 发表、透疹、解毒。

主方： 达原饮、升麻汤、清瘟败毒饮。

中药： 升麻、石膏、草果、竹叶、牛蒡子、大青叶、板蓝根、翼首草等。

中成药： 五粒回春、紫金丹、红灵散、化湿败毒、宣肺败毒、清肺排毒、金花清感、连花清瘟、清瘟解毒、庆余辟瘟、羚羊清肺、抗病毒等成方。

清热解毒药

特性： 清热解毒药的药味苦、药性寒。

功效： 清热解毒。

主方： 银翘散合普济消毒饮加减。

中药： 金银花、连翘、蒲公英、紫花地丁、野菊花、鱼腥草、七叶一枝花（蚤休）、大青叶、白花蛇舌草、板蓝根、马齿苋、穿心莲、半边莲等。

中成药： 小儿解热、小儿双清、小儿咽扁、小儿导赤、健儿清解、荆肤止痒、小儿热速清、儿感退热宁等成方。

除药名中有"小儿"字样的以外，以下清热解毒中草药也是可以用于小儿高热或化脓的情况，即复方鱼腥草、蓝芩、蒲地蓝消炎、双黄连、银黄、清开灵等成方。

六、小儿外感发热治疗总原则

治疗原则：疏风解表、辨证化裁。

治疗主证：用辛温解表、辛凉解表、清暑化湿、清热解毒之法——根据不同证型选择不同的中成药。

治疗风寒感冒：用辛温解表的中成药

治疗风热感冒：用辛凉解表的中成药

治疗暑湿感冒：用化湿解表的中成药

治疗食积感冒：用消食解表的中成药

治疗时疫瘟疫：用清瘟辟瘟的中成药 + 清热解毒的中成药

治疗兼证：在解表的基础上，佐以化痰、消导、镇惊之法；

兼有寒痰者宜宣肺化痰，兼有热痰者宜清肺化痰。

夹痰证－化痰；

夹滞证－消导；

夹惊证－镇惊。

表 11　治疗感冒中成药的分类与成方名总览

辛温解表类	辛凉解表类	消暑化湿类	清瘟辟瘟类	清热解毒类	
儿童清肺	小儿清咽	十滴水		儿感退热宁	复方双花
小儿清感灵	小儿解表	保济丸	**清瘟类**	小儿热速清	复方芩兰
三拗	小儿退热	紫金丹		小儿解热	复方鱼腥草
桂枝	小儿感冒	藿香正气	五粒回春	小儿双清	复方大青叶
荆防	小儿感冒宁	暑湿感冒	金花清感	小儿咽扁	复方草珊瑚
感冒	小儿感冒舒	暑热感冒	连花清瘟	小儿导赤	复方南板蓝根
葛根汤	小儿宝泰康	清暑益气	清瘟解毒	健儿清解	复方牛黄消炎
宝咳宁	小儿清肺止咳	清暑解毒	羚羊清肺	荆肤止痒	开喉剑
小建中	小儿清热止咳	玉叶解毒	宣肺败毒	消食退热	双黄连
小青龙	小儿柴桂退热	甘露消毒	抗病毒	万应	热毒宁
表虚感冒	小儿豉翘清热	六合定中	克感额日敦	柴银	热毒清
表实感冒	感冒舒		巴特日七味	抗感	表热清
感冒疏风	感冒止咳	**祛湿解表类**		蓝芩	喉咽清
感冒清热	羚羊感冒	柴连	**辟瘟类**	清咽	清喉咽
桂黄清热	桑菊感冒	九味羌活		上清	清热灵
散寒解热	金花清感	芙朴感冒	紫金	新雪	清开灵
正柴胡饮	牛黄清感	加味藿香正气	红灵	银黄	金喉健
九味羌活	芎菊上清		珍宝	芩连	珍黄安宫
通宣理肺	银翘伤风	**消食解表类**	庆余辟瘟	感冒退热	感咳双清
麻黄止嗽	银翘解毒	保婴	清肺排毒	消炎退热	黄连上清
	羚翘解毒	救急	化湿败毒	金莲清热	牛黄上清
	疏风解毒	午时茶	如意珍宝	疏风解毒	明目上清
	复方银花解毒	小儿百寿		清热解毒	明目蒺藜
		小儿至宝		利咽解毒	清喉利咽
		小儿七星茶		金叶败毒	清咽润喉
				防风通圣	金嗓开音
					万通炎康

表 12 辛温解表中成药的组成、功能与主治

儿童清肺成方	**组成**：麻黄、炒苦杏仁、石膏、甘草、蜜桑白皮、瓜蒌皮、黄芩、板蓝根、橘红、法半夏、炒紫苏子、葶苈子、浙贝母、紫苏叶、细辛、薄荷、蜜枇杷叶、白前、前胡、石菖蒲、天花粉、煅青礞石 **功能**：清肺，解表，化痰，止嗽 **主治**：用于小儿风寒外束、肺经痰热所致的面赤身热、咳嗽气促、痰多黏稠、咽痛声哑
小儿清感灵成方	**组成**：羌活、荆芥穗、防风、苍术（炒）、白芷、葛根、川芎、地黄、苦杏仁（炒）、黄芩、甘草、人工牛黄 **功能**：发汗解肌，清热透表 **主治**：用于外感风寒引起的发热怕冷，肌表无汗，头痛口渴，咽痛鼻塞，咳嗽痰多，体倦
宝咳宁成方	**组成**：紫苏叶、桑叶、前胡、浙贝母、麻黄、桔梗、制天南星、陈皮、炒苦杏仁、黄芩、青黛、天花粉、麸炒枳壳、炒山楂、甘草、人工牛黄 **功能**：清热解表，止嗽化痰 **主治**：用于小儿外感风寒、内热停食引起的头痛身烧、咳嗽痰盛、气促作喘、咽喉肿痛、烦躁不安
治疗成人风寒感冒中成药（小儿酌情减量）	
三拗成方	**组成**：麻黄、苦杏仁、甘草、生姜 **功能**：宣肺解表 **主治**：用于风寒袭肺证，证见咳嗽声重，咳嗽痰多，痰白清稀；急性支气管炎见上述症候者
桂枝成方	**组成**：桂枝、白芍、甘草、生姜、大枣 **功能**：解肌发表，调和营卫 **主治**：用于外感风邪，头痛发热，鼻塞干呕，汗出恶风
荆防成方	**组成**：荆芥、防风、羌活、独活、柴胡、前胡、川芎、枳壳、茯苓、桔梗、甘草 **功能**：发汗解表，散风祛湿 **主治**：用于风寒感冒，头痛身痛，恶寒无汗，鼻塞清涕，咳嗽白痰
感冒成方	**组成**：羌活、麻黄、桂枝、荆芥穗、防风、白芷、川芎、石菖蒲、葛根、薄荷、苦杏仁、当归、黄芩、桔梗 **功能**：散风解热 **主治**：用于外感风寒引起的头痛发热，鼻塞流涕，恶寒无汗，骨节酸痛，咽喉肿痛
葛根汤成方	**组成**：葛根、麻黄、桂枝、白芍、炙甘草、生姜、大枣 **功能**：发汗解表，升津舒经 **主治**：用于风寒感冒，症见：发热恶寒、鼻塞流涕、咳嗽咽痒、咯痰稀白、无汗、头痛身疼、项背强急不舒、苔薄白或薄白润、脉浮或浮紧
小建中成方	**组成**：桂枝、白芍、炙甘草、生姜、大枣 **功能**：温中补虚，缓急止痛 **主治**：用于脾胃虚寒，脘腹疼痛，喜温喜按，嘈杂吞酸，食少

小青龙成方	**组成：**麻黄、桂枝、白芍、干姜、细辛、炙甘草、法半夏、五味子 **功能：**解表化饮，止咳平喘 **主治：**用于风寒水饮，恶寒发热，无汗，喘咳痰稀
表虚感冒成方	**组成：**桂枝、葛根、白芍、炒苦杏仁、生姜、大枣 **功能：**散风解肌，和营退热 **主治：**用于感冒风寒表虚证，症见发热恶风、有汗、头痛项强、咳嗽痰白、鼻鸣干呕、苔薄白、脉浮缓
表实感冒成方	**组成：**紫苏叶、葛根、白芷、麻黄、防风、桔梗、苦杏仁（炒）、生姜、甘草、桂枝、陈皮 **功能：**发汗解表，驱风散寒 **主治：**用于感冒病的风寒表实证，症见恶寒重，发热轻，无汗，头项强痛，鼻流清涕，咳嗽，痰白稀
感冒疏风成方	**组成：**麻黄、苦杏仁、桂枝、白芍（酒炙）、紫苏叶、防风、桔梗、谷芽（炒）、甘草、大枣、生姜、独活 **功能：**辛温解表，宣肺和中 **主治：**用于风寒感冒，发热咳嗽，头痛怕冷，鼻流清涕，骨节酸痛，四肢疲倦
感冒清热成方	**组成：**荆芥穗、薄荷、防风、柴胡、紫苏叶、葛根、桔梗、苦杏仁、白芷、苦地丁、芦根 **功能：**疏风散寒，解表清热 **主治：**用于风寒感冒，头痛发热，恶寒身痛，鼻流清涕，咳嗽咽干
桂黄清热成方	**组成：**麻黄、桂枝、苦杏仁、石膏、生姜、大枣、炙甘草 **功能：**发汗解表，清热除烦 **主治：**用于外感风寒，症见发热恶寒，寒热俱重，脉浮紧，身疼痛，不汗出而烦躁；急性上呼吸道感染属风寒表实证兼有郁热者
散寒解热成方	**组成：**葛根、麻黄、桂枝、白芍、苦杏仁、生姜、大枣、甘草 **功能：**散寒解表，宣肺止咳 **主治：**用于感冒风寒证，症见恶寒重，发热轻，无汗，头痛，肢体酸楚，鼻塞声重，时流清涕，喉痒咳嗽，项强，舌苔薄白，脉浮或浮紧；或急性上呼吸道感染见上述症状者
正柴胡饮成方	**组成：**柴胡、陈皮、防风、甘草、赤芍、生姜 **功能：**表散风寒，解热止痛 **主治：**用于外感风寒初起：发热恶寒，无汗，头痛，鼻塞，喷嚏，咽痒咳嗽，四肢酸痛，及流行性感冒初起、轻度上呼吸道感染见上述症候者
九味羌活成方	**组成：**羌活、防风、苍术、细辛、川芎、白芷、黄芩、甘草、地黄 **功能：**疏风解表，散寒除湿 **主治：**用于外感风寒挟湿所致的感冒，症见恶寒、发热、无汗、头重而痛、肢体酸痛
通宣理肺成方	**组成：**紫苏叶、前胡、桔梗、苦杏仁、麻黄、甘草、陈皮、半夏（制）、茯苓、枳壳（炒）、黄芩 **功能：**解表散寒，宣肺止嗽 **主治：**用于风寒束表，肺气不宣所致的感冒咳嗽，症见发热、恶寒、咳嗽、鼻塞流涕、头痛、无汗、肢体酸痛
麻黄止嗽成分	**组成：**橘红、麻黄、桔梗、川贝母、五味子（醋蒸）、茯苓、细辛 **功能：**解表散寒，宣肺化痰，止咳平喘 **主治：**用于感冒风寒，无汗鼻塞，咳嗽痰喘

表 13　辛凉解表中成药的组成、功能与主治（治疗风热感冒）

小儿清咽成方	组成：板蓝根、青黛、连翘、蒲公英、玄参、牛蒡子（炒）、薄荷、蝉蜕、牡丹皮 功能：清热解表，解毒利咽 主治：用于小儿外感风热所致发热头痛，咳嗽音哑，咽喉肿痛
小儿解表成方	组成：金银花、连翘、牛蒡子（炒）、蒲公英、黄芩、防风、紫苏叶、荆芥穗、葛根、人工牛黄 功能：宣肺解表，清热解毒 主治：用于小儿外感风热引起的感冒恶寒发热、头痛咳嗽、鼻塞流涕、咽喉痛痒
小儿退热成方	组成：大青叶、板蓝根、连翘、金银花、栀子、牡丹皮、黄芩、淡竹叶、地龙、重楼、柴胡、白薇 功能：疏风解表，解毒利咽 主治：用于小儿外感风热所致的感冒，症见发热恶风、头痛目赤、咽喉肿痛；上呼吸道感染见上述证候者
小儿感冒成方	组成：广藿香、菊花、大青叶、板蓝根、连翘、地黄、地骨皮、白薇、薄荷、石膏 功能：疏风解表，清热解毒 主治：用于小儿风热感冒，症见发热、头胀痛、咳嗽痰黏、咽喉肿痛；流感见上述证候者
小儿感冒宁成方	组成：薄荷、荆芥穗、苦杏仁、牛蒡子、桔梗、前胡、黄芩、白芷、栀子（炒）、山楂（焦）、六神曲（焦）、麦芽（焦）、芦根、金银花、连翘 功能：疏散风热，清热止咳 主治：用于小儿感冒发烧，汗出不爽，鼻塞流涕，咳嗽咽痛
小儿感冒舒成方	组成：葛根、荆芥、牛蒡子（炒）、桔梗、玄参、蝉蜕、建曲、甘草 功能：疏风解表，利咽退热 主治：用于小儿外感发热、无汗或少汗、咽痛、咳嗽等
小儿宝泰康成方	组成：连翘、地黄、滇柴胡、玄参、桑叶、浙贝母、蒲公英、南板蓝根、滇紫草、桔梗、莱菔子、甘草 功能：解表清热，止咳化痰 主治：用于小儿风热外感，症见发热、流涕、咳嗽、脉浮
小儿清肺止咳成方	组成：紫苏叶、菊花、葛根、川贝母、炒苦杏仁、枇杷叶、炒紫苏子、蜜桑白皮、前胡、射干、栀子（姜炙）、黄芩、知母、板蓝根、人工牛黄、冰成方 功能：清热解表，止咳化痰 主治：用于小儿外感风热、内闭肺火所致的身热咳嗽、气促痰多、烦躁口渴、大便干燥
小儿清热止咳成方	组成：麻黄、炒苦杏仁、石膏、甘草、黄芩、板蓝根、北豆根 功能：清热宣肺，平喘，利咽 主治：用于小儿外感风热所致的感冒，症见发热恶寒、咳嗽痰黄、气促喘息、口干音哑、咽喉肿痛
小儿柴桂退热成方	组成：柴胡、桂枝、葛根、浮萍、黄芩、白芍、蝉蜕 功能：发汗解表，清里退热 主治：用于小儿外感发热，症见：发热，头身痛，流涕，口渴，咽红，溲黄，便干等

小儿豉翘清热成方	**组成**：连翘、淡豆豉、薄荷、荆芥、炒栀子、大黄、青蒿、赤芍、槟榔、厚朴、黄芩、半夏、柴胡、甘草 **功能**：疏风解表，清热导滞 **主治**：用于小儿风热感冒夹滞证，症见发热咳嗽，鼻塞流涕，咽红肿痛，纳呆口渴，脘腹胀满，便秘或大便酸臭，溲黄
治疗成人风热感冒中成药（小儿酌情减量）	
感冒舒成方	**组成**：大青叶、连翘、荆芥、防风、薄荷、牛蒡子、桔梗、白芷、甘草 **功能**：疏风清热，发表宣肺 **主治**：用于风热感冒，头痛体困，发热恶寒，鼻塞流涕，咳嗽咽痛
感冒止咳成方	**组成**：柴胡、山银花、葛根、青蒿、连翘、黄芩、桔梗、苦杏仁、薄荷脑 **功能**：解表清热，止咳化痰 **主治**：用于风热感冒，见有发热恶风，头痛鼻塞，咽喉肿痛，咳嗽，周身不适
羚羊感冒成方	**组成**：羚羊角、牛蒡子、淡豆豉、金银花、荆芥、连翘、淡竹叶、桔梗、薄荷素油、甘草 **功能**：清热解表 **主治**：用于流行性感冒，症见发热恶风、头痛头晕、咳嗽、胸闷、咽喉肿痛
桑菊感冒成方	**组成**：桑叶、菊花、连翘、薄荷、苦杏仁、桔梗、甘草、芦根 **功能**：疏风清热，宣肺止咳 **主治**：用于风热感冒初起，头痛，咳嗽，口干，咽痛
金花清感成方	**组成**：金银花、石膏、蜜麻黄、炒苦杏仁、黄芩、连翘、浙贝母、知母、牛蒡子、青蒿、薄荷、甘草 **功能**：疏风宣肺，清热解毒 **主治**：（1）用于单纯型流行性感冒轻症，中医辨证属风热犯肺证者，症见发热，头痛，全身酸痛，咽痛，咳嗽，恶风或恶寒，鼻塞流涕，舌质红，舌苔薄黄，脉数 （2）用于轻型、普通型新型冠状病毒性肺炎引起的发热、咳嗽、乏力
牛黄清感成方	**组成**：黄芩、金银花、连翘、人工牛黄、珍珠母 **功能**：疏风解表，清热解毒 **主治**：用于外感风热所致的感冒发热，咳嗽，咽痛
芎菊上清丸	**组成**：川芎、菊花、黄芩、栀子、炒蔓荆子、黄连、薄荷、连翘、荆芥穗、羌活、藁本、桔梗、防风、甘草、白芷 **功能**：清热解表，散风止痛 **主治**：用于外感风邪所致的恶风身热，偏正头痛，鼻流清涕，牙疼喉痛
银翘伤风成方	**组成**：山银花、连翘、牛蒡子、桔梗、芦根、薄荷、淡豆豉、甘草、淡竹叶、荆芥、人工牛黄 **功能**：辛凉解表，清热解毒 **主治**：用于外感风热所致的发热恶寒，口渴，头痛目赤，咽喉肿痛
银翘解毒成方	**组成**：金银花、连翘、薄荷、荆芥、淡豆豉、牛蒡子（炒）、桔梗、淡竹叶、甘草 **功能**：辛凉解表，清热解毒 **主治**：用于风热感冒，发热头痛，咳嗽，口干，咽喉疼痛

羚翘解毒成方	组成：羚羊角、金银花、连翘、薄荷、荆芥穗、淡豆豉、牛蒡子（炒）、淡竹叶、桔梗、甘草 功能：疏风清热，解毒 主治：用于风热感冒，恶寒发热，头晕目眩，咳嗽，咽痛
疏风解毒成方	组成：虎杖、连翘、板蓝根、柴胡、败酱草、马鞭草、芦根、甘草 功能：疏风清热，解毒利咽 主治：用于急性上呼吸道感染属风热证，症见发热，恶风，咽痛，头痛，鼻塞，流浊涕，咳嗽
复方银花解毒成方	组成：青蒿、金银花、荆芥、薄荷、野菊花、大青叶、连翘、鸭跖草、淡豆豉、前胡 功能：辛凉解表，清热解毒 主治：用于普通感冒、流行性感冒属风热证，症见：发热，微恶风，鼻塞流涕，咳嗽，咽痛，头痛，全身酸痛，苔薄白或微黄，脉浮数

表 14　消暑化湿／祛湿解表中成药的组成、功能与主治（治疗暑湿感冒）

消暑化湿类：治疗成人暑湿感冒（小儿酌情减量）	
十滴水成方	组成：樟脑、干姜、大黄、小茴香、肉桂、辣椒、桉油 功能：健胃，驱风 主治：用于中暑引起的头晕，恶心，腹痛，胃肠不适
保济成方	组成：钩藤、菊花、蒺藜、厚朴、木香、苍术、天花粉、广藿香、葛根、化橘红、白芷、薏苡仁、稻芽、薄荷、茯苓、广东神曲 功能：解表，祛湿，和中 主治：用于腹痛吐泻，噫食嗳酸，恶心呕吐，肠胃不适，消化不良，舟车晕浪，四时感冒，发热头痛
紫金成方	组成：山慈菇、红大戟、千金子霜、五倍子、人工麝香、朱砂、雄黄 功能：辟瘟解毒，消肿止痛 主治：用于中暑，脘腹胀痛，恶心呕吐，痢疾泄泻，小儿痰厥；外治疔疮疖肿，痄腮，丹毒，喉风
藿香正气成方	组成：苍术、陈皮、厚朴（姜制）、白芷、茯苓、大腹皮、生半夏、甘草浸膏、广藿香油、紫苏叶油 功能：解表化湿，理气和中 主治：用于外感风寒、内伤湿滞或夏伤暑湿所致的感冒，症见头痛昏重、胸膈痞闷、脘腹胀痛、呕吐泄泻；胃肠型感冒见上述证候者
暑湿感冒成方	组成：藿香、佩兰、香薷、紫苏叶、防风、白芷、苦杏仁、半夏、茯苓、陈皮、大腹皮 功能：清暑去湿，芳香化浊 主治：用于外感风寒引起的感冒、胸闷呕吐、腹泻便溏、发热不畅
暑热感冒成方	组成：连翘、竹叶、北沙参、竹茹、荷叶生石膏、知母、佩兰、丝瓜络、香薷、菊花 功能：祛暑解表、清热、生津 主治：用于感冒病暑热证候，症见发热重，恶寒轻，汗出热不退，心烦口渴，溲赤。

清暑解毒成方	组成：芦根、薄荷、金银花、甘草、淡竹叶、滑石粉、夏枯草 功能：清暑解毒，生津止渴，并能防治痱热疖 主治：用于夏季暑热，高温作业
清暑益气成方	组成：炙黄芪、人参、白术（麸炒）、葛根、苍术（米泔炙）、升麻、当归、麦冬、五味子（醋炙）、泽泻、黄柏、陈皮、青皮（醋炙）、六神曲（麸炒）、甘草 功能：祛暑利湿，补气生津 主治：用于中暑受热，气津两伤，症见头晕身热，四肢倦怠，自汗心烦，咽干口渴
甘露消毒成方	组成：滑石、茵陈、石菖蒲、木通、射干、豆蔻、连翘、黄芩、川贝母、藿香、薄荷 功能：芳香化湿，清热解毒 主治：用于暑湿蕴结，身热肢酸，胸闷腹胀，尿赤黄疸
玉叶解毒成方	组成：玉叶金花、金银花、菊花、野菊花、岗梅、山芝麻、积雪草 功能：清热解毒，辛凉解表，清暑利湿，生津利咽 主治：用于外感风热引起的感冒咳嗽，咽喉炎，口干，咽喉肿痛，小便短赤，预防中暑
六合定中成方	组成：广藿香、紫苏叶、香薷、木香、白扁豆（去皮）、檀香、茯苓、桔梗、枳壳（去心、麸炒）、木瓜、陈皮、山楂（炒）、厚朴（姜炙）、甘草、麦芽（炒）、谷芽（炒）、六神曲（麸炒） 功能：祛暑除湿，和胃消食 主治：用于暑湿感冒，恶寒发热，头痛，胸闷，恶心呕吐，不思饮食，腹痛泄泻
祛湿解表类：治疗成人感冒夹湿者（小儿酌情减量）	
柴连成方	组成：麻黄、柴胡、广藿香、肉桂、连翘、桔梗 功能：解表宣肺，化湿和中 主治：用于感冒属风寒、风寒挟湿证者，症见恶寒、发热、头痛、鼻塞、咳嗽、咽干或兼脘闷、恶心等
九味羌活成方	组成：羌活、防风、苍术、细辛、川芎、白芷、黄芩、甘草、地黄 功能：疏风解表，散寒除湿 主治：用于外感风寒挟湿所致的感冒，症见恶寒、发热、无汗、头重而痛、肢体酸痛
芙朴感冒成方	组成：芙蓉叶、姜厚朴、陈皮、炒牛蒡子 功能：清热解毒，宣肺利咽，宽中理气 主治：用于风热或风热挟湿感冒引起的发热头痛，咽痛，肢体酸痛，鼻塞，胃纳减退
加味藿香正气成方	组成：广藿香、紫苏叶、白芷、白术（炒）、陈皮、半夏（制）、厚朴（姜制）、茯苓、桔梗、甘草、大腹皮、大枣、生姜 功能：解表化湿，理气和中 主治：用于外感风寒，内伤湿滞，头痛昏重，胸膈痞闷，脘腹胀痛，呕吐泄泻

表15 消食解表中成药的组成、功能与主治（治疗食积感冒）

保婴成方	**组成：** 麝香、牛黄、冰片、珍珠、金礞石、白矾（煅）、琥珀、麻黄（盐制）、天竺黄、防风、川贝母、僵蚕（酒炙）、法半夏、天麻、黄连、钩藤、薄荷、蝉蜕、胆南星、郁金、全蝎（盐制）、重楼 **功能：** 疏风清热，化痰定惊 **主治：** 用于小儿感冒，因风寒袭表，食滞化热所致发热恶寒，喷嚏流涕，咳嗽有痰及不思饮食，夜啼易惊等症
救急成方	**组成：** 天南星（矾炙）、僵蚕（麸炒）、白附子（矾炙）、天竺黄、天麻、荆芥穗、薄荷、牛蒡子（炒）、柴胡、葛根、川乌（制）、桔梗、陈皮、木香、黄芩、黄连、大黄、莲子心、玄参、西河柳、滑石、雄黄、人工麝香、冰片、人工牛黄、朱砂 **功能：** 解表清热，镇惊化痰 **主治：** 用于内热食滞，外感风寒引起的身烧口渴，咳嗽痰盛，咽喉肿痛，惊风抽搐，夜卧不安，隐疹不出
午时茶成方	**组成：** 红茶、广藿香、羌活、紫苏叶、苍术、连翘、厚朴、六神曲（炒）、山楂、炒麦芽、甘草、柴胡、防风、白芷、川芎、前胡、陈皮、枳实、桔梗 **功能：** 祛风解表，化湿和中 **主治：** 用于外感风寒、内伤食积证，症见恶寒发热、头痛身楚、胸脘满闷、恶心呕吐、腹痛腹泻
小儿百寿成方	**组成：** 钩藤、炒僵蚕、胆南星（酒炙）、天竺黄、桔梗、木香、砂仁、陈皮、麸炒苍术、茯苓、炒山楂、六神曲（麸炒）、炒麦芽、薄荷、滑石、甘草、朱砂、体外培育牛黄 **功能：** 清热散风，消食化滞 **主治：** 用于小儿风热感冒、积滞，症见发热头痛、脘腹胀满、停食停乳、不思饮食、呕吐酸腐、咳嗽痰多、惊风抽搐
小儿至宝成方	**组成：** 紫苏叶、广藿香、薄荷、羌活、陈皮、制白附子、胆南星、炒芥子、川贝母、槟榔、炒山楂、茯苓、六神曲（炒）、炒麦芽、琥珀、冰片、天麻、钩藤、僵蚕（炒）、蝉蜕、全蝎、人工牛黄、雄黄、滑石、朱砂 **功能：** 疏风镇惊，化痰导滞 **主治：** 用于小儿风寒感冒，停食停乳，发热鼻塞，咳嗽痰多，呕吐泄泻
小儿七星茶成方	**组成：** 薏苡仁、稻芽、山楂、淡竹叶、钩藤、蝉蜕、甘草 **功能：** 开胃消滞，清热定惊 **主治：** 用于小儿积滞化热，消化不良，不思饮食，烦躁易惊，夜寐不安，大便不畅，小便短赤

表 16 清瘟辟瘟中成药的组成、功能与主治（治疗时疫瘟疫）

清瘟类（药性偏寒：清热力大）	
五粒回春成方	**组成:** 西河柳、金银花、连翘、牛蒡子（炒）、蝉蜕、薄荷、桑叶、防风、麻黄、羌活、僵蚕（麸炒）、胆南星（酒炙）、化橘红、苦杏仁（去皮炒）、川贝母、茯苓、赤芍、淡竹叶、甘草、羚羊角粉、人工麝香、牛黄、冰片 **功能:** 宣肺透表，清热解毒 **主治:** 用于小儿瘟毒引起的头痛高烧，流涕多泪，咳嗽气促，烦躁口渴，麻疹初期，疹出不透
金花清感成方	**组成:** 金银花、石膏、蜜麻黄、炒苦杏仁、黄芩、连翘、浙贝母、知母、牛蒡子、青蒿、薄荷、甘草 **功能:** 疏风宣肺，清热解毒 **主治:**（1）用于单纯型流行性感冒轻症，中医辨证属风热犯肺证者，症见发热，头痛，全身酸痛，咽痛，咳嗽，恶风或恶寒，鼻塞流涕，舌质红，舌苔薄黄，脉数 （2）用于轻型、普通型新型冠状病毒性肺炎引起的发热、咳嗽、乏力
连花清瘟成方	**组成:** 连翘、金银花、炙麻黄、炒苦杏仁、石膏、板蓝根、绵马贯众、鱼腥草、广藿香、大黄、红景天、薄荷脑、甘草 **功能:** 清瘟解毒，宣肺泄热 **主治:**（1）用于治疗流行性感冒属热毒袭肺证，症见发热、恶寒、肌肉酸痛、鼻塞流涕、咳嗽、头痛、咽干咽痛、舌偏红、苔黄或黄腻 （2）用于轻型、普通型新型冠状病毒性肺炎引起的发热、咳嗽、乏力
清瘟解毒成方	**组成:** 天花粉、葛根、白芷、桔梗、连翘、玄参、甘草、大青叶、柴胡、羌活、川芎、赤芍、防风、黄芩、牛蒡子、淡竹叶 **功能:** 清瘟解毒 **主治:** 用于时疫感冒，发热，怕冷，无汗头痛，口渴咽干，四肢酸痛，痄腮肿痛
羚羊清肺成方	**组成:** 浙贝母、蜜桑白皮、前胡、麦冬、天冬、天花粉、地黄、玄参、石斛、桔梗、蜜枇杷叶、炒苦杏仁、金果榄、金银花、大青叶、栀子、黄芩、板蓝根、牡丹皮、薄荷、甘草、熟大黄、陈皮、羚羊角粉 **功能:** 清肺利咽，清瘟止嗽 **主治:** 用于肺胃热盛，感受时邪，身热头晕，四肢酸懒，咳嗽痰盛，咽喉肿痛，鼻衄咯血，口干舌燥
宣肺败毒成方	**组成:** 生麻黄、苦杏仁、生石膏、生薏苡仁、青蒿、茅苍术、广藿香、虎杖、干芦根、葶苈子、化橘红、马鞭草、生甘草 **功能:** 宣肺化湿，清热透邪，泻肺解毒 **主治:** 用于湿毒郁肺所致的疫病症见发热、咳嗽，咽部不适，喘促气，乏力，纳呆，大便不畅；舌质暗红，苔黄腻或黄燥，脉滑数或弦滑
抗病毒成方	**组成:** 板蓝根、石膏、芦根、地黄、郁金、知母、石菖蒲、广藿香、连翘 **功能:** 清热祛湿，凉血解毒 **主治:** 用于风热感冒，瘟病发热及上呼吸道感染、流感、腮腺炎等病毒性感染疾病

克感额日敦成方	组成：诃子、川楝子、栀子、土木香、苦参、悬钩子木、山柰 功能：清热解毒，解表，止痛 主治：用于瘟病初期，感冒发烧、咳嗽、全身酸痛、头痛、咽喉肿痛、胸肋刺痛
巴特日七味成方	组成：草乌叶、诃子、翻白草、茜草、黑云香、人工麝香、银朱 功能：清瘟解毒，消"粘"，止痛，散瘀，止痢 主治：用于瘟疫盛热，脑炎，赤白痢疾，白喉，目黄，音哑，转筋
辟瘟类（药性寒热力均：解毒力大）	
紫金成方	组成：山慈菇、红大戟、千金子霜、五倍子、人工麝香、朱砂、雄黄 功能：辟瘟解毒，消肿止痛 主治：用于中暑，脘腹胀痛，恶心呕吐，痢疾泄泻，小儿痰厥；外治疔疮疖肿，痄腮，丹毒，喉风
红灵成方	组成：人工麝香、雄黄、朱砂、硼砂、金礞石（煅）、硝石（精制）、冰片 功能：祛暑，开窍，辟瘟，解毒 主治：用于中暑昏厥，头晕胸闷，恶心呕吐，腹痛泄泻
清肺排毒成方	组成：麻黄、炙甘草、杏仁、生石膏、桂枝、泽泻、猪苓、白术、茯苓、柴胡、黄芩、姜半夏、生姜、紫菀、冬花、射干、细辛、山药、枳实、陈皮、藿香 功能：散寒祛湿，理肺排毒 主治：用于感受寒湿疫毒所致的疫病症见发热恶寒、周身酸痛、困乏肢重；或咳嗽少痰、喘憋气促；或口淡无味、食欲不振、恶心呕吐、大便不爽；舌淡或胖、苔腻脉滑或濡
化湿败毒成方	组成：麻黄、广藿香、石膏、炒苦杏仁、法半夏、厚朴、麸炒苍术、炒草果仁、茯苓、黄芪、赤芍、葶苈子、大黄、甘草组成 功能：化湿解毒，宣肺泄热 主治：用于湿毒侵肺所致的疫病，症见发热、咳嗽、乏力、胸闷、恶心、肌肉酸痛、咽干咽痛、食欲减退、口中粘腻不爽等.
庆余辟瘟成方	组成：羚羊角、香附（制）、大黄、土藿香、玄精石、玄明粉、朱砂、木香、川乌（制）、五倍子、苍术（米泔水润炒）、苏合香、半夏（制）、玳瑁、雄黄、黄连、滑石、猪牙皂、厚朴（制）、肉桂（去粗皮）、郁金、茯苓、茜草、金银花、黄芩、柴胡、黄柏、紫苏叶、升麻、白芷、天麻、川芎、草河车、干姜、丹参、桔梗、石菖蒲、檀香、蒲黄、琥珀、麻黄、陈皮、人工麝香、安息香、冰片、细辛、千金子霜、丁香、巴豆霜、当归、桃仁霜、甘遂（制）、红大戟、莪术、槟榔、胡椒、葶苈子、白芍（炒）、禹粮菀、牛黄、铜石龙子、芫花（制）、蜈蚣（去头、足）、斑蝥（去头、足、翅）、大枣、水牛角浓缩粉、雌黄 功能：辟秽气，止吐泻 主治：用于感受暑邪，时行疹气，头晕胸闷，腹痛吐泻

珍宝成方	组成：石膏、丁香、诃子、川楝子、栀子、红花、肉豆蔻、白豆蔻、决明子、草果仁、荜麻子、枫香脂、土木香、木香、甘草、檀香、降香、地锦草、白巨胜、黑种草子、方海、海金沙、沉香、荜茇、肉桂、人工麝香、人工牛黄、珍珠（制）、水牛角浓缩粉 功能：清热，安神，舒筋活络，除"协日乌素" 主治：用于白脉病，半身不遂，风湿，类风湿，肌筋萎缩，神经麻痹，肾损脉伤，瘟疫热病，久治不愈等症
如意珍宝成方	组成：珍珠母、沉香、石灰华、金礞石、红花、螃蟹、丁香、毛诃子（去核）、肉豆蔻、豆蔻、余甘子、草果、香旱芹、檀香、黑种草子、降香、荜茇、诃子、高良姜、甘草膏、肉桂、乳香、木香、决明子、水牛角、黄葵子、短穗兔耳草、藏木香、人工麝香、人工牛黄 功能：清热，醒脑开窍，舒筋通络，干黄水 主治：用于瘟热，陈旧热症，白脉病，四肢麻木，瘫痪，口眼歪斜，神志不清，痹症，痛风，肢体强直，关节不利。对白脉病有良效

表17　清热解毒中成药的组成、功能与主治（治疗高热、红肿热痛）

小儿热速清成方	组成：柴胡、黄芩、板蓝根、葛根、金银花、水牛角、连翘、大黄 功能：清热解毒，泻火利咽 主治：用于小儿外感风热所致的感冒，症见发热、头痛、咽喉肿痛、鼻塞流涕、咳嗽、大便干结
儿感退热宁成方	组成：青蒿、板蓝根、连翘、菊花、苦杏仁、桔梗、薄荷、甘草 功能：解表清热，化痰止咳，解毒利咽 主治：用于小儿外感风热，内郁化火，发烧头痛，咳嗽，咽喉肿痛
小儿解热成方 （小儿禁用）	组成：黄芩提取物、金银花提取物、安乃近（小儿禁用） 功能：解热，消炎 主治：用于小儿感冒和上呼吸道感染等小儿发热
小儿双清成方	组成：人工牛黄、羚羊角、水牛角浓缩粉、厚朴、板蓝根、连翘、拳参、石膏、莱菔子（炒）、荆芥穗、薄荷脑、冰成方 功能：清热解毒，表里双解 主治：用于小儿外感属表里俱热证，症见发热、流涕、咽红、口渴、便干、溲赤、舌红，苔黄者；急性上呼吸道感染见上述证候者
小儿咽扁成方	组成：金银花、射干、金果榄、桔梗、玄参、麦冬、人工牛黄、冰成方 功能：清热利咽，解毒止痛 主治：用于小儿肺卫热盛所致的喉痹、乳蛾，症见咽喉肿痛、咳嗽痰盛、口舌糜烂；急性咽炎、急性扁桃腺炎见上述证候者
小儿导赤成方	组成：大黄、滑石、地黄、栀子、甘草、木通、茯苓 功能：清热利便 主治：用于胃肠积热，口舌生疮，咽喉肿痛，牙根出血，腮颊肿痛，暴发火眼，大便不利，小便赤黄

健儿清解成方	组成：金银花、菊花、连翘、山楂、苦杏仁、陈皮 功能：清热解毒，消滞和胃 主治：用于咳嗽咽痛，食欲不振，脘腹胀满
荆肤止痒成方	组成：荆芥、地肤子、防风、野菊花、鱼腥草、茯苓、山楂（炒焦） 功能：祛风、除湿、清热解毒、止痒 主治：用于儿童风热型或湿热型丘疹性荨麻疹，症见脓疱疮、风团、水泡、瘙痒等
消食退热成方	组成：柴胡、黄芩、知母、青蒿、槟榔、厚朴、水牛角浓缩粉、牡丹皮、荆芥穗、大黄 功能：清热解毒，消食通便 主治：用于小儿外感时邪，内兼食滞所致的感冒，症见高热不退、脘腹胀满、大便不畅；上呼吸道感染、急性胃肠炎见上述证候者
开喉剑成方（儿童型）	组成：八爪金龙、山豆根、蝉蜕、薄荷脑 功能：清热解毒，消肿止痛 主治：（1）用于肺胃蕴热所致的咽喉肿痛，口干口苦，牙龈肿痛以及口腔溃疡，复发性口疮见以上证候者 （2）儿童型用于急、慢性咽喉炎，扁桃体炎，咽喉肿痛，口腔炎，牙龈肿痛
万应成方	组成：胡黄连、黄连、儿茶、冰成方、香墨、熊胆粉、人工麝香、人工牛黄、牛胆汁 功能：清热，解毒，镇惊 主治：用于邪毒内蕴所致的口舌生疮、牙龈咽喉肿痛、小儿高热、烦躁易惊

治疗成人高热、红肿热痛中成药（小儿酌情减量）

抗感成方	组成：金银花、赤芍、绵马贯众 功能：清热解毒 主治：用于外感风热引起的感冒，症见发热、头痛、鼻塞、喷嚏、咽痛、全身乏力、酸痛
柴银成方	组成：柴胡、金银花、黄芩、葛根、荆芥、青蒿、连翘、桔梗、苦杏仁、薄荷、鱼腥草 功能：清热解毒，利咽止咳 主治：用于上呼吸道感染外感风热证，症见发热恶风，头痛、咽痛，汗出，鼻塞流涕，咳嗽，舌边尖红，苔薄黄
蓝芩成方	组成：板蓝根、黄芩、栀子、黄柏、胖大海 功能：清热解毒，利咽消肿 主治：用于急性咽炎、肺胃实热证所致的咽痛、咽干、咽部灼热等症
清咽成方	组成：薄荷脑、青黛、冰成方、诃子、甘草、人工牛黄 功能：疏风清热，解毒利咽 主治：用于风热喉痹，咽痛，咽干，口渴；或微恶风，发热，咽部红肿，急性咽炎见上述证候者
上清成方	组成：菊花、薄荷、川芎、白芷、荆芥、防风、桔梗、连翘、栀子、黄芩（酒炒）、黄柏（酒炒）、大黄（酒炒） 功能：清热散风，解毒通便 主治：用于头晕耳鸣，目赤，鼻窦炎，口舌生疮，牙龈肿痛，大便秘结

新雪成方	组成：磁石、石膏、滑石、寒水石、硝石、芒硝、栀子、竹叶卷心、广升麻、穿心莲、珍珠层粉、沉香、冰成方、人工牛黄 功能：清热解毒 主治：用于各种热性病之发热，如扁桃腺炎、上呼吸道炎、咽炎、气管炎、感冒引起的高热以及温热病之烦热不解
银黄成方	组成：金银花提取物、黄芩提取物 功能：清热疏风，利咽解毒 主治：用于外感风热、肺胃热盛所致的咽干、咽痛、喉核肿大、口渴、发热；急慢性扁桃体炎、急慢性咽炎、上呼吸道感染见上述证候者
芩连成方	组成：黄芩、连翘、黄连、黄柏、赤芍、甘草 功能：清热解毒，消肿止痛 主治：用于脏腑蕴热，头痛目赤，口鼻生疮，热痢腹痛，湿热带下，疮疖肿痛
双黄连成方	组成：金银花、黄芩、连翘 功能：（1）疏风解表，清热解毒（2）滴眼剂：驱风清热，解毒退翳 主治：（1）用于外感风热所致的感冒，症见发热、咳嗽、咽痛 （2）滴眼剂：用于风邪热毒型单纯疱疹病毒性树枝状角膜炎 （3）注射剂：用于外感风热所致的发热，咳嗽，咽痛；上呼吸道感染、轻型肺炎、扁桃体炎见上述证候者
热毒宁成方	组成：青蒿、金银花、栀子 功能：清热、疏风、解毒 主治：用于外感风热所致感冒、咳嗽，症见高热、微恶风寒、头痛身痛、咳嗽、痰黄；上呼吸道感染、急性支气管炎见上述证候者
热毒清成方	组成：重楼、南板蓝根、蒲公英、冰成方、甘草 功能：清热解毒，消肿散结 主治：用于上呼吸道感染引起的咽喉发炎
表热清成方	组成：柘树根、南板蓝根、石膏、金银花、柴胡、黄芩、甘草 功能：清热解毒，疏风解表 主治：用于风热感冒所致的发热、咽痛；上呼吸道感染、急性扁桃体炎、急性咽炎见上述证候者
喉咽清成方	组成：土牛膝、马兰草、车前草、天名精 功能：清热解毒，利咽止痛 主治：用于肺胃实热所致的咽部红肿、咽痛、发热、口渴、便秘；急性扁桃体炎、急性咽炎见上述证候者
清喉咽成方	组成：地黄、麦冬、玄参、连翘、黄芩 功能：养阴清肺，利咽解毒 主治：用于阴虚燥热、火毒内蕴所致的咽部肿痛、咽干少津、喉核肿大；急性扁桃体炎、咽峡炎见上述证候者
清热灵成方	组成：黄芩、连翘、大青叶、甘草 功能：清热解毒 主治：用于感冒热邪壅肺证，症见发热、咽喉肿痛

清开灵成方	组成：胆酸、珍珠母（粉）、猪去氧胆酸、栀子、水牛角（粉）、板蓝根、黄芩苷、金银花 功能：（1）口服制剂：清热解毒，镇静安神 　　　（2）注射剂：清热解毒，化痰通络，醒神开窍 主治：（1）口服制剂：用于外感风热时毒、火毒内盛所致发热、烦躁不安、咽喉肿痛、舌质红绛、苔黄、脉数者；上呼吸道感染、病毒性感冒、急性咽炎、急性气管炎等病症属上述证候者 　　　（2）注射剂：用于热病，神昏，中风偏瘫，神志不清；急性肝炎、上呼吸道感染、肺炎、脑血成方形成、脑出血见上述证候者
金喉健成方	组成：艾纳香油、大果木姜子油、薄荷脑、甘草酸单胺盐 功能：祛风解毒，消肿止痛，清咽利喉 主治：用于风热所致咽痛、咽干、咽喉红肿、牙龈肿痛、口腔溃疡
感冒退热成方	组成：大青叶、板蓝根、连翘、拳参 功能：清热解毒，疏风解表 主治：用于上呼吸道感染、急性扁桃体炎、咽喉炎属外感风热、热毒壅盛证，症见发热、咽喉肿痛
消炎退热成方	组成：大青叶、蒲公英、紫花地丁、甘草 功能：清热解毒，凉血消肿 主治：用于感冒发热，上呼吸道感染，咽喉肿痛及各种疮疖肿痛
金莲清热成方	组成：金莲花、大青叶、石膏、知母、地黄、玄参、炒苦杏仁 功能：清热解毒，生津利咽，止咳祛痰 主治：用于感冒热毒壅盛证，症见高热、口渴、咽干、咽痛、咳嗽、痰稠；流行性感冒、上呼吸道感染见有上述证候者
疏风解毒成方	组成：虎杖、连翘、板蓝根、柴胡、败酱草、马鞭草、芦根、甘草 功能：疏风清热，解毒利咽 主治：用于急性上呼吸道感染属风热证，症见发热，恶风，咽痛，头痛，鼻塞，流浊涕，咳嗽
清热解毒成方	组成：石膏、金银花、玄参、地黄、连翘、栀子、甜地丁、黄芩、龙胆、板蓝根、知母、麦冬 功能：清热解毒 主治：（1）用于热毒壅盛所致发热面赤、烦躁口渴、咽喉肿痛；流感、上呼吸道感染见上述证候者 　　　（2）成方用于流感，轻型脑膜炎，外感发热等症
利咽解毒成方	组成：板蓝根、金银花、连翘、薄荷、牛蒡子（炒）、山楂（焦）、桔梗、大青叶、僵蚕、玄参、黄芩、地黄、天花粉、大黄、浙贝母、麦冬 功能：清肺利咽，解毒退热 主治：用于外感风热所致的咽痛、咽干、喉核红肿、发热恶寒；急性扁桃体炎、急性咽炎见上述证候者
金叶败毒成方	组成：金银花、大青叶、蒲公英、鱼腥草 功能：清热解毒 主治：用于风温肺热病热在肺卫证，症见发热，咽痛或乳蛾红肿，流涕，咳嗽，咯痰，头痛，口渴等

防风通圣成方	**组成：**防风、荆芥穗、薄荷、麻黄、大黄、芒硝、栀子、滑石、桔梗、石膏、川芎、当归、白芍、黄芩、连翘、甘草、白术（炒） **功能：**解表通里，清热解毒 **主治：**用于外寒内热，表里俱实，恶寒壮热，头痛咽干，小便短赤，大便秘结，瘰疬初起，风疹湿疮
珍黄安宫成方	**组成：**人工牛黄、珍珠、冰成方、竹沥、朱砂、大黄、郁金、青黛、石菖蒲、胆南星、天竺黄、水牛角成方、珍珠层粉、黄芩提取物、小檗根提取物 **功能：**镇静安神，清热解毒 **主治：**用于治疗高热，烦躁不安，失眠多梦，神昏谵语，惊风抽搐，癫狂痫症，头痛，眩晕
感咳双清成方	**组成：**黄芩苷、穿心莲内酯 **功能：**清热解毒 **主治：**用于急性上呼吸道感染、急性支气管炎肺火炽盛者，症见发热、咳嗽、咽痛、头痛、鼻塞、舌尖边红、苔薄黄
黄连上清成方	**组成：**黄连、栀子（姜制）、连翘、炒蔓荆子、防风、荆芥穗、白芷、黄芩、菊花、薄荷、酒大黄、黄柏（酒炒）、桔梗、川芎、石膏、旋覆花、甘草 **功能：**散风清热，泻火止痛 **主治：**用于风热上攻、肺胃热盛所致的头晕目眩、牙齿疼痛、口舌生疮、咽喉肿痛、耳痛耳鸣、大便秘结、小便短赤
牛黄上清成方	**组成：**人工牛黄、薄荷、菊花、荆芥穗、白芷、川芎、栀子、黄连、黄柏、黄芩、大黄、连翘、赤芍、当归、地黄、桔梗、甘草、石膏、冰成方 **功能：**清热泻火，散风止痛 **主治：**用于热毒内盛、风火上攻所致的头痛眩晕、目赤耳鸣、咽喉肿痛、口舌生疮、牙龈肿痛、大便燥结
明目上清成方	**组成：**桔梗、熟大黄、天花粉、石膏、麦冬、玄参、栀子、蒺藜、蝉蜕、甘草、陈皮、菊花、车前子、当归、黄芩、赤芍、黄连、枳壳、薄荷脑、连翘、荆芥油 **功能：**清热散风，明目止痛 **主治：**用于外感风热所致的暴发火眼、红肿作痛、头晕目眩、眼边刺痒、大便燥结、小便赤黄
明目蒺藜成方	**组成：**黄连、川芎、白芷、蒺藜（盐水炙）、地黄、荆芥、旋覆花、菊花、薄荷、蔓荆子（微炒）、黄柏、连翘、密蒙花、防风、赤芍、栀子（姜水炙）、当归、甘草、决明子（炒）、黄芩、蝉蜕、石决明、木贼 **功能：**清热散风，明目退翳 **主治：**用于上焦火盛引起的暴发火眼，云蒙障翳，羞明多眵，眼边赤烂，红肿痛痒，迎风流泪
清喉利咽成方	**组成：**黄芩、西青果、桔梗、竹茹、胖大海、橘红、枳壳、桑叶、醋香附、紫苏子、紫苏梗、沉香、薄荷脑 **功能：**清热利咽，宽胸润喉 **主治：**用于外感风热所致的咽喉发干、声音嘶哑；急慢性咽炎、扁桃体炎见上述证候者，常用有保护声带作用

清咽润喉成方	**组成**：射干、山豆根、桔梗、炒僵蚕、栀子（姜炙）、牡丹皮、青果、金果榄、麦冬、玄参、知母、地黄、白芍、浙贝母、甘草、冰成方、水牛角浓缩粉 **功能**：清热利咽，消肿止痛 **主治**：用于风热外袭、肺胃热盛所致的胸膈不利、口渴心烦、咳嗽痰多、咽部红肿、咽痛、失音声哑
金嗓开音成方	**组成**：金银花、连翘、玄参、板蓝根、赤芍、黄芩、桑叶、菊花、前胡、苦杏仁（燀）、牛蒡子、泽泻、胖大海、僵蚕（麸炒）、蝉蜕、木蝴蝶 **功能**：清热解毒，疏风利咽 **主治**：用于风热邪毒引起的咽喉肿痛，声音嘶哑，急性、亚急性咽炎、喉炎
万通炎康成方	**组成**：苦玄参、肿节风 **功能**：疏风清热，解毒消肿 **主治**：用于外感风热所致的咽部红肿、牙龈红肿、疮疖肿痛；急慢性咽炎、扁桃体炎、牙龈炎、疮疖见上述证候者
复方双花成方	**组成**：金银花、板蓝根、穿心莲、连翘 **功能**：清热解毒，利咽消肿 **主治**：用于外感风热，毒热炽盛症见发热、微恶风寒、鼻塞流涕、咽喉肿痛、吞咽困难、局部淋巴结肿痛，或见红丝或急性上呼吸道感染、急性扁桃腺炎、急性淋巴结炎，见有上述症候者
复方芩兰成方	**组成**：金银花、黄芩、连翘、板蓝根 **功能**：辛凉解表，清热解毒 **主治**：用于外感风热引起的发热，咳嗽，咽痛
复方鱼腥草成方	**组成**：鱼腥草、黄芩、板蓝根、连翘、金银花 **功能**：清热解毒 **主治**：用于外感风热引起的咽喉疼痛；急性咽炎、扁桃腺炎有风热证候者
复方大青叶成方	**组成**：大青叶、山银花、羌活、拳参、大黄 **功能**：疏风清热，解毒消肿 **主治**：用于感冒发热头痛，咽喉红肿，及流感见有上述症状者
复方草珊瑚含成方	**组成**：肿节风浸膏、薄荷脑、薄荷素油 **功能**：疏风清热，消肿止痛，清利咽喉 **主治**：用于外感风热所致的喉痹，症见咽喉肿痛、声哑失音；急性咽喉炎见上述证候者
复方南板蓝根成方	**组成**：南板蓝根、紫花地丁、蒲公英 **功能**：消炎解毒 **主治**：用于咽炎，疮疖肿痛
复方牛黄消炎成方	**组成**：人工牛黄、黄芩、栀子、朱砂、珍珠母、郁金、雄黄、冰成方、石膏、水牛角浓缩粉、盐酸小檗碱 **功能**：清热解毒，镇静安神 **主治**：用于气分热盛，高热烦躁；上呼吸道感染、肺炎、气管炎见上述证候者